"十二五"普通高等教育本科国家级规划教材辅导用书

医学高等数学
学习指导与习题全解

（第三版）

马建忠　主编

科学出版社

北京

内 容 简 介

本书是按教育部"十二五"普通高等教育本科国家级规划教材《医学高等数学》(第三版)编写的配套辅导教材. 全书共分8章,内容有函数、极限与连续,一元和多元函数微积分学,常微分方程,概率论基础,线性代数初步;每章由教学基本要求和知识要点、重点内容与侧重例题分析、解答题全解、客观模拟试题与答案或提示、章节模拟试题及试题答案或提示五部分组成,书末附一套医学高等数学考试模拟试题. 本书引导学生系统归纳总结基础知识,抓住主要内容,力求短时间内使学生顺利通过考试;同时提高学生分析和解决问题的能力.

本书是高等医学院校和中医药院校学生使用的辅导教材,也是医科夜大及网络本、专科生和考硕士研究生的辅导教材.

图书在版编目(CIP)数据

医学高等数学学习指导与习题全解/马建忠主编. —3版. —北京:科学出版社,2015.6
"十二五"普通高等教育本科国家级规划教材辅导用书
ISBN 978-7-03-044927-6

Ⅰ. 医… Ⅱ. 马… Ⅲ. 医用数学-高等学校-教学参考资料 Ⅳ. R311

中国版本图书馆 CIP 数据核字(2015)第 126919 号

责任编辑:刘 畅/责任校对:郑金红
责任印制:赵 博/封面设计:迷底书装

科学出版社 出版
北京东黄城根北街 16 号
邮政编码:100717
http://www.sciencep.com

保定市中画美凯印刷有限公司 印刷
科学出版社发行 各地新华书店经销
*
2004年10月第 一 版 开本:720×1000 1/16
2007年 8月第 二 版 印张:13 1/4
2015年 6月第 三 版 字数:267 000
2017年 5月第十五次印刷
定价:25.00元
(如有印装质量问题,我社负责调换)

医学高等数学学习指导与习题全解 （第三版）编委会

主 编 马建忠

编 者 （按姓氏笔画排序）

马建忠（中国医科大学）

尹 玲（广东医学院）

申笑颜（沈阳医学院）

刘国良（赣南医学院）

刘照军（泰山医学院）

李 新（中国医科大学）

和丽军（昆明医科大学）

程李晴（新乡医学院）

前　言

《医学高等数学学习指导与习题全解》（第三版）是专为教育部审批的"十二五"普通高等教育本科国家级规划教材和普通高等教育"十一五"国家级规划教材《医学高等数学》（第三版）编写的配套辅导教材．本书可作为高等医学和中医药院校本科生、专科生以及研究生的辅导教材，也为讲授医药类高等数学的教师提供了参考书．

学习指导与习题全解在编写过程中注重以下四个方面：①按照教育部非数学专业教学基础课程教学指导委员会制定的"医科数学教学基本要求"，使学生简单明了理解教学要求，掌握知识要点和主要内容；②通过医学高等数学解题分析，指导学生掌握基本概念、基本理论、基本方法与应用，同时使学生了解教学主要环节，力求节省时间，顺利通过考试；③经过多样化题型训练，提高学生分析和解决问题能力，达到培养学生抽象思维和创新意识；④注重培养学生应用数学知识处理简单易懂的医药学实际问题，大力加强数学与医药学自然联系．

全书分为八章，包括函数、极限与连续，一元和多元函数微积分学，常微分方程，概率论基础，线性代数初步．各章编写了五部分内容：

一、教学基本要求和知识要点：教学基本要求是学生必须要求掌握的知识内容和要点，针对概念、性质和理论分为知道、了解、理解三个层次程度；针对运算、方法、应用分为会、掌握、熟练掌握三个层次程度．知识要点通过层次程度术语系统总结教材内容，取其精华，对《医学高等数学》（第三版）教材加 * 号扩充内容未加编写．

二、重点内容与侧重例题分析：将教学基本要求中的"了解"、"理解"、"掌握"和"熟练掌握"的重要概念、理论、方法、应用与典型例题相联系，阐述教材重要内容．

三、解答题全解：根据不同的教学内容，选择适量的不同难易程度的有序习题，进行习题全解，检查和巩固教学中的基础知识和主要内容．

四、客观模拟试题与答案或提示：该部分包括判断题、选择题和填空题，指导学生注意常见错误，正确加深理解概念、理论及相关的数学内容．这样可使计算题、证明题和应用题包含的知识要点更加全面化．

五、章节模拟试题及试题答案或提示：该部分是针对教学基本要求筛选的和必须掌握的考试试题，其中大部分是计算题、证明题和应用题，它是教师教学过程中多年积累的考试题,涉及基本内容和重要知识要点. 每章 A 卷试题难易程度适度,每章 B 卷试题加深了难题和综合试题的难度.

书后给出一套完整考试样题及参考答案.

由于水平有限,时间仓促,本书难免存在欠妥之处,衷心欢迎广大读者批评指正.

编 者
2015 年 5 月

目　　录

前言
第一章　函数、极限与连续 …………………………………………… 1
　一、教学基本要求和知识要点 ……………………………………… 1
　二、重点内容与侧重例题分析 ……………………………………… 5
　三、解答题全解 ……………………………………………………… 8
　四、客观模拟试题与答案或提示 …………………………………… 13
　五、第一章模拟试题及试题答案或提示 …………………………… 17
第二章　一元函数微分学 ……………………………………………… 21
　一、教学基本要求和知识要点 ……………………………………… 21
　二、重点内容与侧重例题分析 ……………………………………… 27
　三、解答题全解 ……………………………………………………… 29
　四、客观模拟试题与答案或提示 …………………………………… 40
　五、第二章模拟试题及试题答案或提示 …………………………… 43
第三章　一元函数积分学 ……………………………………………… 48
　一、教学基本要求和知识要点 ……………………………………… 48
　二、重点内容与侧重例题分析 ……………………………………… 56
　三、解答题全解 ……………………………………………………… 58
　四、客观模拟试题与答案或提示 …………………………………… 74
　五、第三章模拟试题及试题答案或提示 …………………………… 78
第四章　多元函数微分学 ……………………………………………… 81
　一、教学基本要求和知识要点 ……………………………………… 81
　二、重点内容与侧重例题分析 ……………………………………… 84
　三、解答题全解 ……………………………………………………… 86
　四、客观模拟试题与答案或提示 …………………………………… 92
　五、第四章模拟试题及试题答案或提示 …………………………… 96
第五章　多元函数积分学 ……………………………………………… 99
　一、教学基本要求和知识要点 ……………………………………… 99
　二、重点内容与侧重例题分析 ……………………………………… 101
　三、解答题全解 ……………………………………………………… 102
　四、客观模拟试题与答案或提示 …………………………………… 110

五、第五章模拟试题及试题答案或提示 …………………………………………… 112
第六章　常微分方程 …………………………………………………………………… 116
　　一、教学基本要求和知识要点 ……………………………………………………… 116
　　二、重点内容与侧重例题分析 ……………………………………………………… 119
　　三、解答题全解 ……………………………………………………………………… 123
　　四、客观模拟试题与答案或提示 …………………………………………………… 135
　　五、第六章模拟试题及试题答案或提示 …………………………………………… 138
第七章　概率论基础 …………………………………………………………………… 141
　　一、教学基本要求和知识要点 ……………………………………………………… 141
　　二、重点内容与侧重例题分析 ……………………………………………………… 148
　　三、解答题全解 ……………………………………………………………………… 151
　　四、客观模拟试题与答案或提示 …………………………………………………… 160
　　五、第七章模拟试题及试题答案或提示 …………………………………………… 163
第八章　线性代数初步 ………………………………………………………………… 168
　　一、教学基本要求和知识要点 ……………………………………………………… 168
　　二、重点内容与侧重例题分析 ……………………………………………………… 175
　　三、解答题全解 ……………………………………………………………………… 178
　　四、客观模拟试题与答案或提示 …………………………………………………… 191
　　五、第八章模拟试题及试题答案或提示 …………………………………………… 194
医学高等数学模拟试题及答案或提示 …………………………………………………… 199

第一章　函数、极限与连续

一、教学基本要求和知识要点

(一) 基本要求

1. 知道函数的概念，了解复合函数、分段函数、初等函数的定义，掌握函数复合与分解的方法；学生在高中学习了这部分内容，也可作为学生自学内容；

2. 理解极限(包括单侧极限)的描述性定义，熟练掌握极限的四则运算法则；

3. 理解无穷小量的概念，知道无穷小与无穷大的关系，掌握无穷小量的性质；

4. 理解两个重要的极限 $\left(\lim\limits_{x\to 0}\dfrac{\sin x}{x}=1, \lim\limits_{x\to\infty}\left(1+\dfrac{1}{x}\right)^x=e\right)$，熟练掌握两个重要极限求法、无穷小量的比较及用初等变换计算各类函数的极限；

5. 理解连续与间断的概念，知道闭区间上连续函数的性质．熟练掌握函数的间断点和连续点的判别方法．

基本要求层次程度术语顺序：①理解，熟练掌握；②了解，掌握；③知道，会．

(二) 知识要点

1. 函数的概念、复合函数、反函数、初等函数及分段函数(知道)

(1) 函数的概念　定义域 D 与对应规则 f 为函数两要素，两个函数相等当且仅当这两个要素完全相同．x_0 的邻域 $U(x_0,\delta)=\{x\mid |x-x_0|<\delta\}$ 是特殊的区域．

(2) 复合函数　设函数 $y=f(u), u=\varphi(x)$，且 $\varphi(x)$ 的值域在 $f(u)$ 的定义域内，$y=f[\varphi(x)]$ 是两个函数复合构成的复合函数．x 是自变量，u 是中间变量．需注意是复合函数必须使内层函数的值域属于外层函数的定义域内．

(3) 反函数　设函数 $y=f(x)$ 的定义域为 D，值域为 R．若对任意的 $y\in R$，在 D 上有唯一一个 x 值，使 $f(x)=y$ 成立，则称在 R 上定义了一个新的函数关系为 $y=f(x)$ 的反函数．并记作 $x=f^{-1}(y)$．函数与其反函数($y=f(x)$ 与 $y=f^{-1}(x)$)的图像关于直线 $y=x$ 对称．人们习惯上把 $x=f^{-1}(y)$ 用 $y=f^{-1}(x)$ 表示．

(4) 初等函数　由常数和基本初等函数(即幂函数、指数函数、对数函数、三角函数和反三角函数)经过有限次四则运算和有限次复合运算而构成，而且用一个解析式子表示的函数，称为初等函数．

(5) 分段函数 在不同定义域上由不同解析式所表示的一个函数称为分段函数. 分段函数通常不是初等函数.

2. 函数的特性(知道)

设函数 $f(x)$ 的定义域 D 为区间.

(1) 单调性 I 为 D 的子区间, 若对任意两点 $x_1, x_2 \in I$, 当 $x_1 < x_2$ 时, 有 $f(x_1) < f(x_2)$ (或 $f(x_1) > f(x_2)$), 则称 $f(x)$ 在区间 I 上单调增加(或单调减少). 函数的图像随自变量 x 的增大 $f(x)$ 逐渐上升(或下降).

(2) 奇偶性 设 D 关于原点对称, 若任取 $x \in D$, 有 $f(-x) = f(x)$, 则称 $f(x)$ 为偶函数; 有 $f(-x) = -f(x)$, 则称 $f(x)$ 为奇函数. 偶函数图像关于 y 轴对称, 奇函数图像关于原点对称.

(3) 有界性 设 I 为 D 中的某一子区间, 若存在正数 M, 对任取 $x \in I$, 总有 $|f(x)| \leqslant M$, 则称 $f(x)$ 在 I 上是有界函数, 否则在 I 上是无界函数. 有界函数的图像介于直线 $y = M$ 与 $y = -M$ 之间.

(4) 周期性 若存在常数 $T \neq 0$, 对任意 $x \in D$, 有 $f(x+T) = f(x)$ 恒成立, 则称 $f(x)$ 在 D 上为周期函数, T 为 $f(x)$ 的周期. 通常所说的周期是指最小正周期. 周期函数的图像在每个长度为 T 的子区间上对应曲线的形状相同.

3. 极限知识要点(理解)

(1) 数列极限 当 n 无限增大时, 数列 $\{x_n\}$ 中的通项 x_n 无限接近某一确定的常数 A (即 $|x_n - A|$ 要多小有多小, 无限接近于 0), 常数 A 为数列 $\{x_n\}$ 的极限, 记作 $\lim\limits_{n \to \infty} x_n = A$ 或 $x_n \to A (n \to \infty)$. 数列 $\{x_n\}$ 的极限不存在就是当 n 无限增大时, x_n 不趋近于一个确定的常数.

(2) 函数极限

1) $x \to \infty$ 时的定义 当 $|x|$ 无限增大(记为 $x \to \infty$)时, 函数 $f(x)$ 无限趋近于某一确定的常数 A (即 $|f(x) - A|$ 要多小有多小, 无限接近于 0), 包括三种情况, $x \to \pm\infty, x \to +\infty, x \to -\infty$, 它们分别记作 $\lim\limits_{x \to \infty} f(x) = A$ 或 $f(x) \to A (x \to \infty)$; $\lim\limits_{x \to +\infty} f(x) = A$ 或 $f(x) \to A (x \to +\infty)$; $\lim\limits_{x \to -\infty} f(x) = A$ 或 $f(x) \to A (x \to -\infty)$.

2) $x \to x_0$ 时的定义 设函数 $f(x)$ 在点 x_0 的某个邻域内有定义(在 x_0 点可以无定义), 当 x 无限接近点 x_0 (但 $x \neq x_0$)时, 函数 $f(x)$ 无限接近某一确定的常数 A (即 $|f(x) - A|$ 要多小有多小, 无限接近 0), 则称 A 为 $f(x)$ 的极限, 记作 $\lim\limits_{x \to x_0} f(x) = A$ 或 $f(x) \to A (x \to x_0)$. 当 x 仅从 x_0 的左侧($x < x_0$)趋于 x_0 时, 函数 $f(x)$ 无限接近常数 A, 则称 A 为 $f(x)$ 的左极限, 记作 $\lim\limits_{x \to x_0^-} f(x) = A$; 当 x 仅从 x_0 的

右侧($x > x_0$)趋于 x_0 时,函数 $f(x)$ 无限接近常数 A,则称 A 为 $f(x)$ 的右极限,记作 $\lim\limits_{x \to x_0^+} f(x) = A$.

$\lim\limits_{x \to x_0} f(x) = A$ 充分必要条件是 $\lim\limits_{x \to x_0^-} f(x) = \lim\limits_{x \to x_0^+} f(x) = A$.

函数 $f(x)$ 极限不存在,通常指当 $x \to x_0$ 时,$f(x) \to \infty$ 或 $f(x)$ 不趋近唯一数值 A(如左、右极限不相等);$x \to \infty$ 时,$f(x) \to \infty$ 或 $f(x)$ 不趋向一个确定常数.

(3) 极限四则运算法则　设 $\lim f(x) = A$,$\lim g(x) = B$,有下列法则成立:

法则 1.1　$\lim [f(x) \pm g(x)] = \lim f(x) \pm \lim g(x) = A \pm B$;

法则 1.2　$\lim [f(x) \cdot g(x)] = \lim f(x) \cdot \lim g(x) = A \cdot B$;

法则 1.3　$\lim \dfrac{f(x)}{g(x)} = \dfrac{\lim f(x)}{\lim g(x)} = \dfrac{A}{B}$,其中 $B \neq 0$.

推论 1.1　$\lim [C \cdot f(x)] = C \cdot \lim f(x) = CA$,其中 C 是常数;

推论 1.2　$\lim [f(x)]^n = [\lim f(x)]^n = A^n$,其中 n 是正整数.

注意:法则成立的条件是:$\lim f(x)$ 与 $\lim g(x)$ 都存在,对于法则 3 还要求 $B \neq 0$,当这些条件不满足时,不要贸然使用这些法则.

(4) 两个重要极限见重点内容(熟练掌握).

(5) 无穷小与极限关系　$\lim\limits_{\substack{x \to x_0 \\ (\text{或} x \to \infty)}} f(x) = A$ 的充分必要条件是 $f(x) = A + \alpha(x)$,其中 $\lim\limits_{\substack{x \to x_0 \\ (\text{或} x \to \infty)}} \alpha(x) = 0$.

4. 无穷小与无穷大(了解)

(1) 无穷小　极限为 0 的变量称为无穷小量(无穷小). 即若 $\lim\limits_{\substack{x \to x_0 \\ (\text{或} x \to \infty)}} f(x) = 0$,则 $f(x)$ 为 $x \to x_0$(或 $x \to \infty$)时的无穷小量(无穷小).

(2) 无穷大　绝对值无限增大的变量称为无穷大量(无穷大). 即若 $\lim\limits_{\substack{x \to x_0 \\ (x \to \infty)}} f(x) = \infty$,则称 $f(x)$ 为 $x \to x_0$(或 $x \to \infty$)时的无穷大量(无穷大).

注意:无穷小与无穷大都是变量,"0"作为变量是无穷小,任何一个绝对值很小或很大的数均不是变量,都不能作为无穷小或无穷大;无穷小与无穷大与自变量变化过程的趋向绝对相关. 另外,在自变量的同一变化过程中,如果 $f(x)$ 为无穷大,则 $\dfrac{1}{f(x)}$ 为无穷小;如果 $f(x)$ 为无穷小($f(x) \neq 0$),则 $\dfrac{1}{f(x)}$ 为无穷大.

(3) 无穷小的性质

性质 1.1　有限个无穷小的和、差、积仍为无穷小.

性质 1.2　有界变量与无穷小的乘积仍为无穷小.

(4) 无穷小阶的比较

在自变量的同一变化过程中(即 $x \to x_0$ 或 $x \to \infty$),设 $\alpha = \alpha(x)(\alpha \neq 0)$ 与 $\beta = \beta(x)$ 均为无穷小量,

1) 若 $\lim \dfrac{\beta}{\alpha} = 0$,则称 β 是 α 的高阶无穷小,记作 $\beta = o(\alpha)$,或称 α 是 β 的低阶无穷小;

2) 若 $\lim \dfrac{\beta}{\alpha} = C$(常数 $C \neq 0, 1$),则称 β 与 α 是同阶无穷小;

3) 若 $\lim \dfrac{\beta}{\alpha} = 1$,则称 β 与 α 是等价无穷小,记作 $\beta \sim \alpha$;

4) 若 $\lim \dfrac{\beta}{\alpha} = \infty$,则称 β 是比 α 较低阶无穷小,或称 α 是比 β 高阶无穷小,记作 $\alpha = o(\beta)$.

5. 函数的连续与间断(掌握)

(1) **在一点连续的定义** 设函数 $y = f(x)$ 在点 x_0 的某个邻域内有定义,若 $\lim\limits_{\Delta x \to 0} \Delta y = \lim\limits_{\Delta x \to 0} [f(x_0 + \Delta x) - f(x_0)] = 0$,则称 $f(x)$ 在点 x_0 连续.与此等价定义是 $\lim\limits_{x \to x_0} f(x) = f(x_0)$.并且,左连续 $\lim\limits_{x \to x_0^-} f(x) = f(x_0)$;右连续 $\lim\limits_{x \to x_0^+} f(x) = f(x_0)$.函数 $f(x)$ 在点 x_0 连续充分必要条件是 $\lim\limits_{x \to x_0^-} f(x) = \lim\limits_{x \to x_0^+} f(x) = f(x_0)$.可把任一点连续扩展到区间上讨论函数的连续.

(2) **在一点间断的概念** 函数 $f(x)$ 的间断点,在点 x_0 处出现以下三种情况:

1) $f(x)$ 在点 x_0 无定义;

2) $f(x)$ 在点 x_0 有定义,但 $\lim\limits_{x \to x_0} f(x)$ 不存在;

3) $f(x)$ 在点 x_0 有定义,且 $\lim\limits_{x \to x_0} f(x)$ 存在,但 $\lim\limits_{x \to x_0} f(x) \neq f(x_0)$.

(3) **连续函数的性质**

性质 1.3 设函数 $f(x), g(x)$ 都在点 x_0 连续,则 $f(x) \pm g(x)$,$f(x) \cdot g(x)$,$\dfrac{f(x)}{g(x)} (g(x_0) \neq 0)$ 在点 x_0 处仍然连续;

性质 1.4 若 $u = \varphi(x)$ 在点 x_0 连续,且 $u_0 = \varphi(x_0)$,而 $f(u)$ 在点 u_0 连续,则复合函数 $f[\varphi(x)]$ 在点 x_0 连续.并有

$$\lim_{x \to x_0} f[\varphi(x)] = f[\lim_{x \to x_0} \varphi(x)] = f(u_0).$$

说明:求连续的复合函数的极限时,函数符号 f 与极限符号可以交换次序.

性质 1.5　基本初等函数在其定义域上连续；初等函数在其定义域的区间内连续.

6. 闭区间上连续函数的性质（知道）

设函数 $f(x)$ 在闭区间 $[a,b]$ 上连续：

(1)（介值定理）　若 $f(a)\neq f(b)$，则对介于 $f(a)$ 与 $f(b)$ 之间的任意一个实值 C，至少存在一点 $\xi\in(a,b)$，使得 $f(\xi)=C$ 成立.

(2)（零点定理）　若 $f(a)\cdot f(b)<0$，则至少存在一点 $\xi\in(a,b)$，使得 $f(\xi)=0$. 这时方程 $f(x)=0$ 在 (a,b) 内至少有一个实根.

(3)（最大值，最小值定理）　$f(x)$ 在 $[a,b]$ 上至少取得最大值 M 和最小值 m 各一次.

(4)（有界性定理）　$f(x)$ 在 $[a,b]$ 上有界，即存在正数 M，对任意的 $x\in[a,b]$，有 $|f(x)|\leqslant M$.

二、重点内容与侧重例题分析

1. 函数的定义域、表达式及函数特性的基本问题

例 1.1　求复合函数 $y=\arcsin[\ln(x+1)]$ 是由哪些基本初等函数合成的，并求它的定义域.

解　$y=\arcsin[\ln(x+1)]$ 是由 $y=\arcsin u, u=\ln v, v=x+1$ 复合而成的. 为了使 $y=\arcsin u, u=\ln(x+1)$ 有意义，有，$-1\leqslant\ln(1+x)\leqslant 1$ 和 $x+1>0$ 同时成立，进而，$\frac{1}{e}-1\leqslant x\leqslant e-1$ 和 $x>-1$ 同时成立. 公共部分定义域 $D:[\frac{1}{e}-1, e-1]$.

例 1.2　已知 $f(\sqrt{x}-1)=x-2$，求 $f[f(x)]$ 表达式？

解　设 $u=\sqrt{x}-1$，则 $x=(u+1)^2$，$f(u)=(u+1)^2-2$；因为 $x\geqslant 0$，则 $u\geqslant -1$，$f(u)$ 的定义域 $D_u:-1\leqslant u<+\infty$.

$$f[f(u)] = [f(u)+1]^2-2 = [(u+1)^2-1]^2-2$$

即

$$f[f(x)] = [(x+1)^2-1]^2-2.$$

例 1.3　设 $f(x)$ 为定义在 $(-l,l)$ 内的奇函数，若 $f(x)$ 在 $(0,l)$ 内单调增加，证明 $f(x)$ 在 $(-l,0)$ 内也单调增加.

证　设 $-l<x_1<x_2<0$，则 $0<-x_2<-x_1<l$. 因为 $f(x)$ 为奇函数，得 $f(x_2)-f(x_1)=-f(-x_2)+f(-x_1)$，又因为 $f(x)$ 在 $(0,l)$ 内单调增加，得 $f(-x_1)-f(-x_2)>0$，即 $x_1<x_2$ 时，$f(x_1)<f(x_2)$.

2. 极限的计算

利用复合函数的连续,可以求以下三种形式的两个重要极限:

$$\lim_{\square \to 0} \frac{\sin\square}{\square} = 1 \text{ 和 } \lim_{\square \to \infty}\left(1+\frac{1}{\square}\right)^{\square} = e \text{ 及 } \lim_{\square \to 0}(1+\square)^{\frac{1}{\square}} = e,$$

□既可代表简单变量,又可代表复杂表达式.

例 1.4 求 $\lim\limits_{x \to \infty}\left(\dfrac{x^2-1}{x^2+1}\right)^{x^2}$ 的极限.

解 $\lim\limits_{x \to \infty}\left(\dfrac{x^2-1}{x^2+1}\right)^{x^2} = \lim\limits_{x \to \infty}\left(1-\dfrac{2}{x^2+1}\right)^{x^2+1-1}$

$= \lim\limits_{x \to \infty}\left[\left(1-\dfrac{2}{x^2+1}\right)^{-\frac{x^2+1}{2}}\right]^{-2} \lim\limits_{x \to \infty}\left(1-\dfrac{2}{x^2+1}\right)^{-1}$

$= e^{-2} \cdot 1 = e^{-2}.$

例 1.5 求 $\lim\limits_{x \to 0} \dfrac{\sin x \tan \ln(1+x)}{x \ln(1+x)}$ 的极限.

解 原式 $= \lim\limits_{x \to 0}\left[\dfrac{1}{\cos\ln(1+x)} \dfrac{\sin x}{x} \dfrac{\sin \ln(1+x)}{\ln(1+x)}\right] = 1.$

例 1.6 求 $\lim\limits_{x \to 1} \dfrac{\sin \sin(x-1)}{\ln x}$ 的极限.

解 设 $u = x-1$,则 $x \to 1$ 时,$u \to 0$,

原式 $= \lim\limits_{u \to 0} \dfrac{\sin \sin u}{\ln(1+u)} = \lim\limits_{u \to 0}\left[\dfrac{\sin \sin u}{\sin u} \cdot \dfrac{\sin u}{u} \cdot \dfrac{u}{\ln(1+u)}\right]$

$= 1 \cdot 1 \cdot \lim\limits_{u \to 0} \dfrac{1}{\ln(1+u)^{\frac{1}{u}}} = \dfrac{1}{\ln e} = 1.$

例 1.7 已知 $\lim\limits_{x \to 1} \dfrac{x^2+ax+b}{x-1} = 3$,求 a 和 b 的值.

解 因为分母 $\lim\limits_{x \to 1}(x-1) = 0$,由本题极限存在,分子 $\lim\limits_{x \to 1}(x^2+ax+b) = 0$,则有 $1+a+b=0$,所以,以 $b=-a-1$ 代入原式得

$\lim\limits_{x \to 1} \dfrac{x^2+ax-a-1}{x-1} = \lim\limits_{x \to 1} \dfrac{(x-1)(x+1+a)}{x-1}$

$= \lim\limits_{x \to 1}(x+1+a) = a+2 = 3,$

故 $a=1, b=-2$.

例 1.8 求证 $\lim\limits_{x \to 0} \dfrac{\sin(x^2 \sin \frac{1}{x})}{x} = 0.$

证明 当 $x \neq 0$ 时,

$$0 \leqslant \left| \frac{\sin(x^2 \sin \frac{1}{x})}{x} \right| \leqslant \frac{\left| x^2 \sin \frac{1}{x} \right|}{|x|} \leqslant \left| x \sin \frac{1}{x} \right| \leqslant |x|,$$

由两边夹定理,当$|x| \to 0 (x \to 0)$时,所求极限为0.

3. 无穷小量的阶的比较

例1.9 当$x \to 0$时,试比较下列各题无穷小量阶.

(1) $\sec x - 1$ 与 $\frac{x^2}{2}$; (2) $\tan x - \sin x$ 与 x^3.

解 (1) $\lim\limits_{x \to 0} \frac{\sec x - 1}{\frac{x^2}{2}} = \lim\limits_{x \to 0} \left(\frac{1}{\cos x} \cdot \frac{1 - \cos x}{\frac{x^2}{2}} \right) = 1.$

由无穷小阶比较定义 $\sec x - 1$ 与 $\frac{x^2}{2}$, 当 $x \to 0$ 时是等价无穷小,即 $\sec x - 1 \sim \frac{x^2}{2}$ $(x \to 0)$.

(2) $\lim\limits_{x \to 0} \frac{\tan x - \sin x}{x^3} = \lim\limits_{x \to 0} \frac{\sin x (1 - \cos x)}{x^3 \cos x}$

$= \lim\limits_{x \to 0} \left(\frac{\sin x}{x} \cdot \frac{1 - \cos x}{x^2} \cdot \frac{1}{\cos x} \right) = 1 \cdot \frac{1}{2} \cdot 1 = \frac{1}{2}.$

由无穷小阶比较定义,$\tan x - \sin x$ 与 x^3, 当 $x \to 0$ 时是同阶无穷小.

4. 函数的连续及间断点的讨论

例1.10 已知a和b是非零常数,函数

$$f(x) = \begin{cases} (1 + ax)^{\frac{1}{x}}, & x > 0, \\ e, & x = 0, \\ \frac{\sin ax}{bx}, & x < 0 \end{cases}$$

在$x = 0$处连续,求a和b的值.

解 由于$f(x)$在$x = 0$处连续,所以

$$\lim\limits_{x \to 0^+} f(x) = \lim\limits_{x \to 0^-} f(x) = f(0) = e,$$

因为

$$\lim\limits_{x \to 0^+} f(x) = \lim\limits_{x \to 0^+} (1 + ax)^{\frac{1}{x}} = \lim\limits_{x \to 0^+} \left[(1 + ax)^{\frac{1}{ax}} \right]^a = e^a,$$

又因

$$\lim\limits_{x \to 0^-} f(x) = \lim\limits_{x \to 0^-} \frac{\sin ax}{bx} = \frac{a}{b} \lim\limits_{x \to 0^-} \frac{\sin ax}{ax} = \frac{a}{b},$$

所以
$$e^a = \frac{a}{b} = e, 故 a = 1, b = \frac{1}{e}.$$

例 1.11 讨论函数
$$f(x) = \begin{cases} \dfrac{1}{e^{x-1}}, & x > 0, \\ \ln(1+x), & -1 < x \leqslant 0 \end{cases}$$
的间断点.

解 $x=0$ 为函数的分段点,讨论 $x=0$ 处左连续和右连续情况,$\lim\limits_{x \to 0^-} f(x) = \lim\limits_{x \to 0^-} \ln(1+x) = 0$,$\lim\limits_{x \to 0^+} f(x) = \lim\limits_{x \to 0^+} e^{\frac{1}{x-1}} = e^{-1}$. 在 $x=0$ 处左右连续不相等. $x=0$ 为 $f(x)$ 的跳跃间断点.

例 1.12 证明 $\sin x + x + 1 = 0$ 在开区间 $\left(-\dfrac{\pi}{2}, \dfrac{\pi}{2}\right)$ 内至少有一个根.

证明 显然 $f(x) = \sin x + x + 1$ 在 $\left[-\dfrac{\pi}{2}, \dfrac{\pi}{2}\right]$ 上连续.

因为
$$f\left(-\frac{\pi}{2}\right) = \sin\left(-\frac{\pi}{2}\right) - \frac{\pi}{2} + 1 = -\frac{\pi}{2} < 0,$$
$$f\left(\frac{\pi}{2}\right) = \sin\frac{\pi}{2} + \frac{\pi}{2} + 1 = 2 + \frac{\pi}{2} > 0,$$

由介值定理,至少存在一点 $\xi \in \left(-\dfrac{\pi}{2}, \dfrac{\pi}{2}\right)$,使 $f(\xi) = 0$,即证 $\sin x + x + 1 = 0$ 在 $\left(-\dfrac{\pi}{2}, \dfrac{\pi}{2}\right)$ 内至少有一个根.

三、解答题全解

1. 求下列函数的定义域:

(1) $y = \sqrt{x - \sqrt{x}}$;

(2) $y = \left(\arcsin\dfrac{x-1}{5}\right) + \sqrt{25 - x^2}$;

(3) 用铁皮做一个容积为 V 的圆柱形罐头筒,试将它的全面积表示成底半径的函数,求它的定义域;

(4) 设细菌原有数为 N_0,每天的繁殖率为 r,问经过 x 天后数为多少? 建立函数关系,并求其定义域.

三、解答题全解

解 (1) 若使原式成立必须有 $\begin{cases} x \geq 0, \\ x - \sqrt{x} \geq 0, \end{cases}$ 即定义域为 $[1, +\infty)$ 和 $x = 0$.

(2) 若使原式成立,必须有 $\begin{cases} \left|\dfrac{x-1}{5}\right| \leq 1 \Rightarrow -4 \leq x \leq 6, \\ 25 - x^2 \geq 0 \Rightarrow -5 \leq x \leq 5, \end{cases}$ 故函数的定义域为 $[-4, 5]$.

(3) 设圆柱底半径为 r,高为 h,则 $v = \pi r^2 h$, $h = \dfrac{v}{\pi r^2}$,则圆柱形罐头筒的全面积 $S = 2\pi r^2 + 2\pi r h = 2\left(\pi r^2 + \dfrac{v}{r}\right)$,其定义域为 $(0, +\infty)$.

(4) 经过一天细菌数为 $N_1 = N_0 + N_0 r = N_0(1+r)$,经过两天细菌数为 $N_2 = N_0(1+r) + N_0(1+r) \times r = N_0(1+r)^2, \cdots$,故经过 x 天的细菌数为 $N = N_0(1+r)^x$,其定义域为 $x \in [0, +\infty)$.

2. 若 $f(x) = \dfrac{|x-2|}{x+1}$,求 $f(-2)$ 及 $f(a+b)$.

解 $f(-2) = -4$, $f(a+b) = \dfrac{|a+b-2|}{a+b+1}$ $(a+b \neq -1)$.

3. 给出函数 $y = e^{\sin^3\left(\frac{1}{x}\right)}$ 的分解式.

解 $y = e^u, u = v^3, v = \sin t, t = 1/x$.

4. 若 $f(x) = \ln x$,证明 $f(x) + f(x+1) = f[x(x+1)]$.

证明 $f[x(x+1)] = \ln[x(x+1)] = \ln x + \ln(x+1) = f(x) + f(x+1)$.

5. 已知 $f(x+1) = \begin{cases} x^2, & 0 \leq x \leq 1, \\ 2x, & 1 < x \leq 2, \end{cases}$ 求 $f(x)$.

解 令 $x+1 = t$,则 $x = t-1$,

$f(x+1) = f(t) = \begin{cases} (t-1)^2, & 0 \leq t-1 \leq 1, \\ 2(t-1), & 1 < t-1 \leq 2 \end{cases} = \begin{cases} (t-1)^2, & 1 \leq t \leq 2, \\ 2(t-1), & 2 < t \leq 3, \end{cases}$

所以 $f(x) = \begin{cases} (x-1)^2, & 1 \leq x \leq 2, \\ 2(x-1), & 2 < x \leq 3. \end{cases}$

6. 求下列函数的极限.

(1) $\lim\limits_{n \to \infty} \dfrac{1 + \dfrac{1}{2} + \dfrac{1}{4} + \cdots + \dfrac{1}{2^n}}{1 + \dfrac{1}{3} + \dfrac{1}{9} + \cdots + \dfrac{1}{3^n}}$;

(2) $\lim\limits_{n \to \infty}\left[\dfrac{1}{1 \cdot 2} + \dfrac{1}{2 \cdot 3} + \cdots + \dfrac{1}{n \cdot (n+1)}\right]$;

(3) $\lim\limits_{x \to 1}\left[\dfrac{3}{1-x^3} + \dfrac{1}{x-1}\right]$;

(4) $\lim\limits_{n \to \infty} \dfrac{2^{n+1} + 3^{n+1}}{2^n + 3^n}$;

(5) $\lim\limits_{x\to 0}\dfrac{\cos x-\cos 3x}{x^2}$;   (6) $\lim\limits_{x\to 0}\dfrac{\arcsin x \cdot \arctan x}{2x^2}$;

(7) $\lim\limits_{x\to 0}(1+3\tan^2 x)^{\cot^2 x}$;   (8) $\lim\limits_{x\to\infty}\left[\dfrac{2x+3}{2x+1}\right]^{2x}$;

(9) $\lim\limits_{x\to 0}\dfrac{\sqrt{1+x\sin x}-1}{1-\cos x}$;   (10) $\lim\limits_{x\to a}\dfrac{e^x-e^a}{x-a}$.

解 (1) 原式 $=\lim\limits_{n\to\infty}\dfrac{\dfrac{1-\dfrac{1}{2^{n+1}}}{1-1/2}}{\dfrac{1-\dfrac{1}{3^{n+1}}}{1-1/3}}=\dfrac{4}{3}$.

(2) 原式 $=\lim\limits_{n\to\infty}\left[\left(1-\dfrac{1}{2}\right)+\left(\dfrac{1}{2}-\dfrac{1}{3}\right)+\cdots+\left(\dfrac{1}{n}-\dfrac{1}{n+1}\right)\right]$
$=\lim\limits_{n\to\infty}\left[1-\dfrac{1}{n+1}\right]=1$.

(3) 原式 $=\lim\limits_{x\to 1}\dfrac{3-(1+x+x^2)}{1-x^3}=\lim\limits_{x\to 1}\dfrac{(1-x)(2+x)}{(1-x)(1+x+x^2)}=1$.

(4) 原式 $=\lim\limits_{n\to\infty}\dfrac{2\left(\dfrac{2}{3}\right)^n+3}{\left(\dfrac{2}{3}\right)^n+1}=3$.

(5) 原式 $=\lim\limits_{x\to 0}\dfrac{2\sin 2x\sin x}{x^2}=\lim\limits_{x\to 0}\dfrac{\sin 2x}{2x}\cdot\dfrac{\sin x}{x}4=4$.

(6) 原式 $=\dfrac{1}{2}\left[\lim\limits_{x\to 0}\dfrac{\arcsin x}{x}\right]\left[\lim\limits_{x\to 0}\dfrac{\arctan x}{x}\right]$, 令 $\arcsin x=t$, 则 $x=\sin t$, 故

$\lim\limits_{x\to 0}\dfrac{\arcsin x}{x}=\lim\limits_{t\to 0}\dfrac{t}{\sin t}=1$, 令 $\arctan x=y$, 则 $x=\tan y$, 故

$\lim\limits_{x\to 0}\dfrac{\arctan x}{x}=\lim\limits_{y\to 0}\dfrac{y}{\tan y}=\lim\limits_{y\to 0}\dfrac{y}{\sin y}\cos y=1$, 由此可见原式 $=\dfrac{1}{2}$.

(7) 原式 $=\lim\limits_{x\to 0}(1+3\tan^2 x)^{\frac{1}{3\tan^2 x}\cdot 3}=\left[\lim\limits_{x\to 0}(1+3\tan^2 x)^{\frac{1}{3\tan^2 x}}\right]^3=e^3$.

(8) 原式 $=\lim\limits_{x\to\infty}\left(1+\dfrac{2}{2x+1}\right)^{\frac{2x+1}{2}\cdot 2-1}$

$=\left[\lim\limits_{x\to\infty}\left(1+\dfrac{2}{2x+1}\right)^{\frac{2x+1}{2}}\right]^2\cdot\lim\limits_{x\to\infty}\left(1+\dfrac{2}{2x+1}\right)^{-1}=e^2$.

(9) 原式 $= \lim\limits_{x\to 0}\dfrac{x\sin x}{2\sin^2\dfrac{x}{2}(\sqrt{1+x\sin x}+1)}$

$= 2\lim\limits_{x\to 0}\dfrac{\sin x}{x}\cdot\left(\dfrac{\dfrac{x}{2}}{\sin\dfrac{x}{2}}\right)^2\lim\limits_{x\to 0}\dfrac{1}{\sqrt{1+x\sin x}+1}=1.$

(10) 令 $t=x-a$,则 $x=a+t$,原式 $=\lim\limits_{t\to 0}\dfrac{e^a(e^t-1)}{t}=e^a.$

7. 在边长为 a 的等边三角形里,连接各边中点做一个内接三角形,如此继续做下去,求所有这些三角形面积的和.

解
$$s_n=\dfrac{\sqrt{3}}{2^2}a^2+\dfrac{\sqrt{3}}{2^4}a^2+\cdots+\dfrac{\sqrt{3}}{2^{2n}}a^2=\sqrt{3}a^2\left(\dfrac{1}{4}+\dfrac{1}{4^2}+\cdots+\dfrac{1}{4^n}\right)$$

$$=\sqrt{3}a^2\dfrac{\dfrac{1}{4}\left(1-\dfrac{1}{4^n}\right)}{1-\dfrac{1}{4}}\to\dfrac{\sqrt{3}}{3}a^2\,(n\to\infty).$$

8. 指出下列各题的无穷小量和无穷大量.

(1) $\dfrac{\sin x}{1+\cos x}\,(x\to 0)$;　　(2) $\dfrac{\arctan x}{1+x^2}\,(x\to\infty)$;

(3) $e^x\cdot\sin x\,(x\to-\infty)$;　　(4) $\dfrac{1}{\sin x}\cdot(x+1)\,(x\to 0)$.

解 (1) $\lim\limits_{x\to 0}\dfrac{\sin x}{1+\cos x}=0$,原题为无穷小量.

(2) $\lim\limits_{x\to\infty}\dfrac{\arctan x}{1+x^2}=0$,原题为无穷小量.

(3) $\lim\limits_{x\to-\infty}e^x\cdot\sin x=0$,原题为无穷小量.

(4) $\lim\limits_{x\to 0}\dfrac{x+1}{\sin x}=\infty$,原题为无穷大量.

9. 比较下列无穷小量的阶.

当 $x\to 1$ 时,无穷小量 $1-x$ 与 $1-x^3$,$\dfrac{1}{2}(1-x^2)$ 之比.

解 $\lim\limits_{x\to 1}\dfrac{1-x}{1-x^3}=\dfrac{1}{3}$,$x\to 1$ 时 $1-x$ 与 $1-x^3$ 是同阶无穷小.

$$\lim_{x\to 1}\frac{1-x}{\frac{1}{2}(1-x^2)}=1, x\to 1 \text{ 时 }\frac{1}{2}(1-x^2)\text{与}(x-1)\text{为等价无穷小}.$$

10. 函数 x^2、$\frac{x^2-1}{x^3}$、e^{-x} 何时为无穷小量？何时为无穷大量？

解 $x\to 0$ 时，x^2 为无穷小量，$x\to\infty$ 时，x^2 为无穷大量；$x\to\pm 1$ 或 $x\to\infty$ 时，$\frac{x^2-1}{x^3}$ 为无穷小量，$x\to 0$ 时，$\frac{x^2-1}{x^3}$ 为无穷大量；$x\to+\infty$ 时，e^{-x} 为无穷小量；$x\to-\infty$ 时，e^{-x} 为无穷大量.

11. 设函数 $y=2x^3+1$，求 x 从点 1 变到点 3 时函数增量.

解 $\Delta y=2\times 3^3+1-(2\times 1^3+1)=52$

12. 适当选取 a、b 的值，使 $f(x)$ 在 $x=0$ 处连续，其中

$$f(x)=\begin{cases}\frac{1}{x}\cdot\sin x, & x<0,\\ a+2, & x=0,\\ x\cdot\sin\frac{1}{x}+b, & x>0.\end{cases}$$

解 $\lim\limits_{x\to 0^-}f(x)=\lim\limits_{x\to 0^-}\frac{1}{x}\sin x=1, \lim\limits_{x\to 0^+}f(x)=\lim\limits_{x\to 0^+}\left[x\sin\frac{1}{x}+b\right]=b, f(0)=a+2$，要使 $f(x)$ 在 $x=0$ 点连续，必须有 $\lim\limits_{x\to 0^-}f(x)=\lim\limits_{x\to 0^+}f(x)=f(0)$，所以 $a=-1, b=1$.

13. 试确定 k 的值，使 $f(x)$ 在 $x=1$ 处连续，其中

$$f(x)=\begin{cases}x^{\frac{2}{x-1}}, & x\neq 1,\\ e^k, & x=1.\end{cases}$$

解 $\lim\limits_{x\to 1}x^{\frac{2}{x-1}}=\lim\limits_{x\to 1}[1+(x-1)]^{\frac{2}{x-1}}=e^2$，要使 $f(x)$ 在 $x=1$ 点连续，必须有 $\lim\limits_{x\to 1}f(x)=f(1)$，即 $e^2=e^k, k=2$.

14. 设 $f(x)=e^x-2$，求证在区间 $(0,2)$ 内至少有一点 x_0，使 $e^{x_0}-2=0$.

解 函数 $f(x)=e^x-2$ 在 $[0,2]$ 上连续，且 $f(0)=-1<0, f(2)=e^2-2>0$，由介值定理推论可知至少存在一点 $x_0\in(0,2), f(x_0)=0$，即 $e^{x_0}-2=0$.

15. 试证方程 $x=a\sin x+b$（其中 $a>0, b>0$）至少有一个正根，并且它不超过 $a+b$.

解 设 $f(x)=a\sin x+b-x$，此函数在 $[0,a+b]$ 上连续，且 $f(0)=b>0$, $f(a+b)=a[\sin(a+b)-1]\leq 0$，若 $f(a+b)=0$，则 $a+b$ 就是方程 $f(x)=0$ 的根，若 $f(a+b)<0$，由介值定理推论可知，至少存在一点 $\xi\in(0,a+b)$，使 $f(\xi)=0$，即

ξ 是 $f(x)=0$ 的根. 综上所述,方程 $a\sin x+b=x$ 至少有一个正根,并且它不超过 $a+b$.

16. 雌性小鼠的生长曲线为 $w(t)=\dfrac{26}{1+30e^{-\frac{2}{3}t}}$,其中 $w(t)$ 表示体重,以克(g)为单位,t 表示出生后的时间,以周为单位,求(1) 小鼠出生时的体重;(2) 可能达到最大的体重;(3) 什么时候体重是最大体重的一半?

解 (1) $\omega(0)=\dfrac{26}{31}(g)$;

(2) $\omega_{\max}=\lim\limits_{t\to\infty}\dfrac{26}{1+30e^{-\frac{2}{3}t}}=26(g)$;

(3) $\dfrac{26}{2}=\dfrac{26}{1+30e^{-\frac{2}{3}t}}$,得:$t\approx 5$ 周.

17. 设函数 $f(x),g(x)$ 在 $[a,b]$ 上连续,且 $f(a)>g(a),f(b)<g(b)$,证明在 (a,b) 内曲线 $y=f(x)$ 与 $y=g(x)$ 至少有一个交点.

解 设 $F(x)=f(x)-g(x)$,根据题意,可知 $F(x)$ 在 $[a,b]$ 上连续,且 $F(a)=f(a)-g(a)>0,F(b)=f(b)-g(b)<0$,所以由介值定理推论可知,至少存在一点 $\xi\in(a,b)$,使 $F(\xi)=0$. 即 $f(\xi)-g(\xi)=0,f(\xi)=g(\xi)$. 所以 $y=f(x)$ 与 $y=g(x)$ 在 (a,b) 内至少有一个交点.

四、客观模拟试题与答案或提示

(一) 判断题

1. 设 $f(x)$ 为定义在 $[-a,a]$ 上的任意函数,则 $f(x)+f(-x)$ 的和必为偶函数( ).

2. $y=2\ln x$ 与 $y=\ln x^2$ 是同一函数( ).

3. 函数 $y=\dfrac{1}{x^2}$ 在 $(0,+\infty)$ 上是单调减少有界函数( ).

4. 如果 $\lim\limits_{x\to x_0}f(x)=A$,则 $f(x_0)=A$( ).

5. 逐渐增大的变量一定不是无穷小量( ).

6. 如果函数极限 $\lim\limits_{x\to x_0}f(x)$ 存在,那么 $f(x)$ 在 x_0 有定义的邻域内有界( ).

7. 若 $f(x)$ 在 x_0 处连续,$g(x)$ 在 x_0 处间断,则 $f(x)+g(x)$ 在 x_0 点必间断 ( ).

8. 如果 $f(u)$ 在 $u=a$ 处连续,$u=\varphi(x)$ 在 x_0 处连续,且 $\varphi(x_0)=a$,则 $\lim\limits_{x\to x_0}f[\varphi(x)]=f[\varphi(x_0)]$( ).

(二) 选择题

1. $f(x)=x^2, \varphi(x)=2^x$，则 $f[\varphi(x)]=($).
   (A) 2^{x^2};   (B) x^{2^x};   (C) x^{2x};   (D) 2^{2x}.

2. 函数 $y=f(x)$ 与其反函数 $y=f^{-1}(x)$ 的图形对称于直线，直线是(   ).
   (A) $y=0$;   (B) $x=0$;   (C) $y=x$;   (D) $y=-x$.

3. 当 $x\to 0$ 时，下面各式中为无穷小量的是(   ).
   (A) $x\sin\dfrac{1}{x}$;   (B) $e^{\frac{1}{x}}$;   (C) $\ln x$;   (D) $\dfrac{1}{x}\cdot \sin x$.

4. $\lim\limits_{x\to 0}\dfrac{x\cdot \sin\dfrac{1}{x}}{\cos x}=($).
   (A) 不存在;   (B) 0;   (C) 1;   (D) ∞.

5. $f(x)=\begin{cases}3x-1, & x<1,\\ 1, & x=1,\\ 3-x, & x>1,\end{cases}$ $x=1$ 点是(   ).
   (A) 连续点;   (B) 间断点;   (C) 不能确定;   (D) 函数极限值为 1.

6. $f(x)=\ln(9-x^2)$ 的连续区间是(   ).
   (A) $(-\infty, 3)$;   (B) $(3, +\infty)$;   (C) $[-3, 3]$;   (D) $(-3, 3)$.

7. 设函数 $f(x)=\begin{cases}x-1, & 0\leq x<1,\\ -10, & x=1,\\ x+1, & 1<x\leq 2,\end{cases}$ 则 $f(x)$ 在闭区间 $[0,2]$ 上(   ).
   (A) 有最大值也有最小值;
   (B) 无最大值也无最小值;
   (C) 只有最小值，没有最大值;
   (D) 只有最大值，没有最小值.

8. 方程 $x^4-x-1=0$ 至少有一个根的区间是(   ).
   (A) $(0,1)$;   (B) $\left(\dfrac{1}{2},1\right)$;   (C) $(2,3)$;   (D) $(1,2)$.

(三) 填空题

1. 设 $f(x)$ 的定义域是 $[0,2]$，则 $f(x-1)$ 的定义域是_____.

2. $y=\arctan(x^3)$ 的图形关于_____对称.

3. 函数 $y=\cos\dfrac{x}{3}$ 的周期是_____.

4. 函数 $y=x^2(x<0)$ 的反函数是_____.

5. $\lim\limits_{x\to 1}\dfrac{\sqrt[3]{x}-1}{\sqrt{x}-1}=$_____.

6. $\lim\limits_{x\to\infty}\dfrac{\arctan x}{x}=$_____.

7. $\lim\limits_{x\to 2}\dfrac{x^2-4}{\sin(x-2)}=$_____.

8. $\lim\limits_{x\to 1}\dfrac{x^2+ax+b}{1-x}=5$,则 $a=$_____, $b=$_____.

9. $\lim\limits_{x\to 0}(1-\sin x)^{\frac{1}{x}}=$_____.

10. $\lim\limits_{x\to 0}\dfrac{\tan 2x}{\sin 5x}=$_____.

11. $\lim\limits_{x\to 0}\dfrac{e^x-1}{x}=$_____.

12. $f(x)=\begin{cases}e^x, & x<0 \\ a+x, & x\geq 0\end{cases}$,如果 $f(x)$ 在 $x=0$ 点连续,则 $a=$_____.

(四) 判断题提示

1. 设 $F(x)=f(x)+f(-x)$,则 $F(x)=F(-x)$;

2. $y=2\ln x$ 的定义域 $(0,+\infty)$ 与 $y=\ln x^2$ 的定义域 $(-\infty,0)\cup(0,+\infty)$ 不同;

3. $\lim\limits_{x\to 0}\dfrac{1}{x^2}=+\infty$;

4. 在 $x=x_0$ 处不一定连续;

5. $x\to+\infty$ 逐渐增大,$-\dfrac{1}{x}$ 逐渐增大,当 $x\to+\infty$,$-\dfrac{1}{x}\to 0$;

6. 设 $\lim\limits_{x\to x_0}f(x)=A$,当 x 无限趋向 x_0,并在 x_0 的邻域内,有 $A-\varepsilon<f(x)<A+\varepsilon$;

7. 反证法:设 $F(x)=f(x)+g(x)$,则 $g(x)=F(x)-f(x)$,在 x_0 处,$F(x)$,$f(x)$ 均连续,从而 $g(x)$ 在 $x=x_0$ 处也连续,与已知条件矛盾;

8. 正是复合函数的连续性定理.

(五) 选择题提示

1. $f(x)=x^2$;$f[\varphi(x)]=2^{2x}$;

4. 分子极限是 0,分母极限 1,原极限是 0;

5. $\lim\limits_{x\to 1^+}(3-x)=\lim\limits_{x\to 1^-}(3x-1)=2$;

6. $9 > x^2$；

7. 最大值 3,最小值 -10；

8. 设 $f(x) = x^4 - x - 1$, $f(1) = -1$, $f(2) = 13$, $f(x)$ 连续,由介值定理可知.

(六) 填空题提示

2. $y = \arctan(x^3)$ 是奇函数,所以图形关于原点对称；

3. 这里 $w = \dfrac{1}{3}$, $T = \dfrac{2\pi}{w} = 6\pi$；

4. 因为当 $y \geqslant 0$ 时 $x = -\sqrt{y}$,所以用反函数符号, $y = -\sqrt{x}\,(x \geqslant 0)$；

5. 设 $t = x^{\frac{1}{6}}$, $x \to 1$, $t \to 1$, $t^3 = x^{\frac{1}{2}}$, $t^2 = x^{\frac{1}{3}}$,原式 $= \lim\limits_{t \to 1} \dfrac{t^2 - 1}{t^3 - 1} = \dfrac{2}{3}$；

6. $\arctan x$ 是有界量, $\lim\limits_{x \to \infty} \dfrac{1}{x} = 0$,所以原式极限为 0；

7. $\lim\limits_{x \to 2} \dfrac{(x-2)(x+2)}{\sin(x-2)} = 4$；

8. 此极限存在,分子必含 $(1-x)$ 因子,所以分子 $x^2 + ax + b = (1-x)(-x + c)$,其中 c 是待定数,解之, $b = c$, $a = -(1+c)$,令 $\lim\limits_{x \to 1}(-x+c) = 5$,则 $c = 6$,从而 $b = 6$, $a = -7$；

9. 原式 $= \lim\limits_{x \to 0} [(1 - \sin x)^{\left(-\frac{1}{\sin x}\right)}]^{\left(-\frac{\sin x}{x}\right)} = e^{-1}$；

10. 原式 $= \lim\limits_{x \to 0} \dfrac{\tan 2x}{2x} \cdot \dfrac{5x}{\sin 5x} \cdot \dfrac{2x}{5x} = \dfrac{2}{5}$；

11. 令 $t = e^x - 1$,原式 $= \lim\limits_{t \to 0} \dfrac{t}{\ln(1+t)} = \lim\limits_{t \to 0} \dfrac{1}{\ln(1+t)^{\frac{1}{t}}} = \dfrac{1}{\ln e} = 1$；

12. 由 $x = 0$ 处连续定义, $\lim\limits_{x \to 0^+}(a+x) = a = \lim\limits_{x \to 0^-} e^x = 1$,知 $a = 1$.

(七) 客观模拟试题答案

(一) 判断题

1. √； 2. ×； 3. ×； 4. ×； 5. ×； 6. √；
7. √； 8. √.

(二) 选择题

1. (D)； 2. (C)； 3. (A)； 4. (B)； 5. (B)； 6. (D)；
7. (A)； 8. (D).

(三)填空题

1. $[1,3]$； 2. 原点； 3. 6π； 4. $y=-\sqrt{x}(x>0)$；

5. $\dfrac{2}{3}$； 6. 0； 7. 4； 8. $a=-7, b=6$；

9. e^{-1}； 10. $\dfrac{2}{5}$； 11. 1； 12. $a=1$.

五、第一章模拟试题及试题答案或提示

(一)第一章模拟试题(A)

1. 求函数 $y=f(x)$ 的定义域是 $[0,1]$，求 $f(x+a)+f(x-a)$ 的定义域. 其中 $a>0$.

2. 设 $f(x)=\begin{cases} 1+x^2, & x<0, \\ \dfrac{1}{2}, & x=0, \\ x-2, & x>0. \end{cases}$

求 $f(0), f\left(\dfrac{1}{2}\right), f\left(\ln\dfrac{1}{2}\right)$.

3. 已知 $f(x)=\begin{cases} 3x, & x\geqslant 0, \\ x, & x<0, \end{cases}$ 和 $g(x)=\begin{cases} -x/3, & x\geqslant 0, \\ 5x/3, & x<0, \end{cases}$ 求 $f[g(x)]$ 的表达式.

4. 求极限 $\lim\limits_{x\to 0}\dfrac{3^x-1}{x}$.

5. 讨论函数 $f(x)=\begin{cases} \cos\dfrac{\pi x}{2}, & |x|\leqslant 1, \\ |x-1|, & |x|>1. \end{cases}$

当 $x\to 1$ 及 $x\to -1$ 时极限是否存在？

6. 当 $x\to 0$ 时，比较无穷小量 $\ln\sqrt{\dfrac{1+x}{1-x}}$ 与 x 的阶.

7. 求函数 $f(x)=\sqrt{x-4}+\sqrt{6-x}$ 的连续区间，并求 $\lim\limits_{x\to 5}f(x)$.

8. 设 $f(x)=\begin{cases} \dfrac{\ln(1+ax)}{x}, & x\neq 0, \\ 2, & x=0, \end{cases}$ 在 $x=0$ 处连续，求 a 值.

9. 指出函数 $f(x)=\begin{cases} \dfrac{x^2+x}{|x|(x^2-1)}, & x\neq 0, x\neq \pm 1, \\ 0, & x=0, x=\pm 1, \end{cases}$ 的间断点.

(二) 第一章模拟试题答案或提示(A)

1. 当 $0<a\leqslant \dfrac{1}{2}$ 时, $x\in[a,1-a]$; 当 $a>\dfrac{1}{2}$ 时,定义域为空集.

2. $f(0)=\dfrac{1}{2}, f\left(\dfrac{1}{2}\right)=-\dfrac{3}{2}, f\left(\ln\dfrac{1}{2}\right)=1+(\ln 2)^2$.

3. 提示:内层函数的正负代入外层函数的定义域. $f[g(x)]=g(x)$.

4. 提示:可引入变量替换 $t=3^x-1, x\to 0, t\to 0$. 利用重要极限. $\ln 3$.

5. 提示:先将 $f(x)$ 改写成 $f(x)=\begin{cases} 1-x, & x<-1, \\ \cos\dfrac{\pi x}{2}, & -1\leqslant x\leqslant 1, \\ x-1, & x>1, \end{cases}$ 再利用左、右极限

讨论. $\lim\limits_{x\to 1}f(x)=0, \lim\limits_{x\to -1}f(x)$ 不存在.

6. $\ln\sqrt{\dfrac{1+x}{1-x}}\sim x\ (x\to 0)$.

7. $[4,6], 2$.

8. $a=2$.

9. $x=0$,左右极限不相等;$x=1, \lim\limits_{x\to 1}f(x)=\infty$; $x=-1, \lim\limits_{x\to -1}f(x)=\dfrac{1}{2}$.

(三) 第一章模拟试题(B)

1. 设 $y=f(x)$ 的定义域为 $[0,1]$,求 $f(\ln x+1)$ 的定义域.

2. 设 $y=\begin{cases} x^2+1, & x>0, \\ 0, & x=0, \\ -x^2-1, & x<0, \end{cases}$ 求反函数.

3. 求极限 $\lim\limits_{x\to 0}(\cos x)^{\frac{1}{\sin^2 x}}$.

4. 已知 $f(x+c)=-f(x)$,证明 $f(x)$ 是周期函数.

5. 求极限 $\lim\limits_{x\to 0^+}\left[\dfrac{2+e^{\frac{1}{x}}}{1+e^{\frac{4}{x}}}+\dfrac{\sin x}{|x|}\right]$.

6. 证明定义在对称区间 $(-a,a)$ 上的任何一个函数 $f(x)$ 均是一个奇函数与一个偶函数之和.

7. 已知 $x \to 0$ 时, $(\sqrt{1+ax^2}-1)$ 与 $\sin^2 x$ 是等价无穷小, 求 a 值.

8. 分段函数是否一定有间断点?

9. 设 $f(x) = \begin{cases} \dfrac{\ln(1+2x)}{\sqrt{1+x}-\sqrt{1-x}}, & -1 \leqslant x < 0, \\ a, & x = 0, \\ x^2+b, & 0 < x \leqslant 1, \end{cases}$

求 a,b 使 $f(x)$ 在 $x=0$ 处连续.

10. 若 $f(x)$ 在 $[a,b]$ 上有定义, 在 (a,b) 内连续, 且 $f(a)f(b)<0$, 能否保证方程 $f(x)=0$ 在 (a,b) 内必有实根?

(四) 第一章模拟试题答案或提示(B)

1. $\left[\dfrac{1}{e}, 1\right]$.

2. $y = \begin{cases} \sqrt{x-1}, & x > 1, \\ 0, & x = 0, \\ -\sqrt{-x-1}, & x < -1. \end{cases}$

(提示: 逐段去求, 并注意原式中 x 的符号)

3. 提示: 利用第二个重要极限. $e^{-\frac{1}{2}}$.

4. 提示: $f(x+2c) = f[(x+c)+c] = -f(x+c)$.

5. 1 (提示: 利用左、右极限求, 在求 $\lim\limits_{x \to 0^+} \dfrac{2+e^{\frac{1}{x}}}{1+e^{\frac{4}{x}}}$ 时, 用 $e^{\frac{4}{x}}$ 去除分子、分母中的各项, 并注意, $x \to 0^+$ 时, $e^{-\frac{4}{x}} \to 0$).

6. 提示: $f(x) = u(x) + v(x)$, 其中 $u(x) = \dfrac{f(x)+f(-x)}{2}$, $v(x) = \dfrac{f(x)-f(-x)}{2}$.

7. $a = 2$.

8. 不一定, $f(x) = |x| = \begin{cases} x, & x \geqslant 0, \\ -x, & x < 0 \end{cases}$ 是一个分段函数, 在 $(-\infty, +\infty)$ 上是连续函数.

9. $a=b=2$.

10. 不能,例如 $f(x)=\begin{cases} 1, & x\leqslant 1, \\ 3, & 1<x<2, \\ -1, & x\geqslant 2 \end{cases}$ 在$[1,2]$上有定义,在$(1,2)$内连续,

且 $f(1)f(2)=-1<0$,但方程 $f(x)=0$ 在$(1,2)$内没有实根.

第二章 一元函数微分学

一、教学基本要求和知识要点

(一) 基本要求

1. 理解导数、微分的概念及它们之间的关系,知道函数连续与可导的关系,了解导数、微分的几何意义;

2. 熟练掌握用导数的基本公式与运算法则的求导方法,以及计算复合函数、隐函数的导数;掌握用微分定义求微分;

3. 了解高阶导数的概念,会求初等函数的二阶导数;

4. 了解拉格朗日(Lagrange)中值定理及其推论;

5. 熟练掌握求函数的极值方法,掌握判断函数的增减性与函数图形的凹凸性,会求函数图形的拐点,知道描绘简单医学数学模型的图形,会解较简单的最大值与最小值的应用问题;掌握洛必达(L'Hospital)法则.

基本要求层次程度术语顺序:①理解、熟练掌握;②了解,掌握;③知道,会.

(二) 知识要点

1. 导数概念(熟练掌握)

(1) 导数定义 设函数 $y=f(x)$ 在点 x_0 的某个邻域内有定义,当自变量 x 在 x_0 处取得增量 Δx 时,函数取得相应的增量 $\Delta y=f(x_0+\Delta x)-f(x_0)$. 如果当 $\Delta x \to 0$ 时,Δy 与 Δx 之比的极限 $\lim\limits_{\Delta x \to 0}\dfrac{\Delta y}{\Delta x}=\lim\limits_{\Delta x \to 0}\dfrac{f(x_0+\Delta x)-f(x_0)}{\Delta x}$ 存在,则称函数 $y=f(x)$ 在 x_0 处可导,并称这个极限值为函数 $y=f(x)$ 在 x_0 处的导数,有四种表达方式:$f'(x_0)$,$y'|_{x=x_0}$,$\dfrac{\mathrm{d}y}{\mathrm{d}x}\Big|_{x=x_0}$,$\dfrac{\mathrm{d}f(x)}{\mathrm{d}x}\Big|_{x=x_0}$.

函数 $y=f(x)$ 在 x_0 处的左导数:$f'_-(x_0)=\lim\limits_{\Delta x \to 0^-}\dfrac{f(x_0+\Delta x)-f(x_0)}{\Delta x}$,

函数 $y=f(x)$ 在 x_0 处的右导数:$f'_+(x_0)=\lim\limits_{\Delta x \to 0^+}\dfrac{f(x_0+\Delta x)-f(x_0)}{\Delta x}$,

$f'(x_0)=A \Leftrightarrow f'_-(x_0)=f'_+(x_0)=A$. 导数的几何意义:$f'(x_0)$ 等于曲线 $y=f(x)$ 在 $(x_0,f(x_0))$ 点处的切线斜率,已知一点 $(x_0,f(x_0))$ 的导数 $f'(x_0)$,可求过

该点的切线和法线方程.导数的物理意义:是路程函数在某一点 t_0 时刻处的瞬时变化率.

(2) 导函数 如果函数 $y=f(x)$ 在开区间 (a,b) 内的每一点都可导,称函数 $y=f(x)$ 在开区间 (a,b) 内可导.这时,对任意 $x\in(a,b)$,都对应着 $f(x)$ 的一个确定的导数值,这样就构成了一个新的函数,我们称此函数为导函数,简称导数.有四种表达方式:$f'(x), y', \dfrac{\mathrm{d}f(x)}{\mathrm{d}x}, \dfrac{\mathrm{d}y}{\mathrm{d}x}$.

$f(x)$ 在开区间 (a,b) 内可导,且 $f'_-(b)$ 及 $f'_+(a)$ 都存在,则称函数在闭区间 $[a,b]$ 上可导.值得说明的是:函数 $f(x)$ 在 x_0 处的导数是就一点而言,是一个确定的常量;导函数是一个区间上的一个函数;函数 $f(x)$ 在点 x_0 处的导数 $f'(x_0)$,就是它的导函数 $f'(x)$ 在 x_0 处的函数值.即:$f'(x_0)=f'(x)|_{x=x_0}$.可导一定连续,连续一定有极限;反之不一定成立.

2. 导数四则运算法则和基本公式(熟练掌握)

(1) 导数的四则运算法则

设函数 $u=u(x), v=v(x)$ 在点 x 处均有导数 $u'(x), v'(x)$,

1) $(u\pm v)'=u'\pm v'$;

2) $(cu)'=cu'$(c 为常数);

3) $(u\cdot v)'=u'\cdot v+u\cdot v'$;

4) $\dfrac{u(x)}{v(x)}=\dfrac{u'(x)v(x)-u(x)v'(x)}{[v(x)]^2}$ ($v\neq 0$).

(2) 导数的基本公式

1) $(c)'=0$;

2) $(x^\mu)'=\mu x^{\mu-1}$;

3) $(\sin x)'=\cos x$;

4) $(\cos x)'=-\sin x$;

5) $(\tan x)'=\sec^2 x$;

6) $(\sec x)'=\sec x\cdot \tan x$;

7) $(\cot x)'=-\csc^2 x$;

8) $(\csc x)'=-\csc x\cdot \cot x$;

9) $(\arcsin x)'=\dfrac{1}{\sqrt{1-x^2}}$;

10) $(\arctan x)'=\dfrac{1}{1+x^2}$;

11) $(\log a^x)'=\dfrac{1}{x\ln a}$;

12) $(\arccos x)' = -\dfrac{1}{\sqrt{1-x^2}}$;

13) $(\operatorname{arccot} x)' = -\dfrac{1}{1+x^2}$;

14) $(\ln x)' = \dfrac{1}{x}$;

15) $(a^x)' = a^x \ln a$.

3. 复合函数与隐函数的导数

(1) 复合函数的求导法则(熟练掌握)

由基本初等函数通过复合而得到复合函数,对于复合函数求导有一个求导法则,就是所谓链式法则:设两个函数 $y=f(u)$,$u=g(x)$ 可以通过复合构成一个复合函数,其中 g 在 x 点处可导,f 在相应的 $u=g(x)$ 点处可导,那么复合得到的函数 $y=f[g(x)]$ 在同样的 x 点处也可导,并且导数等于: $\dfrac{\mathrm{d}y}{\mathrm{d}x} = \dfrac{\mathrm{d}y}{\mathrm{d}u} \cdot \dfrac{\mathrm{d}u}{\mathrm{d}x}$.

这里是只有一个中间变量的情形,如果有多个中间变量,则表达式的形式是类似的:

$$\dfrac{\mathrm{d}y}{\mathrm{d}x} = \dfrac{\mathrm{d}y}{\mathrm{d}u} \cdot \dfrac{\mathrm{d}u}{\mathrm{d}v} \cdots \dfrac{\mathrm{d}w}{\mathrm{d}x}.$$

(2) 隐函数的导数(掌握)

用函数 $y=f(x)$ 表示的函数叫做显函数. 在二元方程 $F(x,y)=0$ 中,当 x 取区间 I 内的任一值时,相应地,总有满足该方程的唯一的 y 值存在,那么称方程 $F(x,y)=0$ 在区间 I 内确定了一个隐函数.

对隐函数求导时,只需在方程 $F(x,y)=0$ 两端分别对 x 求导,在求导过程中,记住 y 是 x 的函数,对 y 求导利用复合函数求导法则,对 y 本身求导后,y 对 x 再求导. 对数求导法是隐函数求导法的特殊应用,先对 $y=f(x)$ 两边取对数,然后对方程两边关于 x 求导,最后解出 $\dfrac{\mathrm{d}y}{\mathrm{d}x}$. 幂指函数和无理函数求导用对数求导法效果比较好.

4. 函数图形的描绘(知道)

对于函数 $y=f(x)$,首先确定函数定义域,由函数的一阶、二阶导数,分别求函数的单调区间,驻点,一阶导数不存在的点,以及函数的凸凹区间和拐点,最大值,最小值,再利用一些特殊辅助点,渐近线和函数的简单性质,利用表格归纳,可以绘出函数图形.

5. 高阶导数(会)

导函数本身是一个新的函数,同样可以再次对它关于自变量取导数,即对一阶导数 $f'(x)$ 求导得到的新导数 $f''(x)$ 叫做 $y=f(x)$ 的二阶导数,以下类仿,二阶导数 $f''(x)$ 的导数 $f'''(x)$ 叫做 $y=f(x)$ 的三阶导数,…,$y=f(x)$ 的 n 阶导数 $f^{(n)}(x)$ 被定义为 $(n-1)$ 阶导数的导数.

6. 拉格朗日(Lagrange)中值定理和洛必达(L'Hospital)法则(了解)

(1) **拉格朗日中值定理** 若 $f(x)$ 在闭区间 $[a,b]$ 上连续,在开区间 (a,b) 内可导,则至少存在一点 $\xi \in (a,b)$,使得 $f'(\xi) = \dfrac{f(b)-f(a)}{b-a}$.

(2) **洛必达法则** 当 $x \to a$(或 $x \to \infty$)时,两个函数 $f(x)$ 与 $F(x)$ 都趋向于 0 或都趋向于无穷大,那么,极限 $\lim\limits_{\substack{x \to a \\ (x \to \infty)}} \dfrac{f(x)}{F(x)}$ 可能存在,也可能不存在. 通常把这种极限叫做不定式,并分别简记为 $\dfrac{0}{0}$ 型或 $\dfrac{\infty}{\infty}$ 型. 对不定式,有一种简便方法——洛必达法则.

1) 求 $\dfrac{0}{0}$ 型极限的法则:设

① 当 $x \to a$ 时,函数 $f(x)$ 及 $F(x)$ 都趋于 0;
② 在点 a 某个邻域内(也可以 a 点除外)$f'(x)$ 及 $F'(x)$ 均存在,且 $F'(x) \neq 0$;
③ $\lim\limits_{x \to a} \dfrac{f'(x)}{F'(x)}$ 存在(或无穷大);

则

$$\lim_{x \to a} \frac{f(x)}{F(x)} = \lim_{x \to a} \frac{f'(x)}{F'(x)}.$$

2) 求 $\dfrac{\infty}{\infty}$ 型极限法则:设

① 当 $x \to a$ 时,函数 $f(x)$ 及 $F(x)$ 都趋向于 ∞;
② 在点 a 某个邻域内(也可以 a 点除外)$f'(x)$ 及 $F'(x)$ 同时存在,且 $F'(x) \neq 0$;
③ $\lim\limits_{x \to a} \dfrac{f'(x)}{F'(x)}$ 存在(或无穷大);

则

$$\lim_{x \to a} \frac{f(x)}{F(x)} = \lim_{x \to a} \frac{f'(x)}{F'(x)}.$$

3) 上述 1) 和 2) 的 L'Hospital 法则中将 $x \to a$ 换成 $x \to \infty$ 时,结论仍然成立.

注:$0 \cdot \infty$ 型、$\infty - \infty$ 型、0^0,∞^0,1^∞ 型的极限计算,可以转化成 $\dfrac{0}{0}$ 或 $\dfrac{\infty}{\infty}$ 不定型的极限计算.

7. 函数的增减性和极值(熟练掌握)

(1) 函数的增减性:设函数 $y=f(x)$ 在 $[a,b]$ 上连续,在 (a,b) 内可导,
1) 若在 (a,b) 内 $f'(x)>0$,则 $y=f(x)$ 在 $[a,b]$ 上单调增加;
2) 若在 (a,b) 内 $f'(x)<0$,则 $y=f(x)$ 在 $[a,b]$ 上单调减少.

注:判别法中的闭区间若换成其他各种区间(包括无穷区间),结论仍成立. 反之,$f(x)$ 单调增加(或减少),有 $f'(x) \geqslant 0$(或 $f'(x) \leqslant 0$)成立.

(2) 函数的极值

1) 极值定义 设函数 $f(x)$ 在区间 (a,b) 内有定义,点 x_0 是 (a,b) 内的一点. 若存在点 x_0 的一个邻域,对于该邻域内任何异于 x_0 的点 x,不等式
$$f(x) < f(x_0) \quad (f(x) > f(x_0))$$
成立,称 $f(x_0)$ 为函数 $f(x)$ 的一个极大值(极小值);称点 x_0 为函数 $f(x)$ 的极大值点(极小值点).

函数极值概念是一个局部概念. 最大(小)值是指定区间的整体概念.

2) 函数取得极值的三个重要定理

定理 2.1(函数取得极值的必要条件) 设函数 $f(x)$ 在点 x_0 处具有导数,且在 x_0 处取得极值,则 $f'(x_0)=0$.

使导数 $f'(x)$ 为 0 的点称为函数 $f(x)$ 的驻点. 定理 2.1 的结论可换一种说法:可导函数的极值点必定是为驻点. 反过来,函数的驻点不一定就是函数的极值点.

定理 2.2(函数取得极值的第一判别定理) 设函数 $f(x)$ 在点 x_0 的某个邻域内可导,且 $f'(x_0)=0$. 则

①当 x 从左向右经过 x_0 点时,$f'(x)$ 的符号由正变负,则 $f(x)$ 在 x_0 处取得极大值;

②当 x 从左向右经过 x_0 点时,$f'(x)$ 的符号由负变正,则 $f(x)$ 在 x_0 处取得极小值;

③当 x 从左向右经过 x_0 点时,$f'(x)$ 的符号不发生变化,则 $f(x)$ 在 x_0 处没有极值.

定理 2.3(函数取得极值的第二判别定理) 设函数 $f(x)$ 在点 x_0 处具有二阶导数,且 $f'(x_0)=0$,则

①当 $f''(x_0)<0$ 时,函数 $f(x)$ 在 x_0 处取得极大值;

②当 $f''(x_0)>0$ 时,函数 $f(x)$ 在 x_0 处取得极小值;

③当 $f''(x_0)=0$ 时,不能决定函数 $f(x)$ 在 x_0 处是否取得极值,仍需判断一阶导数在 x_0 左右的符号变化情况,然后再得出结论.

注:函数的不可导点,也许是函数的极值点,在讨论函数的极值时,应用极值定义判别.求函数在定义区间上的极值,先找出函数在该区间上的可疑极值点(使函数的一阶导数为 0 或不存在的点),再运用极值判定的第一或第二判别定理,对这些可疑极值点是否确实为极值点进行判定.函数取得最大值、最小值的点只能是区间的端点或开区间内导数为 0、导数不存在的点.计算函数在这些点处的函数值,比较它们的大小就可得到函数的最值.会用函数的增减性证明不等式.

8. 函数的凹凸性和拐点(了解)

(1) 凹凸函数、拐点的定义　设函数 $y=f(x)$ 在 (a,b) 内可微,若曲线 $y=f(x)$ 在每点的切线总位于曲线下方,则称该曲线在 (a,b) 内是凹的;若曲线 $y=f(x)$ 在每点处的切线总位于曲线的上方,则称该曲线在 (a,b) 内是凸的.如果曲线 $y=f(x)$ 在某点的凹凸性发生了改变,那么就称该点为曲线的拐点(分界点).

(2) 凹凸性和拐点的判别法定理　设函数 $f(x)$ 在 (a,b) 内具有一阶和二阶导数,那么

①若在 (a,b) 内,$f''(x)>0$,则 $f(x)$ 在 $[a,b]$ 上的图形是上凹的;

②若在 (a,b) 内,$f''(x)<0$,则 $f(x)$ 在 $[a,b]$ 上的图形是上凸的;

③若 $f''(x_0)=0$,且当 x 经过 x_0 时,$f''(x)$ 改变符号,则点 $(x_0,f(x_0))$ 为曲线的拐点.

注意二阶导数 $f''(x_0)=0$,x_0 处不一定取得拐点,需用拐点定义判断凸凹性变化.

9. 微分概念、计算和应用(了解)

(1) 微分定义　设函数 $y=f(x)$ 在点 x 的某个邻域内有定义,若函数增量 $(\Delta y=f(x+\Delta x)-f(x))\Delta y=A\cdot\Delta x+o(\Delta x)$,其中 A 是不依赖于 Δx 的常数,而 $o(\Delta x)$ 是比 Δx 更高阶的无穷小.则称函数 $y=f(x)$ 在点 x 处是可微的,而 $A\cdot\Delta x$ 叫做函数 $y=f(x)$ 在点 x 处的微分,记作 $\mathrm{d}y$ 或 $\mathrm{d}f(x)$,即 $\mathrm{d}y=\mathrm{d}f(x)=A\cdot\Delta x$.这个微分与可导是等价的.从而上式又可写成 $\mathrm{d}y=f'(x)\mathrm{d}x$.

(2) 微分计算和应用

1) 直接按求导方法求出一阶导数 y',再代入微分公式 $\mathrm{d}y=y'\mathrm{d}x$,即可求微分.

2) 关于微分运算法则和公式可用导数运算法则和公式即可记忆,只是在导数

中的"$\dfrac{\mathrm{d}f(x)}{\mathrm{d}x}$"换成"$\mathrm{d}f(x)$"和加个"$\mathrm{d}x$",如 $\dfrac{\mathrm{d}(\cos x)}{\mathrm{d}x}=-\sin x$ 变成 $\mathrm{d}(\cos x)=-\sin x\cdot \mathrm{d}x$,其他微分可类仿.

3) 微分是函数增量的近似值,即 $\Delta y \doteq f'(x)\mathrm{d}x$ 还有 $f(x_0+\Delta x)\doteq f(x_0)+f'(x_0)\Delta x$.误差和函数值计算就用这两个近似等式.

二、重点内容与侧重例题分析

例 2.1 已知 $f(x)=\begin{cases}\dfrac{\mathrm{e}^{x^2}-1}{x}, & x\neq 0,\\ 0, & x=0,\end{cases}$ 求 $f'(x)$.

解 $x\neq 0$ 时,$f'(x)=\dfrac{(2x^2-1)\mathrm{e}^{x^2}+1}{x^2}$;

$x=0$ 时,$f'(0)=\lim\limits_{x\to 0}\dfrac{\dfrac{\mathrm{e}^{x^2}-1}{x}-0}{x-0}=1$.

因此
$$f'(x)=\begin{cases}\dfrac{(2x^2-1)\mathrm{e}^{x^2}+1}{x^2}, & x\neq 0,\\ 1, & x=0.\end{cases}$$

例 2.2 已知 $y=\left(\dfrac{x}{1+x}\right)^x$,求 y'.

解 $\ln y=x[\ln x-\ln(1+x)]$,两边对 x 求导
$$\dfrac{1}{y}y'=[\ln x-\ln(1+x)]+x\left(\dfrac{1}{x}-\dfrac{1}{1+x}\right)=\ln\dfrac{x}{1+x}+\dfrac{1}{1+x},$$
所以
$$y'=\left(\dfrac{x}{1+x}\right)^x\left(\ln\dfrac{x}{1+x}+\dfrac{1}{1+x}\right).$$

例 2.3 设函数 $f(x)$ 为偶函数且 $f'(0)$ 存在,试证明 $f'(0)=0$.

证明 当 $x>0$,有左、右导数定义知
$$f'_-(0)=\lim_{-x\to 0^-}\dfrac{f(-x)-f(0)}{-x-0},\quad f'_+(0)=\lim_{x\to 0^+}\dfrac{f(x)-f(0)}{x-0},$$
因 $f(x)$ 为偶函数 $f(-x)=f(x)$,从而
$$f'_-(0)=-\lim_{x\to 0^+}\dfrac{f(x)-f(0)}{x-0}=-f'_+(0).$$
因为 $f'(0)$ 存在,必有 $f'_-(0)=f'_+(0)$,所以 $f'_+(0)=f'_-(0)=0$,即证 $f'(0)=0$.

例 2.4 旗杆高 100 米,一人以每秒 3 米的速度向杆前进,当此人距杆脚 50 米时,其与杆顶的距离的改变率为多少?

解 设此人距杆脚 S 米时,其与杆顶距离为 l 米,则

$$l = \sqrt{100^2 + S^2},$$

$$\frac{dl}{dt} = \frac{dl}{dS}\frac{dS}{dt} = \frac{S}{\sqrt{100^2+S^2}} \cdot \frac{dS}{dt} = \frac{S}{\sqrt{100^2+S}}(-3)$$

$$= \frac{-3S}{\sqrt{100^2+S^2}},$$

当 $S=50$ 时,$\dfrac{dl}{dt} = \dfrac{-3 \cdot 50}{\sqrt{100^2+50^2}} = -\dfrac{3}{\sqrt{5}}$(米/秒).

例 2.5 设 $f\left(\dfrac{1}{2}x\right) = \sin x$,求 $f'[f(x)]$.

解 令 $t = \dfrac{1}{2}x$,则 $f(t) = \sin 2t$,

$f'[f(x)] = [\sin(2\sin 2x)]' = \cos(2\sin 2x) \cdot (2\sin 2x)' = 4\cos 2x \cdot \cos(2\sin 2x)$.

例 2.6 设方程 $xy^2 + e^y = \cos(x+y^2)$,求 y'.

解 $y^2 + 2xyy' + e^y y' = -\sin(x+y^2) \cdot (1+2yy')$,

$$y' = \frac{y^2 + \sin(x+y^2)}{2xy + e^y + 2y\sin(x+y^2)}.$$

例 2.7 求 $\lim\limits_{x \to 0^+} x^x$.

解 设 $y = x^x$ 则 $\ln y = x\ln x$,

$$\lim_{x \to 0^+} \ln y = \lim_{x \to 0^+} x\ln x = \lim_{x \to 0^+} \frac{\ln x}{\frac{1}{x}} = \lim_{x \to 0^+}(-x) = 0,$$

所以 $\lim\limits_{x \to 0^+} x^x = \lim\limits_{x \to 0^+} e^0 = 1$,又因 $\lim\limits_{x \to 0^+} \ln x = -\infty$,所以

$$\lim_{x \to 0^+} x^x = \lim_{x \to 0^+} e^{x\ln x} = e^{\lim\limits_{x \to 0^+} x \cdot \lim\limits_{x \to 0^+} \ln x} = e^{1 \cdot \lim\limits_{x \to 0^+} \ln x} = 0.$$

例 2.8 证明 $x > 1$ 时,有 $\ln x > \dfrac{2(x-1)}{x+1}$.

证明 当 $x+1 > 0$,原不等式变形 $(x+1)\ln x > 2(x-1)$. 设 $f(x) = (x+1)\ln x - 2(x-1)$,

$$f'(x) = \ln x + \frac{x+1}{x} - 2 = \ln x + \frac{1}{x} - 1,$$

$f''(x) = \dfrac{1}{x} - \dfrac{1}{x^2} = \dfrac{x-1}{x^2} > 0$,所以 $f'(x)$ 在 $x \geq 1$ 时单调增加,

因为 $f'(x) \geq f'(1) = 0$,$f(x)$ 在 $[1, +\infty)$ 上单调增加,所以

$$f(x) > f(1),$$

即

$$(x+1)\ln x - 2(x-1) > 0,$$

因此 $\ln x > \dfrac{2(x-1)}{x+1}$ 成立.

例 2.9 在半径为 R 的圆 $x^2+y^2=R^2$ 的上半圆内作一矩形,求怎样的边长使矩形面积最大?

解 设矩形在第一象限的顶点坐标为 (x,y),$(x>0,y>0)$. 则矩形面积 $S=2xy=2x\sqrt{R^2-x^2}$ $(0<x<R)$

$$S' = \frac{2(R^2-2x^2)}{\sqrt{R^2-x^2}}, \quad 令 S'=0, \quad x=\frac{R}{\sqrt{2}},$$

当 $0<x<\dfrac{R}{\sqrt{2}}$ 时,$S'>0$,当 $\dfrac{R}{\sqrt{2}}<x<R$ 时 $S'<0$,故 $S(x)$ 在 $x=\dfrac{R}{\sqrt{2}}$ 时取极大值,此时 $y=\sqrt{R^2-\left(\dfrac{R}{\sqrt{2}}\right)^2}=\dfrac{R}{\sqrt{2}}$ 即 $x=y=\dfrac{R}{\sqrt{2}}$ 时面积最大,此时矩形长 $\sqrt{2}R$,宽 $\dfrac{R}{\sqrt{2}}$.

例 2.10 讨论 $y=(x+2)^6+2x+2$ 的凹凸性及拐点.

解 $y'=6(x+2)^5+2, \quad y''=30(x+2)^4.$

令 $y''=0$,$x=-2$. 因 $x<-2$ 或 $x>-2$ 时,均有 $y''>0$,所以 $(-2,-2)$ 不是曲线拐点,又因函数在 $x=-2$ 处连续可导,所以函数在 $(-\infty,+\infty)$ 上无拐点且曲线处处上凹.

三、解答题全解

1. 将一个物体垂直上抛,设经过时间 t 秒后,物体上升的高度为 $s(t)=10t-\dfrac{1}{2}gt^2$,求物体在 1 秒时的瞬时速度。

解 $v(t)=\dfrac{\mathrm{d}s}{\mathrm{d}t}=10-gt \quad v(1)=10-g$

2. 下列函数在 $x=0$ 处是否可导? 如可导则根据导数定义求出它在 $x=0$ 处的导数.

(1) $f(x)=\begin{cases} x\sin\dfrac{1}{x}, & x\neq 0, \\ 0, & x=0; \end{cases}$

(2) $f(x)=\begin{cases} x^2\sin\dfrac{1}{x}, & x\neq 0, \\ 0, & x=0. \end{cases}$

解 (1) $\lim\limits_{\Delta x \to 0}\dfrac{f(0+\Delta x)-f(0)}{\Delta x}=\lim\limits_{\Delta x \to 0}\sin\dfrac{1}{\Delta x}$ 不存在，故 $f(x)$ 在 $x=0$ 不可导.

(2) $\lim\limits_{\Delta x \to 0}\dfrac{f(0+\Delta x)-f(0)}{\Delta x}=\lim\limits_{\Delta x \to 0}\Delta x\sin\dfrac{1}{\Delta x}=0$，故 $f(x)$ 在 $x=0$ 可导，且 $f'(0)=0$.

3. 根据导数定义证明函数 $y=x^\alpha (0<\alpha<1)$ 在 $x=0$ 处不可导.

解 $\lim\limits_{\Delta x \to 0}\dfrac{(0+\Delta x)^\alpha-0^\alpha}{\Delta x}=\lim\limits_{\Delta x \to 0}\dfrac{1}{(\Delta x)^{1-\alpha}}=\infty$ $(0<\alpha<1)$，故 $y=x^\alpha (0<\alpha<1)$ 在 $x=0$ 不可导.

4. 在抛物线 $y=x^2$ 依次取 $x_1=1, x_2=2$ 两点，过这两点作割线，试在抛物线上找到一点，使过该点的切线平行于所作的割线.

解 过 $(1,1)$ 与 $(2,4)$ 两点的割线斜率为 $k=\dfrac{4-1}{2-1}=3$，抛物线 $y=x^2$ 过 x 点的切线斜率为 $y'=2x$ 故 $2x=3$，得 $x=\dfrac{3}{2}, y=\left(\dfrac{3}{2}\right)^2=\dfrac{9}{4}$，$\left(\dfrac{3}{2},\dfrac{9}{4}\right)$ 即为所求点.

5. 对于点 $A(x_0,y_0)$ 和抛物线 $y=x^2$ 来说，当 (x_0,y_0) 满足什么条件时，过该点可作抛物线的两条切线？

解 过 (x_0,y_0) 点作抛物线 $y=x^2$ 的切线，设切点为 (x,x^2) 应满足 $(x^2-y_0)/(x-x_0)=2x$ 方程，若方程式有两个不等实根 x，则说明过 (x_0,y_0) 点可做抛物线的两条切线，整理方程式得：$x^2-2x_0x+y_0=0$，所以，当 $\Delta=4x_0^2-4y_0>0$ 时，方程有两个不等实根.

6. 求下列函数的导数

(1) $y=x^n+a^x$ (2) $y=x+\ln x+5$

(3) $y=x^n\sin x+\cos x+x$ (4) $y=\dfrac{\tan x}{x^2}+\arctan x$

(5) $y=\sin x\cos x\cdot \ln x$ (6) $y=\dfrac{\sec x}{1+x}+\ln(1+n)$

解 (1) $y'=(x^n)'+(a^x)'=nx^{n-1}+a^x\ln a$

(2) $y'=(x)'+(\ln x)'+(5)'=1+\dfrac{1}{x}$

(3) $y'=nx^{n-1}\sin x+x^n\cos x+(-\sin x)+1$

(4) $y'=\dfrac{(\tan x)'x^2-\tan x(x^2)'}{(x^2)^2}+\dfrac{1}{1+x^2}=\dfrac{x\sec^2 x-2\tan x}{x^3}+\dfrac{1}{1+x^2}$

(5) $y'=\cos^2 x\ln x-\sin^2 x\ln x+\dfrac{\sin 2x}{2x}=\cos 2x\ln x+\dfrac{\sin 2x}{2x}$

(6) $y'=\dfrac{(\sec x)'(1+x)-\sec x}{(x+1)^2}=\dfrac{(1+x)\sec x\cdot \tan x-\sec x}{(1+x)^2}$

7. 求下列函数的导数.

(1) $y=(1+x^n)^n$;

(2) $y=x^2\tan 3x$;

(3) $y=\ln\dfrac{\sin x}{1+x^2}$;

(4) $y=\ln[\ln(2x+1)]$;

(5) $y=\ln\dfrac{1+\sin x}{1-\sin x}$;

(6) $y=\ln^2[\ln^3 x]$.

解 (1) $y'=n(1+x^n)^{n-1}(1+x^n)'=n(1+x^n)^{n-1}\cdot nx^{n-1}=n^2x^{n-1}(1+x^n)^{n-1}$.

(2) $y'=(x^2)'\tan 3x+x^2(\tan 3x)'=2x\tan 3x+3x^2\sec^2 3x$.

(3) $y'=[\ln\sin x-\ln(1+x^2)]'=\dfrac{\cos x}{\sin x}-\dfrac{2x}{1+x^2}=\cot x-\dfrac{2x}{1+x^2}$.

(4) $y'=\dfrac{[\ln(2x+1)]'}{\ln(2x+1)}=\dfrac{1}{\ln(2x+1)}\cdot\dfrac{(2x+1)'}{2x+1}=\dfrac{2}{(2x+1)\ln(2x+1)}$.

(5) $y'=[\ln(1+\sin x)-\ln(1-\sin x)]'=\dfrac{(1+\sin x)'}{1+\sin x}-\dfrac{(1-\sin x)'}{1-\sin x}=\dfrac{\cos x}{1+\sin x}-\dfrac{-\cos x}{1-\sin x}=\dfrac{2\cos x}{\cos^2 x}=2\sec x$.

(6) $y'=2\ln[\ln^3 x]\{\ln[\ln^3 x]\}'=2\ln[\ln^3 x]\dfrac{1}{\ln^3 x}(\ln^3 x)'$
$=2\ln[\ln^3 x]\dfrac{1}{\ln^3 x}3\ln^2 x(\ln x)'=\dfrac{6\ln[\ln^3 x]}{x\ln x}$.

8. 酵母细胞按指数生长,其规律由方程 $n(t)=n_0 e^{kt}$ 表示,其中 k 为常数,n_0 为 $t=0$ 时酵母细胞数,求酵母细胞增长率,并证明某时刻 t 的增长率与该时刻酵母细胞数成正比.

解 $\dfrac{\mathrm{d}n(t)}{\mathrm{d}t}=Kn_0 e^{Kt}$, $\left(\dfrac{\mathrm{d}n(t)}{\mathrm{d}t}\right)\Big/n(t)=K$(为定值)

9. 求下列函数的导数.

(1) $y=x^{\sin x}$;

(2) $y=\sqrt{\dfrac{(x+1)(x+3)}{\sin x\cdot\cos x}}$;

(3) $y=e^{x^x}$;

(4) $y=(\arctan x)^x$.

解 (1) $\ln y=\sin x\ln x$,

$(\ln y)'=(\sin x\ln x)'$, $\dfrac{y'}{y}=\cos x\ln x+\dfrac{\sin x}{x}$,

$y'=x^{\sin x}\left(\cos x\ln x+\dfrac{\sin x}{x}\right)$.

(2) $\ln y = \dfrac{1}{2}[\ln(x+1)+\ln(x+3)-\ln\sin x-\ln\cos x]$,

$\dfrac{y'}{y}=\dfrac{1}{2}\left[\dfrac{1}{x+1}+\dfrac{1}{x+3}-\dfrac{\cos x}{\sin x}-\dfrac{-\sin x}{\cos x}\right]$,

$y'=\dfrac{1}{2}\sqrt{\dfrac{(x+1)(x+3)}{\sin x\cos x}}\left(\dfrac{1}{x+1}+\dfrac{1}{x+3}-\cot x+\tan x\right)$.

(3) $y'=e^{x^x}(x^x)'$,令 $u=x^x$ 再利用对数函数求导法,求出 $(x^x)'=x^x(\ln x+1)$ 所以,$y'=x^x e^{x^x}(\ln x+1)$.

(4) $\ln y=x\ln(\arctan x)$,

$\dfrac{y'}{y}=\ln(\arctan x)+x\cdot\dfrac{1}{\arctan x}(\arctan x)'=\ln(\arctan x)+\dfrac{x}{(1+x^2)\arctan x}$,

$y'=(\arctan x)^x\left[\ln(\arctan x)+\dfrac{x}{(1+x^2)\arctan x}\right]$.

10. 求下列函数的 n 阶导数.

(1) $y=5^x$ (2) $y=a\cos bx$ (3) $y=\ln x$

解 (1) $y'=(\ln 5)5^x, y''=(\ln 5)^2 5^x,\cdots,y^{(n)}=(\ln 5)^n 5^x$

(2) $y'=-ab\sin bx=ab\cos\left(bx+\dfrac{\pi}{2}\right)$,

$y''=-ab^2\cos bx=ab^2\cos\left(bx+\dfrac{\pi}{2}\cdot 2\right),\cdots,y^{(n)}=ab^n\cos\left(bx+\dfrac{\pi}{2}\cdot n\right)$.

(3) $y'=\dfrac{1}{x}(-1)^0, y''=\dfrac{1}{x^2}(-1)^1, y^{(3)}=\dfrac{1\times 2}{x^3}(-1)^2$,

$\cdots, y^{(n)}=\dfrac{(n-1)!}{x^n}(-1)^{n-1}$.

11. 求下列隐函数的导数.

(1) $x^3+y^3-3axy=0$;   (2) $\sin(xy)=x+y$;

(3) $y+xe^{xy}=\cos y$;   (4) $\arctan(xy)+y=x$.

解 方程两边同时对 x 求导.

(1) $3x^2+3y^2 y'-3a(y+xy')=0$,解得 $y'=\dfrac{ay-x^2}{y^2-ax}$.

(2) $\cos(xy)(y+xy')=1+y'$,解得 $y'=\dfrac{y\cos(xy)-1}{1-x\cos(xy)}$.

(3) $y'+e^{xy}+xe^{xy}(y+xy')=-\sin y\cdot y'$,解得 $y'=\dfrac{-e^{xy}(1+xy)}{1+\sin y+x^2 e^{xy}}$.

(4) $\dfrac{1}{1+x^2 y^2}(y+xy')+y'=1$,解得 $y'=\dfrac{1+x^2 y^2-y}{1+x^2 y^2+x}$.

12. 求下列函数的微分 dy.

(1) $y=e^{\sin x}$；　　　　　(2) $y=\arcsin(e^{2x})$；

(3) $y=\sin(x+\arccos x)$；　(4) $y=e^{2\arctan x}$.

解 (1) $dy=(e^{\sin x})'dx=\cos x e^{\sin x}dx$.

(2) $dy=[\arcsin(e^{2x})]'dx=\dfrac{2e^{2x}}{\sqrt{1-e^{4x}}}dx$.

(3) $dy=[\sin(x+\arccos x)]'dx=\cos(x+\arccos x)(x+\arccos x)'dx$
$=\cos(x+\arccos x)\left[1-\dfrac{1}{\sqrt{1-x^2}}\right]dx$.

(4) $dy=(e^{2\arctan x})'dx=e^{2\arctan x}\cdot(2\arctan x)'dx=\dfrac{2e^{2\arctan x}}{1+x^2}dx$.

13. 求 $\sqrt{5}$ 和 $\sin 31°$ 的近似值.

解 (1) 令 $f(x)=\sqrt{x}$，则 $f'(x)=\dfrac{1}{2\sqrt{x}}$，取 $x_0=5.29, \Delta x=-0.29$，则 $f(x_0)=2.3, f'(x_0)=0.217$，故 $\sqrt{5}=f(x_0+\Delta x)\approx f(x_0)+f'(x_0)\Delta x=2.237$.

(2) 令 $f(x)=\sin x$，则 $f'(x)=\cos x$，取 $x_0=30°=\dfrac{\pi}{6}, \Delta x=1°=\dfrac{\pi}{180}$，则 $f(x_0)=\dfrac{1}{2}, f'(x_0)=\dfrac{\sqrt{3}}{2}$，故 $\sin 31°=f(x_0+\Delta x)\approx f(x_0)+f'(x_0)\Delta x=\dfrac{1}{2}+\dfrac{\sqrt{3}}{2}\cdot\dfrac{\pi}{180}=0.515$.

14. 证明下列不等式.

(1) $|x|\leqslant|\tan x|, x\in\left(-\dfrac{\pi}{2}, \dfrac{\pi}{2}\right)$，等号只当 $x=0$ 成立；

(2) $\dfrac{x}{1+x}<\ln(1+x)<x (x>0)$；

(3) $e^x>1+x (x\neq 0)$.

证明 (1) 令 $f(x)=x-\tan x$，则 $f'(x)=1-\sec^2 x=-\tan^2 x$，显然当 $x=0$ 时，$f'(x)=0$；当 $x\in\left(-\dfrac{\pi}{2}, 0\right)\cup\left(0, \dfrac{\pi}{2}\right)$ 时，$f'(x)<0$，据单调性判别法知：$f(x)$ 在 $\left(-\dfrac{\pi}{2}, \dfrac{\pi}{2}\right)$ 单调递减，故当 $x\in\left(-\dfrac{\pi}{2}, 0\right)$ 时，有 $f(x)>f(0)$，即 $x>\tan x$；当 $x\in\left(0, \dfrac{\pi}{2}\right)$ 时，有 $f(x)<f(0)$，即 $x<\tan x$；当 $x=0$ 时，有 $f(x)=f(0)$，即 $x=\tan x$.

综上所述，当 $x\in\left(-\dfrac{\pi}{2}, \dfrac{\pi}{2}\right)$，有 $|x|\leqslant|\tan x|$，且只当 $x=0$ 时，等号成立.

(2) 令 $f(x)=\ln(1+x)$，则 $f'(x)=\dfrac{1}{1+x}$，当 $x>0$ 时，在 $[0,x]$ 上应用 Lagrange 中值定理，则至少存在一点 $\xi\in(0,x)$，得 $f(x)-f(0)=f'(\xi)x=\dfrac{1}{1+\xi}x$，即 $\ln(1+x)=\dfrac{1}{1+\xi}x$. 而 $\dfrac{1}{1+x}<\dfrac{1}{1+\xi}<1$，故有 $\dfrac{1}{1+x}x<\ln(1+x)<x$.

(3) 设 $F(x)=e^x-1-x$，则 $F'(x)=e^x-1$，当 $x>0$，$F'(x)>0$，又因 $F(0)=0$，所以 $F(x)=e^x-1-x>0$，即 $e^x>1+x$；当 $x<0$，$F'(x)<0$，$F(0)=0$，则 $F(x)=e^x-1-x>0$，有 $e^x>1+x$；综上所述 $e^x>1+x\,(x\neq 0)$.

15. 求下列函数极限.

(1) $\lim\limits_{x\to 0}\dfrac{\ln(\cos 5x)}{\ln(\cos 2x)}$；

(2) $\lim\limits_{x\to 0^+} x^p\ln^q x\,(p>0,q>0)$；

(3) $\lim\limits_{x\to 0^+} x^{\sin x}$；

(4) $\lim\limits_{x\to 1} x^{\frac{1}{1-x}}$；

(5) $\lim\limits_{x\to 0}\left(\dfrac{\sin x}{x}\right)^{\frac{1}{x^2}}$；

(6) $\lim\limits_{x\to 0^+}(\cot x)^{\frac{1}{\ln x}}$.

解 (1) $\lim\limits_{x\to 0}\dfrac{\ln(\cos 5x)}{\ln(\cos 2x)}=\lim\limits_{x\to 0}\dfrac{\dfrac{-\sin 5x}{\cos 5x}\cdot 5}{\dfrac{-\sin 2x}{\cos 2x}\cdot 2}=\dfrac{5}{2}\lim\limits_{x\to 0}\dfrac{\tan 5x}{\tan 2x}=\dfrac{25}{4}$.

(2) $\lim\limits_{x\to 0^+}\dfrac{\ln^q x}{x^{-p}}=\lim\limits_{x\to 0^+}\dfrac{q\ln^{q-1} x}{(-p)x^{-p}}=\lim\limits_{x\to 0^+}\dfrac{q(q-1)\ln^{q-2} x}{(-p)^2 x^{-p}}=\cdots$
$=\lim\limits_{x\to 0^+}\dfrac{q(q-1)\cdots(q-n)\ln^{q-n-1} x}{(-p)^n x^{-p}}=0\cdot 0=0$

(分子和分母分别求 n 次导数后，使 $n+1>q$).

(3) $\lim\limits_{x\to 0^+} x^{\sin x}=\lim\limits_{x\to 0^+} e^{\sin x\ln x}=e^{\lim\limits_{x\to 0^+}\sin x\ln x}$，再利用洛必达法则，可求 $\lim\limits_{x\to 0^+}\sin x\ln x=0$，所以 $\lim\limits_{x\to 0^+} x^{\sin x}=e^0=1$.

(4) $\lim\limits_{x\to 1} x^{\frac{1}{1-x}}=e^{\lim\limits_{x\to 1}\frac{\ln x}{1-x}}=e^{\lim\limits_{x\to 1}\frac{1}{x}\cdot\frac{1}{(-1)}}=e^{-1}$.

(5) $\lim\limits_{x\to 0}\left(\dfrac{\sin x}{x}\right)^{\frac{1}{x^2}}=e^{\lim\limits_{x\to 0}\frac{\ln\left(\frac{\sin x}{x}\right)}{x^2}}=e^{\lim\limits_{x\to 0^+}\frac{x}{\sin x}\lim\limits_{x\to 0^+}\frac{x\cos x-\sin x}{2x^3}}=e^{\lim\limits_{x\to 0^+}\frac{-x\sin x}{6x^2}}=e^{-\frac{1}{6}}$.

(6) $\lim\limits_{x\to 0^+}(\cot x)^{\frac{1}{\ln x}}=e^{\lim\limits_{x\to 0^+}\frac{\ln(\cot x)}{\ln x}}=e^{\lim\limits_{x\to 0^+}\frac{-x}{\sin x\cdot\cos x}}=e^{-1}$.

16. 证明下列不等式.

(1) $x<\sin x<x-\dfrac{x^3}{6}$，$x<0$；

(2) $\dfrac{1}{2^{p-1}} \leqslant x^p + (1-x)^p \leqslant 1, x \in [0,1], p > 1$.

证明 (1) 令 $f(x) = \sin x - x$,因为 $f'(x) = \cos x - 1 < 0 (x < 0)$,所以 $f(x)$ 在 $x < 0$ 时单减,$f(x) > f(0) = 0$,故 $\sin x > x$;

令 $g(x) = \sin x - x + \dfrac{x^3}{6}$,则 $g'(x) = \cos x - 1 + \dfrac{x^2}{2}$,$g''(x) = -\sin x + x$,$g'''(x) = -\cos x + 1 > 0 (x < 0)$,所以 $g''(x)$ 在 $x < 0$ 时单增,故有 $g''(x) < g''(0) = 0$,从而 $g'(x)$ 在 $x < 0$ 时单减,故有 $g(x) < g(0) = 0$.

即 $\sin x - x + \dfrac{x^3}{6} < 0$,综上有 $x < \sin x < x - \dfrac{x^3}{6} (x < 0)$.

(2) 令 $f(x) = x^p + (1-x)^p$ $(p > 1)$,显然 $f(x)$ 在 $[0,1]$ 连续,且 $f(0) = f(1) = 1$,$f'(x) = p x^{p-1} + p(1-x)^{p-1}(-1) = p[x^{p-1} - (1-x)^{p-1}]$,令 $f'(x) = 0$,解得 $x = \dfrac{1}{2}$ 为驻点,且 $f''(x) = p(p-1)[x^{p-2} + (1-x)^{p-2}] > 0$,极小值 $f\left(\dfrac{1}{2}\right) = \dfrac{1}{2^{p-1}}$,故 $\dfrac{1}{2^{p-1}} \leqslant f(x) \leqslant 1$,即 $\dfrac{1}{2^{p-1}} \leqslant x^p + (1-x)^p \leqslant 1$.

17. 确定下列函数的单调区间.

(1) $y = x^3 - 6x$;　　　(2) $y = x + \sin x$;

(3) $y = 2x^3 - 3x^2 - 12x + 7$.

解 (1) 定义域为 $(-\infty, +\infty)$,$y' = 3x^2 - 6 = 3(x^2 - 2)$,令 $y' = 0$,解得 $x_1 = -\sqrt{2}$,$x_2 = \sqrt{2}$,增减性如下表:

x	$(-\infty, \sqrt{2})$	$-\sqrt{2}$	$(-\sqrt{2}, \sqrt{2})$	$\sqrt{2}$	$(\sqrt{2}, +\infty)$
y'	+	0	−	0	+
y	↗		↘		↗

(2) 定义域为 $(-\infty, +\infty)$,$y' = 1 + \cos x$.令 $y' = 0$,解得 $x = (2k+1)\pi$ $(k = \pm 1, \pm 2, \cdots)$,均是孤立驻点,故在 $(-\infty, +\infty)$ 单调递增.

(3) 定义域为 $(-\infty, +\infty)$,$y' = 6x^2 - 6x - 12 = 6(x^2 - x - 2) = 6(x-2) \cdot (x+1)$,令 $y' = 0$,解得 $x_1 = -1$,$x_2 = 2$,增减性如下表:

x	$(-\infty, -1)$	-1	$(-1, 2)$	2	$(2, +\infty)$
y'	+	0	−	0	+
y	↗		↘		↗

18. 求下列函数的极值.

(1) $y = x - \ln(1+x)$;

(2) $y = \sqrt{x} \ln x$;

(3) $y = x + \dfrac{1}{x}$.

解 (1) 定义域为 $(-1, +\infty)$,$y' = 1 - \dfrac{1}{1+x} = \dfrac{x}{1+x}$,令 $y' = 0$,解得 $x = 0$,

y' 的符号变化情况如下表：

x	$(-1,0)$	0	$(0,+\infty)$
y'	$-$	0	$+$
y		极小值	

极小值 $f(0)=0$.

(2) 定义域为 $(0,+\infty)$，$y'=\dfrac{\ln x}{2\sqrt{x}}+\dfrac{1}{\sqrt{x}}=\dfrac{\ln x+2}{2\sqrt{x}}$，令 $y'=0$，解得 $x=\mathrm{e}^{-2}$，y' 的符号变化情况如下表：

x	$(0,\mathrm{e}^{-2})$	e^{-2}	$(\mathrm{e}^{-2},+\infty)$
y'	$-$	0	$+$
y		极小值	

极小值 $f(\mathrm{e}^{-2})=-\dfrac{2}{\mathrm{e}}$.

(3) 定义域为 $(-\infty,0)\cup(0,+\infty)$，$y'=1-\dfrac{1}{x^2}$，令 $y'=0$，解得 $x_1=-1$，$x_2=1$，$y''=\dfrac{2}{x}$，于是 $y''(-1)=-2<0$，取极大值 $f(-1)=-2$，$y''(1)=2>0$，取极小值 $f(1)=2$.

19. 求下列函数在所给区间内的最大值和最小值.

(1) $f(x)=\sqrt{5-4x}$，$x\in[-1,1]$；

(2) $f(x)=|x^2-3x+2|$，$x\in[-10,10]$；

(3) $f(x)=2^{|x-2|}$，$x\in[-5,5]$.

解 (1) 显然，$f(x)$ 是 $[-1,1]$ 上的连续函数，$f'(x)=\dfrac{-4}{2\sqrt{5-4x}}=\dfrac{-2}{\sqrt{5-4x}}$ 无驻点，但有一个不可导点 $x=\dfrac{5}{4}$，它不在定义域内，$f(-1)=3$，$f(1)=1$，比较得 $f_{\max}=3$，$f_{\min}=1$.

(2) 这是一个分段函数，分段点为 $x=1$，$x=2$，在其他点 $f'(x)=\begin{cases}-(2x-3), & 1<x<2,\\ 2x-3, & x<1 \text{ 或}>2,\end{cases}$ 令 $f'(x)=0$，解得 $x=3/2$，$f(1)=f(2)=0$，$f(3/2)=+1/4$，$f(-10)=132$，$f(10)=72$，比较得 $f_{\max}=132$，$f_{\min}=0$.

(3) $f(x)=2^{|x-2|}=\begin{cases}2^{-(x-2)}, & x<2,\\ 2^{(x-2)}, & x\geq 2.\end{cases}$ $x=2$ 为分段点，$f(2)=1$.

$f'(x)=\begin{cases}-2^{-(x-2)}\ln 2, & x<2,\\ 2^{(x-2)}\ln 2, & x>2\end{cases}$ 无驻点. $f(-5)=2^7$，$f(5)=2^3$ 比较得 $f_{\max}=128$，$f_{\min}=1$.

20. 试问 a、b 为何值时,点 $P(1,3)$ 为曲线 $y=ax^3+bx^2$ 的拐点?

解 $y'=3ax^2+2bx$, $y''=6ax+2b$, 因为 $(1,3)$ 为曲线的拐点, 所以 $\begin{cases}6a+2b=0,\\ a\cdot 1^3+b\cdot 1^2=3.\end{cases}$ 解之得 $a=-3/2, b=9/2$.

21. 证明曲线 $y=\dfrac{x-1}{x^2+1}$ 有位于同一直线上的三个拐点.

证明 $y'=\dfrac{-x^2+2x+1}{(x^2+1)^2}$, $y''=\dfrac{2}{(x^2+1)^3}(x+1)(x^2-4x+1)$,

令 $y''=0$, 解得 $x_1=-1, x_2=2-\sqrt{3}, x_3=2+\sqrt{3}$, $y_1=-1, y_2=(5-3\sqrt{3})/4, y_3=(5+3\sqrt{3})/4$, 可验证 $(-1,-1), (2-\sqrt{3},(5-3\sqrt{3})/4), (2+\sqrt{3},(5+3\sqrt{3})/4)$ 是曲线的三个拐点. 下面论证此三点位于同一直线上, 事实上, 只需证明过任意两点的直线的斜率相同即可.

$$k_1=\frac{y_2-y_1}{x_2-x_1}=\frac{\frac{1}{4}(5-3\sqrt{3})+1}{2-\sqrt{3}+1}=\frac{3}{4},$$

$$k_2=\frac{y_3-y_1}{x_3-x_1}=\frac{\frac{1}{4}(5+3\sqrt{3})+1}{2+\sqrt{3}+1}=\frac{3}{4},$$

故 $k_1=k_2$, 得证.

22. 荷兰生物学家 Verhulst 于 1939 年揭示生物圈内的总群数 w 的生长规律方程是

$$w+be^{-kt}w=w_0(1+b)$$

其中, w_0 为初始时总群数, b,k 为相关参数, 试求总群数生长率曲线?

解 整理得 $$w=\frac{w_0(1+b)}{1+be^{-kt}}$$

生长曲线为

$$w'=\frac{w_0kb(1+b)e^{-kt}}{(1+be^{-kt})^2}$$

23. 有些血管中的血液流动速度 v 遵守 Poiseuile's 定律公式:

$$v=\frac{\rho}{4\lambda\eta}(R^2-r^2)$$

其中, R 是血管半径, v 为血管横截面上离中轴线距离 r 处的血液流速, ρ、λ、η 均为物理常数, 假设某处血管半径 $R=0.02\text{cm}, \rho=4\lambda\eta$, 病人遵医嘱服用两片阿司匹林后的一段时间里, 动脉血管半径以速率 $\dfrac{\mathrm{d}R}{\mathrm{d}t}=2\times 10^{-1}\text{cm/min}$ 扩张, 求动脉血管中血流速率 v, 关于时间 t 的变化率?

解 设 $R=R_0+\mathrm{d}R=0.02+0.2t$
$v=R^2-r^2=(0.02+0.2t)^2-r^2$
$\dfrac{\mathrm{d}v}{\mathrm{d}t}=2(0.02+0.2t)\times 0.2=(8\times 10^{-3}+8\times 10^{-2}t)\,\mathrm{cm/min}^2$

24. 肌注或口服药物后,血药浓度随时间变化的曲线为 $C(t)=122(\mathrm{e}^{-0.18t}-\mathrm{e}^{-t})$,试求出现浓度最大和最小浓度变化率的时刻.

解 (1) $C'(t)=122(-0.18\mathrm{e}^{-0.18t}+\mathrm{e}^{-t})$,令 $C'(t)=0$,解得唯一驻点.
$t_1=(-\ln 0.18)/0.82$,此驻点即为最值点,故在 $t_1=(-\ln 0.18)/0.82$ 时刻血药浓度最大.

(2) $C''(t)=122(0.18^2\mathrm{e}^{-0.18t}-\mathrm{e}^{-t})$,令 $C''(t)=0$ 解得唯一驻点.
$t_2=(-\ln 0.18)/0.41$ 此驻点即为函数 $C'(t)$ 的最值点,故在 $t_2=(-\ln 0.18)/0.41$ 时刻血药浓度变化率最小.

25. 有人指出 1～9 个月婴儿的体重 w 的增长与月龄 t 的关系经验公式是:$\ln w-\ln(341.5-w)=k(t-1.66)$,问 t 为何值时婴儿的体重增长率最快.

解 整理得 $w=1-\dfrac{1}{\mathrm{e}^{k(t-1.66)}+1}$

$\therefore w'=\dfrac{k\mathrm{e}^{k(t-1.66)}}{[\mathrm{e}^{k(t-1.66)}+1]^2}$

增长率最快即为 w' 最大

$$w''=\dfrac{k^2\mathrm{e}^{k(t-1.66)}[1-\mathrm{e}^{k(t-1.66)}]}{[\mathrm{e}^{k(t-1.66)}+1]^3}$$

令 $w''=0$ 得 $t=1.66$.
当 $t<1.66$ 时 $w''>0$;
当 $t>1.66$ 时 $w''<0$;
当 $t=1.66$ 时 w' 取极大值. 即当 $t=1.66$ 时. 体重增长率最大.

26. 据 1985 年人口调查,我国有 10.15 亿人口,人口平均年增长率为 1.489%,根据英国神父马尔萨斯(Malthus,1766-1834)在 1798 年提出了著名的人口理论,我国人口增长模型

$$f(x)=10.15\mathrm{e}^{0.01489x}$$

其中,x 代表年数$(0,1,2,\cdots)$,并定义 1985 年为这个模型的起始年 $x=0$. 求,按照此模型测算我国在 2000 年和 2010 年人口数? 对这种测算结果有什么想法? 我国人口增长率函数? 怎样控制人口增长速度? (2000 年我国人口调查为 12.6583 亿)

解 此模型测算我国在 2000 年人口数为 12.6902 亿,2010 年人口数为 14.9485 亿;2010 年后模型测算人口增多,与实际不符,修正模型;人口增长率函

数:$f'(x)=0.01489\times 10.15e^{0.01489x}$;让人口年增长率 0.01489 变小,人口的增长速度就变小,故可以控制人口的增长.

27. 讨论下列函数的凹凸性和拐点.

(1) $y=\dfrac{a^2}{a^2+x^2}(a>0)$;   (2) $y=x+\sin x$.

解 (1) 定义域为$(-\infty,+\infty)$,$y'=\dfrac{-2a^2x}{(a^2+x^2)^2}$,$y''=\dfrac{2a^2(3x^2-a^2)}{(a^2+x^2)^3}$,令 $y''=0$ 解得 $x_1=-\dfrac{\sqrt{3}}{3}a$,$x_2=\dfrac{\sqrt{3}}{3}a$,$y_1=\dfrac{3}{4}$,$y_2=\dfrac{3}{4}$,列表讨论如下

x	$\left(\infty,-\dfrac{\sqrt{3}}{3}a\right)$	$-\dfrac{\sqrt{3}}{3}a$	$\left(-\dfrac{\sqrt{3}}{3}a,\dfrac{\sqrt{3}}{3}a\right)$	$\dfrac{\sqrt{3}}{3}a$	$\left(\dfrac{\sqrt{3}}{3}a,+\infty\right)$
y''	+	0	−	0	+
y	凹	拐点	凸	拐点	凹

$\left(-\dfrac{\sqrt{3}}{3}a,\dfrac{3}{4}\right)$ 与 $\left(\dfrac{\sqrt{3}}{3}a,\dfrac{3}{4}\right)$ 均为拐点.

(2) 定义域为$(-\infty,+\infty)$. $y'=1+\cos x$,$y''=-\sin x$,令 $y''=0$,解得 $x=2k\pi$,$x=(2k+1)\pi$,$(k=\pm 1,\cdots)$

当 $x\in((2k-1)\pi,2k\pi)$时,$y''>0$,曲线是凹的,

当 $x\in(2k\pi,(2k+1)\pi)$时,$y''<0$,曲线是凸的,

拐点为$(2k\pi,2k\pi)$,$((2k+1)\pi,(2k+1)\pi)$.

28. 讨论下列函数的单调性、极值、凹凸性、拐点和渐近线,并画出它们的大致图形.

(1) $y=e^{-x^2}$;   (2) $y=\ln\dfrac{1+x}{1-x}$

解 (1)令 $y'=-2xe^{-x^2}=0$,则 $x=0$. $(-\infty,0]$上函数单调递增,$[0,+\infty)$上单调递减,极大值 $f(0)=1$. 令 $y''=-2e^{-x^2}(1-2x^2)=0$,则 $x=\pm\dfrac{\sqrt{2}}{2}$. 拐点为 $\left(-\dfrac{\sqrt{2}}{2},e^{-\frac{1}{2}}\right)$,$\left(\dfrac{\sqrt{2}}{2},e^{-\frac{1}{2}}\right)$. 在 $\left(-\infty,-\dfrac{\sqrt{2}}{2}\right)$ 上凹,在 $\left(-\dfrac{\sqrt{2}}{2},\dfrac{\sqrt{2}}{2}\right)$ 上凸,在 $\left(\dfrac{\sqrt{2}}{2},+\infty\right)$上凹. $y=0$ 为水平渐近线. 画图略.

(2)定义域为$-1<x<1$,$y'=\dfrac{2}{1-x^2}$,$y'>0$. 函数单调递增,无极值. $y''=\dfrac{4x}{(1-x^2)^2}$,$(0,0)$为拐点;上凹区间$[0,1)$,上凸区间$(-1,0]$;$x=1$ 和 $x=-1$ 为垂直渐近线. 画图略.

四、客观模拟试题与答案或提示

(一) 判断题

1. 若 $f(x)$ 在 x_0 点可导,则 $f(x)$ 在 x_0 点必连续(　　).

2. 若 $f(x)$ 在 x_0 点可导,$g(x)$ 在 x_0 点不可导,则 $f(x)+g(x)$ 在 x_0 点一定不可导(　　).

3. 函数 $y=f(x)$ 的极值必发生在使 $f'(x)=0$ 的点上(　　).

4. 函数 $y=f(x)$ 在 (a,b) 内的极大值必定大于极小值(　　).

5. 若 $(x_0,f(x_0))$ 为曲线 $y=f(x)$ 的拐点,则一定有 $f''(x_0)=0$(　　).

6. 若 $f(x)$ 在 $[a,b]$ 上连续,在 (a,b) 内可导,则必存在 $\xi\in(a,b)$,使 $f'(\xi)=0$(　　).

7. 若函数 $f(x)$ 在点 x_0 可导,$g(x)$ 在 x_0 不可导,则 $f(x)\cdot g(x)$ 的结果在 x_0 必不可导(　　).

8. 若函数 $f(x)$ 在 (a,b) 区间上单调增加,则在 (a,b) 上有 $f'(x)>0$(　　).

(二) 选择题

1. 过点 $(0,-1)$ 且与 $y=x^2$ 相切的直线是(　　).

   (A) $y=-2x-1$;　　(B) $y=x+1$;
   (C) $y=-x+1$;　　(D) $y=-1$.

2. 下列说法正确的是(　　).

   (A) 函数 $f(x)$ 在 x_0 点极限存在,则 $f(x)$ 在 x_0 处可导;

   (B) 极限 $\lim\limits_{\Delta x\to 0}\dfrac{f(x_0-\Delta x)-f(x_0)}{\Delta x}=f'(x_0)$;

   (C) 函数在某点可导,则一定在该点连续;

   (D) 函数在某点连续,则一定在该点可导.

3. 设函数 $f(x)=|x|$,则 $f(x)$ 在点 $x=0$ 处(　　).

   (A) 可导;　　　　　(B) 不连续;
   (C) 连续但不可导;　(D) 可微.

4. 函数 $f(x)$ 在区间 $[a,b]$ 上连续,在 (a,b) 内可导,$a<x_1<x_2<b$,则至少存在一点 ξ,有(　　).

   (A) $f(b)-f(a)=f'(\xi)(x_2-x_1),\xi\in(x_1,x_2)$;

   (B) $f(x_2)-f(x_1)=f'(\xi)(x_2-x_1),\xi\in(a,b)$;

   (C) $f(b)-f(a)=f'(\xi)(b-a),\xi\in(x_1,x_2)$;

   (D) $f(x_2)-f(x_1)=f'(\xi)(b-a),\xi\in(x_1,x_2)$.

5. 若函数 $f(x)$ 在点 x_0 处的导数不存在,则曲线 $f(x)$ 在 x_0 处(　　).

(A) 切线不存在;

(B) 间断;

(C) 切线必存在;

(D) 切线有可能存在,也有可能不存在.

6. 设函数 $f(x)=\begin{cases}\sin x, & x<0,\\ x, & x\geq 0,\end{cases}$ 则 $f(x)$ 在点 $x=0$ 处( ).

(A) 连续但不可导; (B) 不连续;

(C) 可导; (D) $\lim\limits_{x\to 0}f(x)$ 不存在.

7. 设 $f(x)=x^5$, 则 $f'(e^x)$ 等于( ).

(A) $5e^{4x}$; (B) $5e^{5x}$;

(C) $5x^4$; (D) e^x.

8. $f(x)=\begin{cases}x^2\sin\dfrac{1}{x}, & x\neq 0,\\ 0, & x=0\end{cases}$ 在 $x=0$ 处导数为( ).

(A) -1; (B) 0;

(C) 1; (D) 不存在.

(三) 填空题

1. 已知 $f(x)=\arccos\dfrac{1}{x}$, 则 $f'(-2)=$ _____.

2. $\lim\limits_{x\to 0}\dfrac{\int_x^0 t^2 \mathrm{d}t}{\int_0^x t(t+\sin t)\mathrm{d}t}=$ _____. (课外题)

3. 已知 y 是由方程 $\sin(xy)=x+y$ 所确定的 x 的隐函数, 则 $\dfrac{\mathrm{d}y}{\mathrm{d}x}=$ _____.

4. $\mathrm{d}(e^{\sin x^2})=$ _____ $\mathrm{d}(\sin x^2)=$ _____ $\mathrm{d}(x^2)$.

5. 函数 $f(x)=2x^3-3x^2-36x+16$ 在区间 _____ 内单调减少.

6. 设 $y=\sqrt{\dfrac{f(x)}{g(x)}}$, 则 $\dfrac{\mathrm{d}y}{\mathrm{d}x}=$ _____.

7. 函数 $f(x)=(x-1)x^{\frac{2}{3}}$ 的极小点为 $x=$ _____.

8. 设 $y=x+e^x$, 则 $\dfrac{\mathrm{d}x}{\mathrm{d}y}=$ _____.

(四) 判断题提示

5. 拐点也可能是二阶导数不存在的点；
6. 不满足拉格朗日中值定理结论.
7. $f(x)=0, g(x)=|x|, x_0=0$ 时, $f(x) \cdot g(x)=0$ 在 $x_0=0$ 可导.
8. $f(x)=x^3, f'(0)=0 \not> 0$.

(五) 选择题提示

1. 选项(A)代入$(0,-1)$满足；
2. 可导必连续；
4. 选项(C)中, ξ 可能不属于(x_1, x_2)中；
5. $y_1=|x|$, $y_2=\sqrt{1-(x-1)^2}$ 分别在 $x=0$ 处导数不存在, 但是 y_1 在 $x=0$ 处切线不存在；y_2 在 $x=0$ 处切线存在；
6. $\lim\limits_{\Delta x \to 0^-} \dfrac{\sin\Delta x - 0}{\Delta x} = \lim\limits_{\Delta x \to 0^+} \dfrac{\Delta x - 0}{\Delta x} = 1$；
7. 先代入 $f(\mathrm{e}^x)=\mathrm{e}^{5x}$, 再求导 $f'(\mathrm{e}^x)=5\mathrm{e}^{5x}$；
8. $\lim\limits_{x \to 0} \dfrac{x^2 \sin\dfrac{1}{x} - 0}{x - 0} = \lim\limits_{x \to 0} x \sin\dfrac{1}{x} = 0$.

(六) 填空题提示

1. $f'(x)=\dfrac{1}{|x|\sqrt{x^2-1}}, f(-2)=\dfrac{\sqrt{3}}{6}$；
2. 此题是第二章习题, 原式 $=\lim\limits_{x \to 0} \dfrac{-x^2}{x(x+\sin x)} = -\dfrac{1}{2}$；
8. $\dfrac{\mathrm{d}y}{\mathrm{d}x}=1+\mathrm{e}^x$, 所以 $\dfrac{\mathrm{d}x}{\mathrm{d}y}=\dfrac{1}{1+\mathrm{e}^x}$.

(七) 客观模拟试题答案

(一) 判断题

1. √;   2. √;   3. ×;   4. ×;   5. ×;   6. ×.
7. ×;   8. ×.

(二) 选择题

1. (A);   2. (C);   3. (C);   4. (B);   5. (D);   6. (C);
7. (B);   8. (B).

（三）填空题

1. $\dfrac{\sqrt{3}}{6}$；

2. $-\dfrac{1}{2}$；

3. $\dfrac{y\cos(xy)-1}{1-x\cos(xy)}$；

4. $e^{\sin x^2}$，$e^{\sin x^2}\cos x^2$；

5. $(-2,3)$；

6. $\dfrac{1}{2}\sqrt{\dfrac{g(x)}{f(x)}}\left[\dfrac{f'(x)g(x)-f(x)g'(x)}{g^2(x)}\right]$；

7. $\dfrac{2}{5}$；

8. $\dfrac{1}{1+e^x}$.

五、第二章模拟试题及试题答案或提示

（一）第二章模拟试题(A)

1. 若直线 $y=2x+b$ 是抛物线 $y=x^2$ 在某点处的法线，求常数 b.

2. 设函数 $f(x)=\begin{cases} x^2, & x\leqslant 1 \\ ax+b, & x>1 \end{cases}$ 在 $x=1$ 处可导，求 a 和 b.

3. 求函数 $y=(1+x^2)\arctan x$ 的二阶导数.

4. 求由方程 $y=5-xe^y$ 所确定的隐函数 y 的导数.

5. 求函数 $y=2\tan^4 x$ 的微分.

6. 设 $a>b>0$，证明：$\dfrac{a-b}{a}<\ln\dfrac{a}{b}<\dfrac{a-b}{b}$.

7. 求 $\lim\limits_{x\to 0}x\cot x$.

8. 设 $f(x)$ 在 $x=1$ 处连续，且 $\lim\limits_{x\to 1}\dfrac{f(x)}{x-1}=2$，求 $f'(1)$.

9. 求函数 $y=(x-1)^3(2x-3)^2$ 的极值.

10. 求函数 $y=x^3-5x^2+3x+5$ 的凹凸区间与拐点.

11. 轮船的燃料费与速度的立方成正比，已知当速度为 10 公里/小时时，每小时燃料费为 25 元. 而其他的费用为每小时 100 元，问轮船的速度为多少时，才能使轮船从甲地到乙地所需的总费用为最小？

（二）第二章模拟试题答案或提示(A)

1. 设切点为 (x_0,x_0^2)，则 $y=x^2$ 在点 x_0 处的切线斜率为 $2x_0$，则 $2x_0\cdot 2=-1$ 即 $x_0=-\dfrac{1}{4}$，$x_0^2=\dfrac{1}{16}$，所以有 $\dfrac{1}{16}=2\left(-\dfrac{1}{4}\right)+b$，从而 $b=\dfrac{9}{16}$.

2. 因为 $f(x)$ 在 $x=1$ 处可导，所以 $f(x)$ 在 $x=1$ 处连续，可得 $\lim\limits_{x\to 1^+}f(x)=\lim\limits_{x\to 1^-}f(x)$ 即 $a+b=1$.

又因为 $f(x)$ 在 $x=1$ 处可导，可得

$$\lim_{x \to 1^+} \frac{f(x)-f(1)}{x-1} = \lim_{x \to 1^-} \frac{f(x)-f(1)}{x-1},$$

即

$$\lim_{x \to 1^+} \frac{ax+b-1}{x-1} = \lim_{x \to 1^-} \frac{x^2-1}{x-1} = 2.$$

综上可得 $a=2, b=-1$.

3. $y'' = 2\arctan x + \dfrac{2x}{1+x^2}$.

4. $y' = -\dfrac{e^y}{1+xe^y}$.

5. $dy = 8(\tan^3 x + \tan^5 x)dx$.

6. 设 $f(x) = \ln x$, 在 $[b,a]$ 上利用拉格朗日中值定理, 有

$$\frac{\ln a - \ln b}{a-b} = (\ln \xi)' = \frac{1}{\xi} \quad (b<\xi<a).$$

因为 $\dfrac{1}{a} < \dfrac{1}{\xi} < \dfrac{1}{b}$, 所以 $\dfrac{a-b}{a} < \ln \dfrac{a}{b} < \dfrac{a-b}{b}$.

7. 原式 $= \lim\limits_{x \to 0} \dfrac{x}{\sin x} \lim\limits_{x \to 0} \cos x = 1$.

8. 2. 提示: $f(1) = \lim\limits_{x \to 1}(x-1)\dfrac{f(x)}{x-1} = 0, f'(1) = \lim\limits_{x \to 1}\dfrac{f(x)-f(1)}{x-1} = 2$.

9. 令 $y'=0$ 得三驻点: $x_1=1, x_2=-1.5, x_3=-0.5$.
当 $x>1$ 时, $y'>0$, 当 $-0.5<x<1$ 时, $y'>0$.
所以 $x_1=1$ 处为非极值点.
当 $x_2=-1.5$ 时, $y''<0$, 取得极大值, 其值为 0.
当 $x_3=-0.5$ 时, $y''>0$, 取得极小值, 其值为 -13.5.

10. $y'' = f''(x) = 12x-10$, 因此, 当 $x \in \left(-\infty, \dfrac{5}{6}\right)$ 时, $y''<0$, 曲线为凸的,
当 $x \in \left(\dfrac{5}{6}, +\infty\right)$ 时, $y''>0$, 曲线为凹的, 点 $\left(\dfrac{5}{6}, \dfrac{995}{216}\right)$ 是曲线的拐点.

11. 设甲地到乙地距离为 a 公里, 轮船速度为 x 公里/小时. 按题意设每小时燃料费为 $s=kx^3$, 又 $25 = k \cdot 10^3$, 则 $k = \dfrac{1}{40}$.

故总费用为 $s(x) = \left(\dfrac{x^3}{40}+100\right) \cdot \dfrac{a}{x} = \dfrac{a}{40} \cdot x^2 + \dfrac{100a}{x} (x>0)$, 令 $s'(x)=0$, 得 $x = 10^3 \sqrt{2}$. $s''(10^3\sqrt{2})>0$, 故 $x = 10^3 \sqrt{2}$ 是 $s(x)$ 的唯一极小值点, 也是最小值点.

(三) 第二章模拟试题(B)

1. $y = \sqrt{1+\ln^2 x}$, 求 y'.

2. 已知 $y = f\left(\dfrac{3x-2}{5x+2}\right)$, $f'(x) = \arctan x^2$, 求 $\dfrac{dy}{dx}\bigg|_{x=0}$.

3. 已知 $f(x) = \begin{cases} \sin x, & x < 0, \\ x, & x \geqslant 0, \end{cases}$ 求 $f'(x)$.

4. 求 $y = xe^x$ 的二阶导数.

5. $y = \ln\tan\dfrac{x}{2}$, 求 dy.

6. 求由方程 $y^2 - 3xy + 7 = 10$ 所确定的隐函数 y 的导数.

7. 求函数 $y = \sqrt{\dfrac{x-5}{\sqrt[5]{x^2+2}}}$ 的导数.

8. 已知曲线 $y = ax^3 + bx^2 + cx$ 在点 $(1,2)$ 处具有水平切线, 且原点为该曲线的拐点, 求 a、b 和 c 的值, 并写出此曲线方程.

9. 求 $\lim\limits_{x \to 0^+} \left(\dfrac{1}{x}\right)^{\tan x}$.

10. 证明不等式 $e^\pi > \pi^e$.

11. 试问 a 为何值时, 函数 $f(x) = a\sin x + \dfrac{1}{3}\sin 2x$ 在 $x = \dfrac{\pi}{3}$ 处取得极值? 它是极大值还是极小值? 并求出此极值.

12. 求函数 $y = 2x^3 - 6x^2 - 18x + 7$ ($1 \leqslant x \leqslant 4$) 的最大值和最小值.

13. 判断函数 $y = \ln(x^2+1)$ 的凹凸区间与拐点.

(四) 第二章模拟试题答案或提示(B)

1. 利用复合函数求导法, $y' = \dfrac{\ln x}{x\sqrt{1+\ln^2 x}}$.

2. 令 $u = \dfrac{3x-2}{5x+2}$, 则 $y' = u' \cdot f'(u) = \dfrac{3(5x+2) - 5(3x-2)}{(5x+2)^2} \cdot \arctan\left(\dfrac{3x-2}{5x+2}\right)^2$, $\dfrac{dy}{dx}\bigg|_{x=0} = 4\arctan 1 = \pi$.

3. 当 $x = 0$, 左导数: $f'_-(x) = \lim\limits_{\Delta x \to 0^-} \dfrac{f(0+\Delta x) - f(0)}{\Delta x} = \lim\limits_{\Delta x \to 0^-} \dfrac{\sin(\Delta x)}{\Delta x} = 1$,

右导数: $f'_+(x) = \lim\limits_{\Delta x \to 0^+} \dfrac{f(0+\Delta x) - f(x)}{\Delta x} = \lim\limits_{\Delta x \to 0^+} \dfrac{\Delta x}{\Delta x} = 1$,

所以 $f'(0)=1$.

因此 $f'(x)=\begin{cases}\cos x, & x<0,\\ 1, & x\geq 0.\end{cases}$

4. $y''=e^x+e^x+xe^x=2e^x+xe^x$.

5. $\mathrm{d}y=y'\mathrm{d}x=\left[\dfrac{1}{\tan\dfrac{x}{2}}\cdot\dfrac{1}{2}\cdot\sec^2\dfrac{x}{2}\right]\mathrm{d}x$

$=\dfrac{1}{2\sin\dfrac{x}{2}\cdot\cos\dfrac{x}{2}}\mathrm{d}x=\dfrac{1}{\sin x}\mathrm{d}x=\csc x\cdot\mathrm{d}x$.

6. $2y'y-3y-3xy'=0$,即 $y'=\dfrac{3y}{2y-3x}$.

7. 取对数,$y'=\dfrac{1}{2}\sqrt{\dfrac{x-5}{\sqrt[5]{x^2+2}}}\left[\dfrac{1}{x-5}-\dfrac{2x}{5(x^2+2)}\right]$.

8. 解联立方程组 $\begin{cases}3a+2b+c=0(\text{切线}),\\ 2b=0(\text{拐点}),\\ a+b+c=0(\text{通过}(1,2)\text{点}).\end{cases}$ 得 $\begin{cases}a=-1,\\ b=0,\\ c=3.\end{cases}$ 所求曲线方程

$y=-x^3+3x$.

9. 令 $y=\left(\dfrac{1}{x}\right)^{\tan x}$,则 $\ln y=-\tan x\ln x=-\dfrac{\ln x}{\cot x}$,

$\lim\limits_{x\to 0^+}\ln y=\lim\limits_{x\to 0^+}\dfrac{\ln x}{-\cot x}=\lim\limits_{x\to 0^+}\dfrac{\dfrac{1}{x}}{\csc^2 x}=\lim\limits_{x\to 0^+}\dfrac{\sin^2 x}{x}=0$,

所以 $\lim\limits_{x\to 0^+}y=e^0=1$.

10. 证:设 $f(x)=\ln x$,则在区间 $[e,\pi]$ 上,$f(\pi)=\ln\pi$,$f(e)=1$. 根据拉格朗日中值定理,在 (e,π) 内至少存在一点 ξ 使

$$\dfrac{f(\pi)-f(e)}{\pi-e}=f'(\xi)=\dfrac{1}{\xi}\ (e<\xi<\pi),$$

即 $\ln\pi=1+(\pi-e)/\xi$. 又因为 $e<\xi<\pi$,所以 $\ln\pi=1+(\pi-e)/\xi<1+(\pi-e)/e=\pi/e$,因此 $e\ln\pi<\pi$,即 $\pi^e<e^\pi$.

11. 令 $f'(x)=0$,则 $a\cos x+\dfrac{2}{3}\cos 2x=0$,即 $a=-\dfrac{2}{3}\cos 2x/\cos x$,由已知 $x=\dfrac{\pi}{3}$ 时 $f(x)$ 取得极值. 所以 $a=-\dfrac{2}{3}\cos\dfrac{2}{3}\pi/\cos\dfrac{\pi}{3}=\dfrac{2}{3}$,$f''\left(\dfrac{\pi}{3}\right)=-\dfrac{2}{3}\sin\dfrac{\pi}{3}-$

$\frac{4}{3}\sin\frac{2\pi}{3}=-\sqrt{3}<0$.

因此 $f(x)$ 在 $x=\frac{\pi}{3}$ 处取得极大值,其值为 $\frac{\sqrt{3}}{2}$.

12. $y'=f'(x)=6x^2-12x-18=0$,解得 $x=3,x=-1$(舍去)而
$$f(1)=-15, f(3)=-47, f(4)=-33,$$
所以函数在区间 $[1,4]$ 上的最大值、最小值分别为 -47 和 -15.

13. $y''=f''(x)=\frac{2(1-x)(1+x)}{(1+x^2)^2}$,因此,当 $x\in(-\infty,-1)$ 时,$y''<0$,曲线为凸的,当 $x\in(-1,1)$ 时,$y''>0$,曲线为凹的,当 $x\in(1,+\infty)$ 时,$y''<0$,曲线为凸的,点 $(\pm 1,\ln 2)$ 是曲线的拐点.

第三章　一元函数积分学

一、教学基本要求和知识要点

(一) 基本要求

1. 了解原函数与不定积分的概念与性质；
2. 熟练掌握不定积分基本公式与运算法则；
3. 掌握不定积分的换元积分法与分部积分法；
4. 理解定积分的概念，知道基本性质，了解积分中值定理；
5. 掌握牛顿-莱布尼茨公式及其推导方法，会求变上限积分的导数；
6. 掌握定积分的换元积分法和分部积分法；
7. 掌握计算平面图形面积、变力做功、函数均值，会定积分在医学上的简单应用；会计算旋转体体积和平面曲线弧长；
8. 知道广义积分收敛与发散的概念，会计算无穷区间的广义积分.

基本要求层次程度术语顺序：①理解，熟练掌握；②了解，掌握；③知道，会.

(二) 知识要点

1. 原函数与不定积分的概念(了解)

(1) $F'(x)=f(x), x\in I$，则称 $F(x)$ 为 $f(x)$ 在区间 I 上的原函数；$F(x)+c$ (c 为任意常数)称为 $f(x)$ 在区间 I 上的不定积分，记 $\int f(x)dx$.

(2) 函数 $f(x)$ 在区间 I 上连续，则 $f(x)$ 在 I 上一定存在原函数，称其为原函数存在定理. 但有时，这一原函数是很难求出的，甚至有的初等函数的原函数不能用初等函数表示，即所谓的"积不出来"，如 $\sin x^2, \dfrac{\sin x}{x}, e^{x^2}, \dfrac{1}{\ln x}, \dfrac{1}{\sqrt{1+x^4}}$ 等.

(3) 原函数、不定积分的结果不是唯一的形式. 因此求函数的原函数、不定积分时，无需追求其形式上的唯一. 例如

$$\int \sin 2x\, dx = -\frac{1}{2}\cos 2x + c,$$

$$\int \sin 2x\, dx = \sin^2 x + c.$$

以上二个结果均为正确的. 检验不定积分的结果正确与否，可将其求导，若其导数

与被积函数相等,且积分中含有任意常数,则其结果为正确的.

2. 不定积分的性质与基本积分公式（熟练掌握）

(1) $\int k \mathrm{d}x = kx + c$ （k 为常数,$k \neq 0$）;

(2) $\int x^\alpha \mathrm{d}x = \dfrac{1}{\alpha+1} x^{\alpha+1} + c$ （$\alpha \neq -1$）;

(3) $\int \dfrac{1}{x} \mathrm{d}x = \ln|x| + c$ （$x \neq 0$）;

(4) $\int \sin x \mathrm{d}x = -\cos x + c$;

(5) $\int \cos x \mathrm{d}x = \sin x + c$;

(6) $\int a^x \mathrm{d}x = \dfrac{1}{\ln a} a^x + c$ （$a \neq 1, a > 0$）;

(7) $\int \mathrm{e}^x \mathrm{d}x = \mathrm{e}^x + c$;

(8) $\int \sec^2 x \mathrm{d}x = \int \dfrac{1}{\cos^2 x} \mathrm{d}x = \tan x + c$;

(9) $\int \csc^2 x \mathrm{d}x = \int \dfrac{1}{\sin^2 x} \mathrm{d}x = -\cot x + c$;

(10) $\int \dfrac{1}{1+x^2} \mathrm{d}x = \arctan x + c = -\operatorname{arccot} x + c$;

(11) $\int \dfrac{1}{\sqrt{1-x^2}} \mathrm{d}x = \arcsin x + c = -\arccos x + c$;

(12) $\int \sec x \tan x \mathrm{d}x = \sec x + c$;

(13) $\int \csc x \cot x \mathrm{d}x = -\csc x + c$.

下面几个公式经常用到,归纳如下：

(14) $\int \sec x \mathrm{d}x = \ln|\sec x + \tan x| + c$;

(15) $\int \csc x \mathrm{d}x = \ln|\csc x - \cot x| + c$;

(16) $\int \dfrac{1}{\sqrt{x^2 \pm a^2}} \mathrm{d}x = \ln|x + \sqrt{x^2 \pm a^2}| + c$;

(17) $\int \dfrac{1}{\sqrt{a^2 - x^2}} \mathrm{d}x = \arcsin \dfrac{x}{a} + c$;

(18) $\int \dfrac{1}{a^2 + x^2} \mathrm{d}x = \dfrac{1}{a} \arctan \dfrac{x}{a} + c$;

(19) $\int \dfrac{1}{a^2-x^2}\mathrm{d}x = \dfrac{1}{2a}\ln\left|\dfrac{x+a}{x-a}\right|+c.$

3. 定积分的概念及基本性质（了解）

(1) 定积分是和式极限 $\int_a^b f(x)\mathrm{d}x = \lim\limits_{\lambda\to 0}\sum\limits_{i=1}^n f(\xi_i)\Delta x_i$

1) 定积分实质上是一个特定和式的极限，这个极限与积分区间 $[a,b]$ 的分法无关，与 ξ_i 的取法也无关. 无论 $[a,b]$ 如何分法，ξ_i 如何取法，这个和式都无限趋近于一个固定的常数. 定积分最终的结果是一个数，这个数与被积函数，积分区间有关；与积分变量的记号无关，即 $\int_a^b f(x)\mathrm{d}x = \int_a^b f(t)\mathrm{d}t.$

2) 被积函数 $f(x)$ 在有限的积分区间 $[a,b]$ 上有界是 $f(x)$ 在 $[a,b]$ 上可积的必要条件.

(2) 定积分基本性质（假定下列定积分均存在）

性质 3.1 $\int_a^b [f(x)\pm g(x)]\mathrm{d}x = \int_a^b f(x)\mathrm{d}x \pm \int_a^b g(x)\mathrm{d}x;$

性质 3.2 $\int_a^b kf(x)\mathrm{d}x = k\int_a^b f(x)\mathrm{d}x$ （k 为常数）；

性质 3.3 对于任意实数 a,b,c，有
$$\int_a^b f(x)\mathrm{d}x = \int_a^c f(x)\mathrm{d}x + \int_c^b f(x)\mathrm{d}x.$$

性质 3.4 在区间 $[a,b]$ 上，若 $f(x)\leqslant g(x)$，则
$$\int_a^b f(x)\mathrm{d}x \leqslant \int_a^b g(x)\mathrm{d}x.$$

推论 3.1 在区间 $[a,b]$ 上，若 $f(x)\leqslant 0(\geqslant 0)$，则
$$\int_a^b f(x)\mathrm{d}x \leqslant 0(\geqslant 0).$$

推论 3.2（积分估值定理） 设 $f(x)$ 在 $[a,b]$ 上的最小值、最大值分别为 m、M，则
$$m(b-a) \leqslant \int_a^b f(x)\mathrm{d}x \leqslant M(b-a).$$

性质 3.5（积分中值定理） 若 $f(x)$ 在 $[a,b]$ 上连续，则在 $[a,b]$ 上至少存在一点 ξ，使
$$\int_a^b f(x)\mathrm{d}x = f(\xi)(b-a),$$

或
$$f(\xi) = \dfrac{1}{b-a}\int_a^b f(x)\mathrm{d}x.$$

$f(\xi)$ 称为函数 $f(x)$ 在 $[a,b]$ 上的平均值.

4. 牛顿-莱布尼茨公式（熟练掌握）

$f(x)$ 在 $[a,b]$ 上连续，且 $F'(x)=f(x)$，
则
$$\int_a^b f(x)\mathrm{d}x = F(b) - F(a) = F(x)\Big|_a^b,$$
称其为牛顿-莱布尼茨公式.

此公式为微积分学中最核心定理，它是联系积分学与微分学的纽带，它沟通了定积分与不定积分之间的关系.

5. 微元法的基本步骤（会）

(1) $\forall x \in [a,b]$，设想 $[x, x+\mathrm{d}x]$ 为将 $[a,b]$ 分成 n 个小区间中的任意一个，其区间上的部分量为 ΔA，且 $\Delta A - f(x)\mathrm{d}x = o(\Delta x)$（验证过程往往略而不写），称 $f(x)\mathrm{d}x$ 为 A 的微分（元），记作 $\mathrm{d}A$，即 $\mathrm{d}A = f(x)\mathrm{d}x$.

(2) 对 $\mathrm{d}A$ 从 a 到 b 无限累加，便得所求量
$$A = \int_a^b \mathrm{d}A = \int_a^b f(x)\mathrm{d}x.$$

利用微元法步骤可推出下面公式：

1) 平面曲线的弧长：设 $f(x)$ 在 $[a,b]$ 上具有连续导数，曲线 $y=f(x)$ 在 $[a,b]$ 上的弧长 l
$$l = \int_a^b \sqrt{1+(y')^2}\,\mathrm{d}x.$$

2) 变力做功：某物体受变力 $F(x)$ 作用，并沿力的方向从 a 点移到 b 点所做的功 W
$$W = \int_a^b F(x)\mathrm{d}x.$$

6. 不定积分的计算方法（熟练掌握）

(1) 利用基本积分公式求积分的技巧

积分方法需要对积分公式绝对的熟悉以及掌握适当的技巧，有针对性地采用代数恒等变换或三角恒等变换等，常采用的技巧有：

① 加一项减一项；② 分子分母同乘非零的代数项；③ 新组合、拆项；④ 分母有理化.

(2) 换元积分法

1) 第一类换元积分法（凑微分法）

$$\int f(\varphi(x))\varphi'(x)\mathrm{d}x = \int f(\varphi(x))\mathrm{d}\varphi(x)$$

$$\xrightarrow{\text{令 }\varphi(x)=u} \int f(u)\mathrm{d}u = F(u)+c$$

$$\xrightarrow{u=\varphi(x)} F(\varphi(x))+c.$$

第一类换元积分法往往不做形式上的变量替换，直接将 $\varphi(x)$ 视为 u 积分. 如做变量替换，一定要注意结果中的 u 用 $\varphi(x)$ 代回，即"还原". 并熟悉下列常用类型，多做练习，找到感觉.

设 $\int f(x)\mathrm{d}x = F(x)+c, a\neq 0, b$ 为常数，

① $\int f(ax+b)\mathrm{d}x = \dfrac{1}{a}\int f(ax+b)\mathrm{d}(ax+b) = \dfrac{1}{a}F(ax+b)+c;$

② $\int x^n f(ax^{n+1}+b)\mathrm{d}x = \dfrac{1}{a(n+1)}\int f(ax^{n+1}+b)\mathrm{d}(ax^{n+1}+b)$

$$= \dfrac{1}{a(n+1)}F(ax^{n+1}+b)+c;$$

③ $\int \dfrac{1}{\sqrt{x}}f(a\sqrt{x}+b)\mathrm{d}x = \dfrac{2}{a}\int f(a\sqrt{x}+b)\mathrm{d}(a\sqrt{x}+b) = \dfrac{2}{a}F(a\sqrt{x}+b)+c;$

④ $\int \dfrac{1}{x^2}f\left(\dfrac{a}{x}+b\right)\mathrm{d}x = -\dfrac{1}{a}\int f\left(\dfrac{a}{x}+b\right)\mathrm{d}\left(\dfrac{a}{x}+b\right) = -\dfrac{1}{a}F\left(\dfrac{a}{x}+b\right)+c;$

⑤ $\int \mathrm{e}^x f(\mathrm{e}^x+b)\mathrm{d}x = \int f(\mathrm{e}^x+b)\mathrm{d}(\mathrm{e}^x+b) = F(\mathrm{e}^x+b)+c;$

⑥ $\int \dfrac{1}{x}f(\ln x+b)\mathrm{d}x = \int f(\ln x+b)\mathrm{d}(\ln x+b) = F(\ln x+b)+c;$

⑦ $\int f(\sin x)\cos x\mathrm{d}x = \int f(\sin x)\mathrm{d}\sin x = F(\sin x)+c;$

⑧ $\int f(\cos x)\sin x\mathrm{d}x = -\int f(\cos x)\mathrm{d}\cos x = -F(\cos x)+c;$

⑨ $\int f(\tan x)\sec^2 x\mathrm{d}x = \int f(\tan x)\mathrm{d}\tan x = F(\tan x)+c;$

⑩ $\int f(\cot x)\csc^2 x\mathrm{d}x = \int f(\cot x)\mathrm{d}\cot x = -F(\cot x)+c;$

⑪ $\int f(\arcsin x)\dfrac{1}{\sqrt{1-x^2}}\mathrm{d}x = \int f(\arcsin x)\mathrm{d}\arcsin x = F(\arcsin x)+c;$

⑫ $\int f(\arctan x)\dfrac{1}{1+x^2}\mathrm{d}x = \int f(\arctan x)\mathrm{d}\arctan x = F(\arctan x)+c.$

2) 第二类换元积分法

设 $x=\varphi(t)$ 单调、可导,且 $\varphi'(t)\neq 0$,并且 $f[\varphi(t)]\varphi'(t)$ 具有原函数 $F(t)$,则

$$\int f(x)\mathrm{d}x = \int f(\varphi(t))\varphi'(t)\mathrm{d}t = F(\varphi^{-1}(x))+c,$$

其中 $t=\varphi^{-1}(x)$ 为 $x=\varphi(t)$ 的反函数,上式称为换元(积分)公式.

使用此换元公式应该注意使用条件,求出积分 $\int f(\varphi(t))\varphi'(t)\mathrm{d}t$ 后,一定要还原,即用 $t=\varphi^{-1}(x)$ 代回. 第二类换元积分法常见的类型有

① $\int R(x,\sqrt{a^2-x^2})\mathrm{d}x$,令 $x=a\sin t$ 或 $x=a\cos t$;

② $\int R(x,\sqrt{a^2+x^2})\mathrm{d}x$,令 $x=a\tan t$ 或 $x=a\cot t$;

③ $\int R(x,\sqrt{x^2-a^2})\mathrm{d}x$,令 $x=a\sec t$ 或 $x=a\csc t$;

④ $\int R(x,\sqrt[k]{ax+b})\mathrm{d}x$,令 $\sqrt[k]{ax+b}=t$.

另外,对形如 $\int \dfrac{1}{x\sqrt{a^2\pm x^2}}\mathrm{d}x$,$\int \dfrac{1}{x^2\sqrt{a^2\pm x^2}}\mathrm{d}x$,$\int \dfrac{1}{x\sqrt{x^2-a^2}}\mathrm{d}x$,$\int \dfrac{\sqrt{a^2\pm x^2}}{x^4}\mathrm{d}x$ 及 $\int \dfrac{\sqrt{x^2-a^2}}{x^4}\mathrm{d}x$ 等也可采用倒代换,即令 $x=\dfrac{1}{u}$.

(3) 分部积分法

设 $u=u(x),v=v(x)$ 具有连续导数,则

$$\int uv'\mathrm{d}x = uv - \int u'v\mathrm{d}x$$

或

$$\int u\mathrm{d}v = uv - \int v\mathrm{d}u,$$

上式称为分部积分公式.

分部积分法关键是将被积函数分解成为两个函数的乘积,常见的类型有 ($p(x)$ 为多项式)如下几种:

1) $\int p(x)\mathrm{e}^{ax}\mathrm{d}x$,令 $u=p(x)$;

2) $\int p(x)\sin(ax+b)\mathrm{d}x$,令 $u=p(x)$;

3) $\int p(x)\ln(ax+b)\mathrm{d}x$,令 $u=\ln(ax+b)$;

4) $\int p(x)$ 反三角函数 $\mathrm{d}x$,令 $u=$ 反三角函数;

5) $\int \mathrm{e}^{kx}\sin(ax+b)\mathrm{d}x$,令 $u=\mathrm{e}^{kx}$ 或 $u=\sin(ax+b)$

7. 积分上限函数的导数（掌握）

设 $f(x)$ 在 $[a,b]$ 上连续，由积分上限函数 $\Phi(x) = \int_a^x f(t)\mathrm{d}t$

(1) $\left(\int_x^b f(t)\mathrm{d}t\right)' = -f(x)$；

(2) $\left(\int_a^{\varphi(x)} f(t)\mathrm{d}t\right)' = f(\varphi(x))\varphi'(x)$，其中 $\varphi(x)$ 可导．

8. 定积分的换元积分法与分部积分法（掌握）

(1) 换元积分法

设 $f(x)$ 在 $[a,b]$ 上连续，$x=\varphi(t)$ 在 $[\alpha,\beta]$ 上具有连续导数，其中 $\varphi(\alpha)=a$，$\varphi(\beta)=b$．当 t 在 $[\alpha,\beta]$ 上变化时 $x=\varphi(t)$ 在 $[a,b]$ 上变化．则

$$\int_a^b f(x)\mathrm{d}x = \int_\alpha^\beta f(\varphi(t))\varphi'(t)\mathrm{d}t.$$

这个定积分的换元法，对 $x=\varphi(t)$ 是否具有反函数它更不关心．使用此积分法时，应注意可积条件，换元也一定要对应地换积分上、下限．

另外，下面结论可简化奇、偶函数在对称区间上的定积分的计算：
$f(x)$ 在 $[-a,a]$ 上连续，则有

$$\int_{-a}^a f(x)\mathrm{d}x = \begin{cases} 0, & f(x) \text{ 为奇函数,} \\ 2\int_0^a f(x)\mathrm{d}x, & f(x) \text{ 为偶函数.} \end{cases}$$

(2) 分部积分法

设 $u=u(x), v=v(x)$ 在 $[a,b]$ 上具有连续导数，则

$$\int_a^b uv'\mathrm{d}x = uv\Big|_a^b - \int_a^b u'v\mathrm{d}x,$$

或

$$\int_a^b u\mathrm{d}v = uv\Big|_a^b - \int_a^b v\mathrm{d}u,$$

这个定积分的分部积分公式与不定积分类似，只需牢记每一项带上积分上、下限．

定积分的计算方法与不定积分的计算完全类同．

9. 定积分的几何应用（熟练掌握）

(1) 求平面图形的面积公式时，有时对积分变量 y 求面积简单

1) $x=\varphi(y), x=0, y=c, y=d(c<d)$ 围成的平面图形的面积

$$S = \int_c^d |\varphi(y)|\mathrm{d}y.$$

2) $x=\varphi(y), x=\psi(y), y=c, y=d(c<d)$ 围成的平面图形的面积

$$S = \int_c^d |\varphi(y) - \psi(y)| \, dy.$$

求平面图形面积的基本步骤是：先画出平面图形的草图，并将曲线与坐标轴、曲线与曲线间的交点求出来，再结合上面公式，写出该平面图形面积的定积分表达式，最后计算定积分.

(2) 旋转体体积

1) 由 $y=f(x), x=a, x=b(a<b)$ 及 x 轴围成的平面图形绕 x 轴旋转所得的旋转体体积

$$V = \pi \int_a^b f^2(x) dx.$$

2) 由 $x=\varphi(y), y=c, y=d(c<d)$ 及 y 轴围成的平面图形绕 y 轴旋转所得旋转体体积

$$V = \pi \int_c^d \varphi^2(y) dy.$$

10. 无穷区间上的广义积分（会）

连续函数在无穷区间上的积分包括

$$\int_a^{+\infty} f(x)dx = \lim_{b\to+\infty} \int_a^b f(x)dx = F(x)\Big|_a^{+\infty} = \lim_{x\to+\infty} F(x) - F(a),$$

$$\int_{-\infty}^b f(x)dx = \lim_{a\to-\infty} \int_a^b f(x)dx = F(x)\Big|_{-\infty}^b = F(b) - \lim_{x\to-\infty} F(x),$$

$$\int_{-\infty}^{+\infty} f(x)dx = \int_{-\infty}^a f(x)dx + \int_a^{+\infty} f(x)dx = F(x)\Big|_{-\infty}^a + F(x)\Big|_a^{+\infty}.$$

无穷积分的敛散性，取决于此极限是否存在. 若极限存在，无穷积分收敛；若极限不存在，无穷积分发散. 如 $\int_{-\infty}^{+\infty} f(x)dx$ 收敛，两个极限均存在；如果两个极限中有一个极限不存在，$\int_{-\infty}^{+\infty} f(x)dx$ 必发散. 对无界函数的广义积分有类似的推理，只是处理函数在某点不连续，且在那点函数极限趋向无穷大. 例如 $f(x)$ 在 $[a,b), (b, +\infty)$ 上连续，且 $\lim_{x\to b} f(x) = \infty$，取 $c>b$，于是

$$\int_a^{+\infty} f(x)dx = \int_a^b f(x)dx + \int_b^c f(x)dx + \int_c^{+\infty} f(x)dx$$

$$= \lim_{\varepsilon\to 0^+} \int_a^{b-\varepsilon} f(x)dx + \lim_{\varepsilon\to 0^+} \int_{b+\varepsilon}^c f(x)dx + \lim_{d\to+\infty} \int_c^d f(x)dx,$$

对于 $\int_a^{+\infty} f(x)dx$，三个积分同时极限存在，则 $\int_a^{+\infty} f(x)dx$ 收敛，若三个积分中有一

个极限不存在,则 $\int_a^{+\infty} f(x)\mathrm{d}x$ 发散.

二、重点内容与侧重例题分析

例 3.1 一质点以速度 $v(t)=3t^2+2\sin t$ 作直线运动,初始位移 $S(0)=1$,求该质点运动距离 S 与时间 t 的函数关系.

解 $S'(t)=v(t)$, $S(t)=\int S'(t)\mathrm{d}t=\int(3t^2+2\sin t)\mathrm{d}t=t^3-2\cos t+c$,又因 $S(0)=1$,代入 $S(t)$ 的式子,得 $c=3$,于是 $S(t)=t^3-2\cos t+3$.

例 3.2 求下列不定积分:

(1) $\int \dfrac{1}{x^2+2x+5}\mathrm{d}x$; (2) $\int \dfrac{\mathrm{e}^x(1+\mathrm{e}^x)}{\sqrt{1-\mathrm{e}^{2x}}}\mathrm{d}x$; (3) $\int \dfrac{x\mathrm{e}^x}{\sqrt{1+\mathrm{e}^x}}\mathrm{d}x$;

(4) $\int \dfrac{x^2+1}{x^4+1}\mathrm{d}x$.

解 (1) 原式 $= \int \dfrac{\mathrm{d}x}{(x+1)^2+4} = \dfrac{1}{2}\arctan\dfrac{x+1}{2}+c$.

(2) 令 $\mathrm{e}^x=\sin t, x=\ln\sin t, \mathrm{d}x=\cot t\mathrm{d}t$,于是

$$\text{原式}=\int \dfrac{\sin t(1+\sin t)}{\sqrt{1-\sin^2 t}}\cot t\mathrm{d}t = \int(1+\sin t)\mathrm{d}t$$

$$= t-\cos t+c = \arcsin\mathrm{e}^x - \sqrt{1-\mathrm{e}^{2x}}+c.$$

(3) 令 $\sqrt{1+\mathrm{e}^x}=t, x=\ln(t^2-1), \mathrm{d}x=\dfrac{2t}{t^2-1}\mathrm{d}t$,于是

$$\text{原式}=\int \dfrac{\ln(t^2-1)\cdot(t^2-1)}{t}\cdot\dfrac{2t}{t^2-1}\mathrm{d}t = 2\int\ln(t^2-1)\mathrm{d}t$$

$$=2t\ln(t^2-1)-2\int\dfrac{2t}{t^2-1}t\mathrm{d}t = 2t\ln(t^2-1)-4\int\dfrac{t^2-1+1}{t^2-1}\mathrm{d}t$$

$$=2t\ln(t^2-1)-4\int\left(1+\dfrac{1}{t^2-1}\right)\mathrm{d}t = 2t\ln(t^2-1)-4t-2\ln\left|\dfrac{t-1}{t+1}\right|+c$$

$$=2x\sqrt{1+\mathrm{e}^x}-4\sqrt{1+\mathrm{e}^x}+2\ln\left|\dfrac{\sqrt{1+\mathrm{e}^x}-1}{\sqrt{1+\mathrm{e}^x}+1}\right|+c.$$

(4) 原式 $= \int \dfrac{1+\dfrac{1}{x^2}}{x^2+\dfrac{1}{x^2}}\mathrm{d}x = \int \dfrac{\mathrm{d}\left(x-\dfrac{1}{x}\right)}{\left(x-\dfrac{1}{x}\right)^2+2}$

$$= \dfrac{1}{\sqrt{2}}\arctan\left[\dfrac{x-\dfrac{1}{x}}{\sqrt{2}}\right]+c = \dfrac{1}{\sqrt{2}}\arctan\left(\dfrac{x^2-1}{\sqrt{2}x}\right)+c.$$

例 3.3 求下列定积分

(1) $\int_a^{2a} \dfrac{\sqrt{x^2-a^2}}{x^4}dx \, (a>0)$； (2) $\int_0^3 \arcsin\sqrt{\dfrac{x}{1+x}}dx$.

解 (1) 设 $x=\dfrac{1}{u}$，$dx=-\dfrac{1}{u^2}du$

$$\text{原式}=\int_{\frac{1}{a}}^{\frac{1}{2a}}\sqrt{\dfrac{1}{u^2}-a^2}\cdot u^4\cdot\left(-\dfrac{1}{u^2}du\right)=\int_{\frac{1}{2a}}^{\frac{1}{a}}\sqrt{1-a^2u^2}\cdot u\,du$$

$$=-\dfrac{1}{2a^2}\int_{\frac{1}{2a}}^{\frac{1}{a}}\sqrt{1-a^2u^2}\,d(1-a^2u^2)=\dfrac{\sqrt{3}}{8a^2}.$$

(2) 原式 $= x\arcsin\sqrt{\dfrac{x}{1+x}}\Big|_0^3 - \int_0^3 \dfrac{x}{2\sqrt{x}(1+x)}dx$

$$=\pi-\int_0^3\dfrac{x}{1+x}d(\sqrt{x})=\pi-\int_0^3\dfrac{1+(\sqrt{x})^2-1}{1+(\sqrt{x})^2}d\sqrt{x}$$

$$=\pi-(\sqrt{x}-\arctan\sqrt{x})\Big|_0^3=\dfrac{4}{3}\pi-\sqrt{3}.$$

例 3.4 已知 $f(0)=1, f(2)=5, f'(2)=4$，求 $\int_0^1 xf''(2x)dx$.

解 $\int_0^1 xf''(2x)dx = \dfrac{1}{2}\int_0^1 xdf'(2x) = \dfrac{1}{2}\left[xf'(2x)\Big|_0^1-\int_0^1 f'(2x)dx\right]$

$$=\dfrac{1}{2}f'(2)-\dfrac{1}{4}f(2x)\Big|_0^1=\dfrac{1}{2}\cdot 4-\dfrac{1}{4}(5-1)=1.$$

例 3.5 设函数 $f(x)$ 有连续导数，$f(0)=0, f'(0)\neq 0$，讨论当 $x\to 0$ 时，$F(x)=\int_0^x t^2 f(t)dt$ 的导数与 x^3 的无穷小阶的关系.

解 $\lim\limits_{x\to 0}\dfrac{F'(x)}{x^3}=\lim\limits_{x\to 0}\dfrac{\left[\int_0^x t^2 f(t)dt\right]'}{x^3}=\lim\limits_{x\to 0}\dfrac{x^2 f(x)}{x^3}=\lim\limits_{x\to 0}\dfrac{f(x)}{x}=f'(0)$

∴ 当 $x\to 0$ 时，$f'(0)=1, F'(x)$ 与 x^3 等价无穷小，$f'(0)\neq 1, F'(x)$ 与 x^3 同阶无穷小.

例 3.6 某种类型的阿司匹林药物进入血液系统速度函数为

$$f(t)=0.15t(t-3)^2 \quad (0\leqslant t\leqslant 3)$$

求：(1) 何时速度最大？(2) 药物吸收的总量？

解 (1) $f'(x)=0.45(t-3)(t-1), f''(x)=0.9(t-2)$

令 $f'(t)=0$，驻点 $t_1=1, t_2=3$；且 $f''(1)=-0.9<0, f''(3)=0.9>0$，由极值判别定理 2，$t=1$ 时，速率最大，最大进入速率 $f(1)=0.15\times 1\times(1-3)^2=0.6$.

(2) 对速度积分为药物进入的药量总和，

$$w=\int_0^3 f(t)dt=\int_0^3 0.15t(t-3)^2 dt=0.15\left(\dfrac{t^4}{4}-2t^3+\dfrac{9t^2}{2}\right)\Big|_0^3=1.0125.$$

例 3.7 确定常数 k,使曲线 $y=x^2$ 与直线 $x=k, x=k+2, y=0$ 所围图形的面积最小.

解 设所求面积 $S=\int_k^{k+2} x^2 \mathrm{d}x = \dfrac{(k+2)^3}{3} - \dfrac{k^3}{3}$,

$S'(k)=(k+2)^2-k^2=0$,得 $k=-1$,又 $S''(k)=4>0$,所以 $k=-1$ 是最小值.

例 3.8 设 $f(x)$ 为一个连续函数,它由方程 $\int_0^x tf(t)\mathrm{d}t = x^2 + f(x)$ 确定,求 $f(x)$.

解 将方程两边对 x 求导,得 $xf(x)=2x+f'(x)$ 即 $\dfrac{\mathrm{d}y}{\mathrm{d}x}-xy=2x$,因 $P(x)=-x, Q(x)=2x$. 用公式法解一阶线性非齐次方程的解.

从而 $y=f(x)=\mathrm{e}^{\frac{x^2}{2}}(-2\mathrm{e}^{-\frac{x^2}{2}}+c)=-2+c\mathrm{e}^{\frac{x^2}{2}}$.

例 3.9 讨论广义积分 $\int_{-\infty}^{+\infty} \dfrac{2x}{1+x^2} \mathrm{d}x$.

解 原式 $= \int_{-\infty}^{0} \dfrac{2x}{1+x^2} \mathrm{d}x + \int_{0}^{+\infty} \dfrac{2x}{1+x^2} \mathrm{d}x$

因为 $\int_0^{+\infty} \dfrac{2x}{1+x^2} \mathrm{d}x = \int_0^{+\infty} \dfrac{\mathrm{d}(1+x^2)}{1+x^2} = \ln(1+x^2)\Big|_0^{+\infty} = +\infty$

所以 $\int_0^{+\infty} \dfrac{2x \mathrm{d}x}{1+x^2}$ 发散,故原式 $\int_{-\infty}^{+\infty} \dfrac{2x}{1+x^2} \mathrm{d}x$ 发散.

例 3.10 在正常人血液中胰岛素含量直接受当前血糖含量影响,当血糖水平增加时,由胰脏分泌的胰岛素就进入血液,进入血液短时间以后,胰岛素的生化特性变得不活泼造成浓度按指数衰减. 在一次实验中为病人节制饮食以降低血糖水平,向病人注入大量葡萄糖,经实验观测到血液胰岛素浓度 $C(t)$(单位/体积)按如下函数

$$C(t)=\begin{cases} t(10-t) & 0 \leqslant t \leqslant 5 \\ 25\mathrm{e}^{-(t-5)k} & t>5 \end{cases}$$

其中 $k=\dfrac{1}{20}\ln 2$,图形见图 3-1. 试求在 1 小时内胰岛素浓度的平均值是多少?

解 $\overline{C(t)} = \dfrac{1}{60-0} \int_0^{60} C(t) \mathrm{d}t = \dfrac{1}{60}\left[\int_0^5 t(10-t)\mathrm{d}t + \int_5^{60} 25\mathrm{e}^{-k(t-5)} \mathrm{d}t\right]$

$= \dfrac{1}{60}\left[\left(5t^2 - \dfrac{t^3}{3}\right)\Big|_0^5 + \left(-25 \dfrac{20}{\ln 2} \mathrm{e}^{-\frac{\ln 2}{20}(t-5)}\right)\Big|_5^{60}\right]$

$= \dfrac{1}{60}[83.33 + 614.12] \doteq 11.624$.

图 3-1

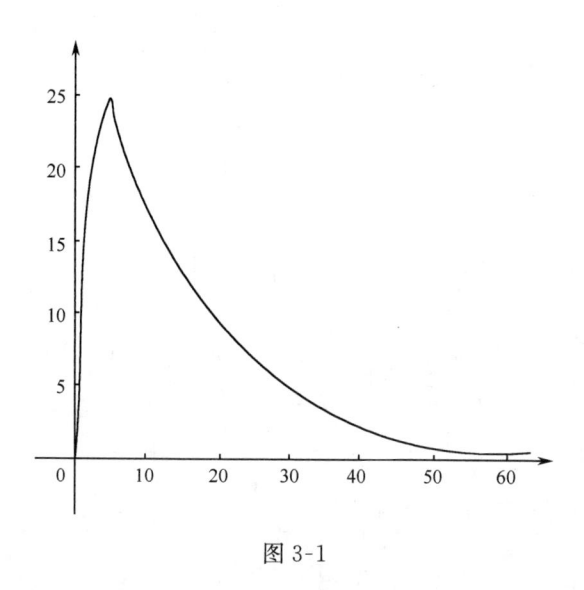

三、解答题全解

1. 下面的说法对吗？为什么？

(1) 若 $F(x)$ 是 $f(x)$ 的一个原函数,则 $F(x)$ 是 $f(x)$ 的不定积分;

(2) 不定积分 $\int f(x)dx$ 是 $f(x)$ 的一个原函数;

(3) 若 $f(x)$ 的某个原函数为常数,则 $f(x) \equiv 0$;

(4) $\int u^x du$ 和 $\int u^x dx$ 是不同的不定积分;

(5) 多项式函数的不定积分一定是多项式函数.

解 (1) 不正确,因 $F(x)+c$ 为不定积分.

(2) 不正确,因不定积分是全体原函数.

(3) 正确,因为设 $F(x)=c$,所以 $F'(x)=0=f(x)$.

(4) 正确,因为积分变量不一样,造成被积函数不同.

(5) 正确,因为 $n \neq -1$ 时,$\int x^n dx = \dfrac{x^{n+1}}{n+1}+c$.

2. 求下列不定积分.

(1) $\int \dfrac{x^2}{1+x^2}dx$;

(2) $\int \dfrac{x^2}{1-x^2}dx$;

(3) $\int \sin^2 \dfrac{x}{2} dx$;

(4) $\int \cot^2 x dx$;

(5) $\int \left(1-\dfrac{1}{x^2}\right)\sqrt{x\sqrt{x}}dx$;

(6) $\int \dfrac{e^{2x}-1}{e^x+1}dx$;

(7) $\int \dfrac{\cos 2x}{\cos x + \sin x}\mathrm{d}x$; (8) $\int \dfrac{1}{x^2(1+x^2)}\mathrm{d}x$;

(9) $\int \dfrac{1}{\cos^2 x \sin^2 x}\mathrm{d}x$.

解 (1) $\int \dfrac{x^2}{1+x^2}\mathrm{d}x = \int \dfrac{x^2+1-1}{1+x^2}\mathrm{d}x = x - \arctan x + c$.

(2) $\int \dfrac{x^2}{1-x^2}\mathrm{d}x = \int \dfrac{1+x^2-1}{1-x^2}\mathrm{d}x = \int \dfrac{1}{1-x^2}\mathrm{d}x - \int \dfrac{1-x^2}{1-x^2}\mathrm{d}x = \dfrac{1}{2}\ln\left|\dfrac{1+x}{1-x}\right| - x + c$.

(3) $\int \sin^2 \dfrac{x}{2}\mathrm{d}x = \int \dfrac{1-\cos x}{2}\mathrm{d}x = \dfrac{1}{2}x - \dfrac{1}{2}\sin x + c$.

(4) $\int \cot^2 x\,\mathrm{d}x = \int \left(\dfrac{1}{\sin^2 x} - 1\right)\mathrm{d}x = -\cot x - x + c$.

(5) $\int \left(1 - \dfrac{1}{x^2}\right)\sqrt{x\sqrt{x}}\,\mathrm{d}x = \int (x^{\frac{3}{4}} - x^{-2} \cdot x^{\frac{3}{4}})\mathrm{d}x = \dfrac{4}{7}x^{\frac{7}{4}} + 4x^{-\frac{1}{4}} + c$.

(6) $\int \dfrac{\mathrm{e}^{2x}-1}{\mathrm{e}^x+1}\mathrm{d}x = \int \dfrac{(\mathrm{e}^x-1)(\mathrm{e}^x+1)}{\mathrm{e}^x+1}\mathrm{d}x = \mathrm{e}^x - x + c$.

(7) $\int \dfrac{\cos 2x}{\cos x + \sin x}\mathrm{d}x = \int \dfrac{(\cos x - \sin x)(\cos x + \sin x)}{\cos x + \sin x}\mathrm{d}x = \sin x + \cos x + c$.

(8) $\int \dfrac{1}{x^2(1+x^2)}\mathrm{d}x = \int \left(\dfrac{1}{x^2} - \dfrac{1}{1+x^2}\right)\mathrm{d}x = -\dfrac{1}{x} - \arctan x + c$.

(9) $\int \dfrac{1}{\cos^2 x \sin^2 x}\mathrm{d}x = \int \left(\dfrac{1}{\cos^2 x} + \dfrac{1}{\sin^2 x}\right)\mathrm{d}x = \tan x - \cot x + c$.

3. 求下列不定积分.

(1) $\int (2-x)^{\frac{5}{2}}\mathrm{d}x$; (2) $\int \dfrac{1}{(1-2x)^2}\mathrm{d}x$;

(3) $\int \dfrac{\mathrm{d}x}{\sqrt{2-3x^2}}$; (4) $\int \dfrac{1}{1-\cos x}\mathrm{d}x$;

(5) $\int \dfrac{2x-1}{x^2-x+3}\mathrm{d}x$; (6) $\int \dfrac{x}{\sqrt{1-x^2}}\mathrm{d}x$;

(7) $\int x^2 \sqrt[3]{1+x^3}\,\mathrm{d}x$; (8) $\int \dfrac{x}{4+x^4}\mathrm{d}x$;

(9) $\int \dfrac{1}{\sqrt{x}(1+x)}\mathrm{d}x$; (10) $\int \dfrac{1}{\sin^2 x \sqrt[4]{\cot x}}\mathrm{d}x$;

(11) $\int \dfrac{\arctan x}{1+x^2}\mathrm{d}x$; (12) $\int \dfrac{1}{1-x^2}\ln\dfrac{1+x}{1-x}\mathrm{d}x$;

(13) $\int \dfrac{1}{(x-1)(x+3)}\mathrm{d}x$; (14) $\int \dfrac{1}{(x^2+1)(x^2+2)}\mathrm{d}x$;

(15) $\int \sin 3x \sin x\,\mathrm{d}x$; (16) $\int \sin^4 x\,\mathrm{d}x$;

(17) $\int \cos^5 x \mathrm{d}x$;　　　　　(18) $\int \tan^3 x \mathrm{d}x$;

(19) $\int \dfrac{\mathrm{e}^{\frac{1}{x}}}{x^2}\mathrm{d}x$;　　　　　(20) $\int (\ln x)^2 \cdot \dfrac{1}{x}\mathrm{d}x$;

(21) $\int \dfrac{1}{4-9x^2}\mathrm{d}x$;　　　　(22) $\int \dfrac{\mathrm{d}x}{(\arcsin x)^2 \sqrt{1-x^2}}$;

(23) $\int \dfrac{1}{x^2-2x+2}\mathrm{d}x$;　　　(24) $\int \dfrac{(1+\mathrm{e}^x)^2}{1+\mathrm{e}^{2x}}\mathrm{d}x$;

(25) $\int \dfrac{x^2+7}{x^2+2x-3}\mathrm{d}x$.

解　(1) $\int (2-x)^{\frac{5}{2}}\mathrm{d}x = -\int (2-x)^{\frac{5}{2}}\mathrm{d}(2-x) = -\dfrac{2}{7}(2-x)^{\frac{7}{2}}+c.$

(2) $\int \dfrac{\mathrm{d}x}{(1-2x)^2} = -\dfrac{1}{2}\int \dfrac{\mathrm{d}(1-2x)}{(1-2x)^2} = \dfrac{1}{2(1-2x)}+c.$

(3) $\int \dfrac{\mathrm{d}x}{\sqrt{2-3x^2}} = \int \dfrac{\mathrm{d}\left(\sqrt{\frac{3}{2}}x\right)}{\sqrt{3}\sqrt{1-\left(\sqrt{\frac{3}{2}}x\right)^2}} = \dfrac{1}{\sqrt{3}}\arcsin\sqrt{\dfrac{3}{2}}x + c.$

(4) $\int \dfrac{\mathrm{d}x}{1-\cos x} = \int \dfrac{\mathrm{d}x}{2\sin^2 \frac{x}{2}} = -\cot \dfrac{x}{2}+c.$

(5) $\int \dfrac{2x-1}{x^2-x+3}\mathrm{d}x = \int \dfrac{\mathrm{d}(x^2-x+3)}{x^2-x+3} = \ln|x^2-x+3|+c.$

(6) $\int \dfrac{x\mathrm{d}x}{\sqrt{1-x^2}} = -\dfrac{1}{2}\int \dfrac{\mathrm{d}(1-x^2)}{\sqrt{1-x^2}} = -\sqrt{1-x^2}+c.$

(7) $\int x^2(1+x^3)^{\frac{1}{3}}\mathrm{d}x = \dfrac{1}{3}\int (1+x^3)^{\frac{1}{3}}\mathrm{d}(x^3+1) = \dfrac{1}{4}(1+x^3)^{\frac{4}{3}}+c.$

(8) $\int \dfrac{x\mathrm{d}x}{4+x^4} = \dfrac{1}{4}\int \dfrac{1}{1+\left(\frac{x^2}{2}\right)^2}\mathrm{d}\left(\dfrac{x^2}{2}\right) = \dfrac{1}{4}\arctan\dfrac{x^2}{2}+c.$

(9) $\int \dfrac{\mathrm{d}x}{\sqrt{x}(1+x)} = 2\int \dfrac{\mathrm{d}\sqrt{x}}{1+(\sqrt{x})^2} = 2\arctan\sqrt{x}+c.$

(10) $\int \dfrac{\mathrm{d}x}{\sin^2 x \sqrt[4]{\cot x}} = -\int (\cot x)^{-\frac{1}{4}}\mathrm{d}\cot x = -\dfrac{4}{3}(\cot x)^{\frac{3}{4}}+c.$

(11) $\int \dfrac{\arctan x \mathrm{d}x}{1+x^2} = \int \arctan x \mathrm{d}\arctan x = \dfrac{1}{2}(\arctan x)^2+c.$

(12) $\int \dfrac{1}{1-x^2}\ln\dfrac{1+x}{1-x}\mathrm{d}x = \dfrac{1}{2}\int \ln\dfrac{1+x}{1-x}\mathrm{d}\ln\dfrac{1+x}{1-x} = \dfrac{1}{4}\ln^2\left(\dfrac{1+x}{1-x}\right)+c.$

(13) $\int \dfrac{1}{(x-1)(x+3)}\mathrm{d}x = \dfrac{1}{4}\int \left(\dfrac{1}{x-1} - \dfrac{1}{x+3}\right)\mathrm{d}x = \dfrac{1}{4}\ln\left|\dfrac{x-1}{x+3}\right| + c.$

(14) $\int \dfrac{1}{(x^2+1)(x^2+2)}\mathrm{d}x = \int \dfrac{1}{x^2+1} - \dfrac{1}{x^2+2}\mathrm{d}x = \arctan x - \dfrac{1}{\sqrt{2}}\arctan\dfrac{x}{\sqrt{2}} + c.$

(15) $\int \sin 3x \cdot \sin x \mathrm{d}x = -\dfrac{1}{2}\int (\cos 4x - \cos 2x)\mathrm{d}x = \dfrac{1}{4}\sin 2x - \dfrac{1}{8}\sin 4x + c.$

(16) $\int \sin^4 x \mathrm{d}x = \int \dfrac{1}{2^2}(1-\cos 2x)^2 \mathrm{d}x = \dfrac{1}{4}\int [1 - 2\cos 2x + \cos^2(2x)]\mathrm{d}x = \dfrac{3}{8}x - \dfrac{1}{4}\sin 2x + \dfrac{1}{32}\sin 4x + c.$

(17) $\int \cos^5 x \mathrm{d}x = \int \cos^4 \mathrm{d}\sin x = \int [(1-\sin^2 x)^2]\mathrm{d}\sin x = \sin x - \dfrac{2}{3}\sin^3 x + \dfrac{1}{5}\sin^5 x + c.$

(18) $\int \tan^3 x \mathrm{d}x = \int \tan x(\sec^2 - 1)\mathrm{d}x = \dfrac{1}{2}\tan^2 x + \ln|\cos x| + c.$

(19) $\int \dfrac{\mathrm{e}^{\frac{1}{x}}}{x^2}\mathrm{d}x = -\int \mathrm{e}^{\frac{1}{x}}\mathrm{d}\dfrac{1}{x} = -\mathrm{e}^{\frac{1}{x}} + c.$

(20) $\int (\ln x)^2 \dfrac{1}{x}\mathrm{d}x = \int (\ln x)^2 \mathrm{d}\ln x = \dfrac{1}{3}(\ln x)^3 + c.$

(21) $\int \dfrac{1}{4-9x^2}\mathrm{d}x = \dfrac{1}{4}\int \left(\dfrac{1}{2-3x} + \dfrac{1}{2+3x}\right)\mathrm{d}x = -\dfrac{1}{12}\ln|2-3x| + \dfrac{1}{12}\ln|2+3x| + c.$

(22) $\int \dfrac{\mathrm{d}x}{(\arcsin x)^2 \sqrt{1-x^2}} = \int \dfrac{1}{(\arcsin x)^2}\mathrm{d}\arcsin x = \dfrac{-1}{\arcsin x} + c.$

(23) $\int \dfrac{1}{x^2-2x+2}\mathrm{d}x = \int \dfrac{1}{1+(x-1)^2}\mathrm{d}x = \arctan(x-1) + c.$

(24) $\int \dfrac{(1+\mathrm{e}^x)^2}{1+\mathrm{e}^{2x}}\mathrm{d}x = \int \dfrac{1+2\mathrm{e}^x+\mathrm{e}^{2x}}{1+\mathrm{e}^{2x}}\mathrm{d}x = x + 2\arctan \mathrm{e}^x + c.$

(25) $\int \dfrac{x^2+7}{x^2-2x-3}\mathrm{d}x = \int \dfrac{(x^2-2x-3)+(2x-2)+12}{x^2-2x-3}\mathrm{d}x = \int \left(1 + \dfrac{2x-2}{x^2-2x-3} + \dfrac{12}{(x-3)(x+1)}\right)\mathrm{d}x = x + \ln|x^2-2x-3| + 3\ln\left|\dfrac{x-3}{x+1}\right| + c.$

4. 求下列不定积分.

(1) $\int x^2 \sqrt[3]{1-x}\mathrm{d}x;$

(2) $\int \dfrac{x^2}{\sqrt{2-x}}\mathrm{d}x;$

(3) $\int \dfrac{1}{\sqrt{1+e^x}}dx$;　　　　(4) $\int \dfrac{\arctan\sqrt{x}}{\sqrt{x}(1+x)}dx$;

(5) $\int \dfrac{1}{(1-x^2)^{\frac{3}{2}}}dx$;　　　　(6) $\int \dfrac{1}{(x^2+a^2)^{\frac{3}{2}}}dx$;

(7) $\int \dfrac{1}{\sqrt{9x^2-4}}dx$;　　　　(8) $\int \dfrac{\sqrt{x^2-a^2}}{x}dx$;

(9) $\int \cos^5 x \sqrt{\sin x}\,dx$;　　　　(10) $\int \dfrac{\ln x}{x\sqrt{1+\ln x}}dx$;

(11) $\int \dfrac{1}{e^{\frac{x}{2}}+e^x}dx$;　　　　(12) $\int \dfrac{1}{\sin^4 x}dx$;

(13) $\int \dfrac{1}{\sqrt{x}+\sqrt[3]{x^2}}dx$;　　　　(14) $\int \dfrac{x^3}{\sqrt{1+x^2}}dx$.

解 (1) $\int x^2(1-x)^{\frac{1}{3}}dx = -\int (1-t)^2 t^{\frac{1}{3}}dt = -\dfrac{3}{4}(1-x)^{\frac{4}{3}} - \dfrac{3}{10}(1-x)^{\frac{10}{3}} + \dfrac{6}{7}(1-x)^{\frac{7}{3}} + c$,其中,设 $1-x=t$.

(2) 设 $x = 2-t^2$,则 $\int \dfrac{x^2}{\sqrt{2-x}}dx = -2\int (2-t^2)^2 dt = -\dfrac{2}{15}(60-20t^2+3t^4)t + c = -\dfrac{2}{15}(32+28x+3x^2)\sqrt{2-x} + c$.

(3) $\int \dfrac{dx}{\sqrt{1+e^x}} = 2\int \dfrac{dt}{t^2-1} = \int \left(\dfrac{1}{t-1} - \dfrac{1}{t+1}\right)dt = \ln\left|\dfrac{\sqrt{1+e^x}-1}{\sqrt{1+e^x}+1}\right| + c$,其中,令 $t = \sqrt{1+e^x}$.

(4) $\int \dfrac{\arctan\sqrt{x}}{\sqrt{x}} \cdot \dfrac{dx}{1+x} = \int \dfrac{t \cdot \sec^2 t \cdot \tan t}{(1+\tan^2 t)\tan t}dt = 2\int t\,dt = (\arctan\sqrt{x})^2 + c$.

(5) $\int \dfrac{1}{(1-x^2)^{\frac{3}{2}}}dx = \int \dfrac{\cos t \cdot dt}{(1-\sin^2 t)^{\frac{3}{2}}} = \int \dfrac{\cos t \cdot dt}{(\cos^2 t)^{\frac{3}{2}}} = \int \sec^2 t\,dt = \dfrac{x}{\sqrt{1-x^2}} + c$.

(6) $\int \dfrac{1}{(a^2+x^2)^{\frac{3}{2}}}dx = \int \dfrac{a\sec^2 t \cdot dt}{a^3(\tan^2 t+1)^{\frac{3}{2}}} = \dfrac{1}{a^2}\int \cos t\,dt = \dfrac{1}{a^2}\sin t + c = \dfrac{x}{a^2\sqrt{a^2+x^2}} + c$,其中设 $x = a\tan t$.

(7) $\int \dfrac{dx}{\sqrt{9x^2-4}} = \int \dfrac{\frac{2}{3}\tan t \cdot \sec t}{\sqrt{4\sec^2 t - 4}}dt = \dfrac{1}{3}\int \sec t\,dt = \dfrac{1}{3}\int \dfrac{d\sin t}{1-\sin^2 t} = \dfrac{1}{6}\int \left(\dfrac{1}{1-\sin t} + \dfrac{1}{1+\sin t}\right)d\sin t = \dfrac{1}{6}\ln\left|\dfrac{1+\sin t}{1-\sin t}\right| + c = \dfrac{1}{3}\ln|3x+\sqrt{9x^2-4}| + c$,

其中 $\cos t = \dfrac{2}{3x}$. 此题由公式 $\displaystyle\int \dfrac{dx}{\sqrt{x^2-a^2}} = \ln\big|x+\sqrt{x^2-a^2}\big| + c$ 也可以直接算得.

(8) $\displaystyle\int \dfrac{\sqrt{x^2-a^2}}{x}dx = \int \dfrac{a\tan t \cdot a\tan t \sec t\, dt}{a\sec t} dt = a\int \tan^2 t\, dt = a(\tan t - t) + c = \sqrt{x^2-a^2} - a\arccos\dfrac{a}{x} + c$, 其中设 $x = a\sec t$.

(9) $\displaystyle\int \cos^5 x \sqrt{\sin x}\, dx = \int (\sin^{\frac{1}{2}}x - 2\sin^{\frac{5}{2}}x + \sin^{\frac{9}{2}}x)\, d\sin x$
$= \sqrt{\sin x}\left(\dfrac{2}{3}\sin x - \dfrac{4}{7}\sin^3 x + \dfrac{2}{11}\sin^5 x\right) + c.$

(10) $\displaystyle\int \dfrac{\ln x}{x\sqrt{1+\ln x}}dx = \int \dfrac{\ln x + 1 - 1}{\sqrt{1+\ln x}}d\ln x = \int\left(\sqrt{1+\ln x} - \dfrac{1}{\sqrt{1+\ln x}}\right)d(\ln x + 1) = \dfrac{2}{3}(\ln x - 2)\sqrt{1+\ln x} + c.$

(11) 设 $t = e^{\frac{x}{2}}$, 则原式 $= \displaystyle\int \dfrac{2}{(1+t)t^2}dt = 2\int\left(\dfrac{1}{1+t} + \dfrac{1}{t^2} - \dfrac{1}{t}\right)dt$
$= 2(\ln|1+e^{\frac{x}{2}}| - \ln e^{\frac{x}{2}} - e^{-\frac{x}{2}}) + c.$

(12) $\displaystyle\int \dfrac{1}{\sin^4 x}dx = -\int (\cot^2 x + 1)d\cot x = -\dfrac{1}{3}\cot^3 x - \cot x + c.$

(13) 设 $t = x^{\frac{1}{6}}$, 则原式 $= \displaystyle\int \dfrac{6t^2}{1+t}dt = 6\left(\dfrac{x^{\frac{1}{3}}}{2} - x^{\frac{1}{6}} + \ln|1+x^{\frac{1}{6}}|\right) + c.$

(14) 设 $x = \tan t, dx = \sec^2 t \cdot dt$, 则原式 $= \displaystyle\int \dfrac{\tan^3 t}{\cos t}dt = -\int\left(\dfrac{1}{\cos^4 t} - \dfrac{1}{\cos^2 t}\right)dt = \dfrac{1}{3}(1+x^2)^{\frac{3}{2}} - \sqrt{1+x^2} + c.$

5. 求下列不定积分.

(1) $\displaystyle\int \arctan x\, dx$;

(2) $\displaystyle\int x^n \ln x\, dx \quad (n \neq -1)$;

(3) $\displaystyle\int \sqrt{x}\ln^2 x\, dx$;

(4) $\displaystyle\int e^{\sqrt{x}}\, dx$;

(5) $\displaystyle\int \ln(x+\sqrt{1+x^2})\, dx$;

(6) $\displaystyle\int x\cos x\, dx$;

(7) $\displaystyle\int x^2 e^{-2x}\, dx$;

(8) $\displaystyle\int \sec^3 x\, dx$;

(9) $\displaystyle\int \sin(\ln x)\, dx$;

(10) $\displaystyle\int e^{ax}\sin bx\, dx$.

(11) $\displaystyle\int \dfrac{\ln\sin x}{\sin^2 x}dx$

解 (1) $\int \arctan x \, dx = x\arctan x - \int \frac{x}{1+x^2} dx = x\arctan x - \frac{1}{2}\ln(1+x^2) + c.$

(2) $\int x^n \ln x \, dx = \frac{x^{n+1}}{n+1}\ln x - \frac{1}{n+1}\int x^{n+1} \frac{1}{x} dx$

$= \frac{x^{n+1}}{n+1}\ln x - \frac{x^{n+1}}{(n+1)^2} + c \quad (n \neq -1).$

(3) $\int \sqrt{x}\ln^2 x \, dx = \frac{2}{3}\int \ln^2 x \, dx^{\frac{3}{2}} = \frac{2}{3}x^{\frac{3}{2}}\ln^2 x - \frac{8}{9}\int \ln x \, dx^{\frac{3}{2}}$

$= \frac{2}{3}x^{\frac{3}{2}}\left(\ln^2 x - \frac{4}{3}\ln x + \frac{8}{9}\right) + c.$

(4) $\int e^{\sqrt{x}} dx = \int e^t 2t \, dt = 2\sqrt{x}e^{\sqrt{x}} - 2e^{\sqrt{x}} + c.$

(5) $\int \ln(x+\sqrt{1+x^2}) dx = x\ln(x+\sqrt{1+x^2}) - \int \frac{x}{x+\sqrt{1+x^2}}$

$\left(1 + \frac{2x}{2\sqrt{1+x^2}}\right) dx = x\ln(x+\sqrt{1+x^2}) - \int \frac{x}{\sqrt{1+x^2}} dx$

$= x\ln(x+\sqrt{1+x^2}) - \sqrt{1+x^2} + c.$

(6) $\int x\cos x \, dx = x\sin x - \int \sin x \, dx = x\sin x + \cos x + c.$

(7) $\int x^2 e^{-2x} dx = -\frac{1}{2}x^2 e^{-2x} + \frac{1}{2}\int 2x e^{-2x} dx = -\frac{1}{2}x^2 e^{-2x} - \frac{1}{2}x e^{-2x} - \frac{1}{4}e^{-2x} + c.$

(8) $\int \sec^3 x \, dx = \int \sec x \, d\tan x = \sec x \tan x - \int (\sec^3 x - \sec x) dx$，由此恒等变型得到

下式，$\int \sec^3 x \, dx = \frac{1}{2}\sec x \tan x + \frac{1}{2}\int \sec x \, dx = \frac{1}{2}\sec x \tan x + \frac{1}{2}\ln|\sec x + \tan x| + c.$

(9) $\int \sin(\ln x) dx = x\sin(\ln x) - \int \frac{x\cos(\ln x)}{x} dx = x\sin(\ln x) - x\cos(\ln x) - \int x\sin(\ln x) \frac{1}{x} dx,$

因此 $\int \sin(\ln x) dx = \frac{1}{2}[x\sin(\ln x) - x\cos(\ln x)] + c.$

(10) $\int e^{ax}\sin bx \, dx = \frac{1}{a}e^{ax}\sin bx - \frac{b}{a}\int e^{ax}\cos bx \, dx = \frac{1}{a}e^{ax}\sin bx - \frac{b}{a^2}e^{ax}\cos bx - \frac{b^2}{a^2}\int e^{ax}\sin bx \, dx$

(11) $\int \dfrac{\ln\sin x}{\sin^2 x}dx = -\int \ln\sin x\, d\cot x$

$= -\cot x \ln\sin x - \int \cot^2 x\, dx = -\cot x \ln\sin x - \cot x - x + c$

因此 $\int e^{ax}\sin bx\, dx = \dfrac{e^{ax}(a\sin bx - b\cos bx)}{a^2 + b^2} + c.$

6. 求下列有理分式的不定积分

(1) $\int \dfrac{x+1}{(x-1)^3}dx$ \qquad (2) $\int \dfrac{3x+2}{x(x+1)}dx$

(3) $\int \dfrac{x}{(x^2+1)(x^2+4)}dx$ \qquad (4) $\int \dfrac{2x+2}{(x+1)(x^2+1)^2}dx$

解 (1) $\int \dfrac{x+1}{(x-1)^3}dx = \int \dfrac{1}{(x-1)^2}dx + 2\int \dfrac{1}{(x-1)^3}dx$

$= \int \dfrac{1}{(x-1)^2}d(x-1) + 2\int \dfrac{d(x-1)}{(x-1)^3} = -\dfrac{x}{(x-1)^2} + c$

(2) $\int \dfrac{3x+2}{x(x+1)}dx = \int \left[\dfrac{3}{x} - \dfrac{1}{(x+1)x}\right]dx$

$= \int \dfrac{3}{x}dx - \int \dfrac{1}{x(x+1)}dx = \ln|x^2(x+1)| + c$

(3) $\int \dfrac{x}{(x^2+1)(x^2+4)}dx = \dfrac{1}{3}\left[\int \dfrac{x}{x^2+1}dx - \int \dfrac{x}{x^2+4}dx\right]$

$= \dfrac{1}{6}\ln\dfrac{x^2+1}{x^2+4} + c$

(4) $\int \dfrac{2x+2}{(x-1)(x^2+1)^2}dx = \int \dfrac{1}{x-1}dx - \int \dfrac{x}{x^2+1}dx - \int \dfrac{1}{x^2+1}dx - 2\int \dfrac{x}{(x^2+1)^2}dx$

$= \ln|x-1| - \dfrac{1}{2}\ln(x^2+1) - \arctan x + \dfrac{1}{x^2+1} + c$

7. 求下列不定积分.

(1) $\int \dfrac{1}{1+\sin x}dx;$ \qquad (2) $\int \dfrac{1}{1+e^x}dx;$

(3) $\int \sqrt{\dfrac{a+x}{a-x}}dx;$ \qquad (4) $\int \dfrac{1}{x\sqrt{x^2-1}}dx.$

解 (1) $\int \dfrac{dx}{1+\sin x} = \int \dfrac{1-\sin x}{1-\sin^2 x}dx = \int \dfrac{1-\sin x}{\cos^2 x}dx = \tan x - \sec x + c.$

(2) $\int \dfrac{1}{1+e^x}dx = \int \left(1 - \dfrac{e^x}{1+e^x}\right)dx = x - \ln(1+e^x) + c.$

(3) $\int \sqrt{\dfrac{a+x}{a-x}}dx = \int \sqrt{\dfrac{a(1+\sin t)}{a(1-\sin t)}}\, a\cos t\, dt = a\int (1+\sin t)dt = a\cdot\arcsin\dfrac{x}{a} - $

$\sqrt{a^2-x^2}+c.$

(4) $\int \dfrac{\mathrm{d}x}{x\sqrt{x^2-1}} = \int \dfrac{\sec t \cdot \tan t}{\sec t \cdot \tan t}\mathrm{d}t = \arccos\dfrac{1}{x}+c.$

8. 根据定积分的性质,说明下列积分哪一个较大.

(1) $\int_0^1 x^3 \mathrm{d}x$ 还是 $\int_0^1 x^2\mathrm{d}x$;　　　(2) $\int_1^2 \ln x \mathrm{d}x$ 还是 $\int_1^2(\ln x)^2\mathrm{d}x.$

解 (1) 在 $[0,1]$ 上,$x^3 \leqslant x^2$,由积分性质可知 $\int_0^1 x^3\mathrm{d}x < \int_0^1 x^2\mathrm{d}x.$

(2) 在 $[1,2]$ 上,$(\ln x)^2 \leqslant \ln x$,由积分性质可知 $\int_1^2(\ln x)^2\mathrm{d}x < \int_1^2 \ln x \mathrm{d}x.$

9. 根据定积分的性质,估计下列各积分值的范围.

(1) $\int_1^4(x^2+1)\mathrm{d}x$;　　(2) $\int_0^1 \mathrm{e}^{-x^2}\mathrm{d}x$;　　(3) $\int_{\frac{\pi}{4}}^{\frac{5}{4}\pi}(1+\sin^2 x)\mathrm{d}x.$

解 (1) 在 $[1,4]$ 上,$2 \leqslant x^2+1 \leqslant 17$,由定积分性质 $6 \leqslant \int_1^4(x^2+1)\mathrm{d}x \leqslant 51.$

(2) 在 $[0,1]$ 上,e^{-x^2} 是单调下降的,故 $1 \geqslant \mathrm{e}^{-x^2} \geqslant \dfrac{1}{\mathrm{e}}$. 由积分性质,有 $\dfrac{1}{\mathrm{e}} \leqslant \int_0^1 \mathrm{e}^{-x^2}\mathrm{d}x \leqslant 1.$

(3) 在 $\left[\dfrac{\pi}{4},\dfrac{5}{4}\pi\right]$ 上,$1 \leqslant 1+\sin^2 x \leqslant 2$,由积分性质有 $\pi \leqslant \int_{\frac{\pi}{4}}^{\frac{5}{4}\pi}(1+\sin^2 x)\mathrm{d}x \leqslant 2\pi.$

10. 试求函数 $y = \int_0^x \sin t \mathrm{d}t$ 当 $x=0$ 及 $x=\dfrac{\pi}{4}$ 时的导数.

解 $y' = \sin x$,$y'|_{x=0}=0$,$y'|_{x=\frac{\pi}{4}}=\dfrac{\sqrt{2}}{2}.$

11. 求下列函数的导数.

(1) $\int_0^x 5\mathrm{e}^t\mathrm{d}t$;　　　　　(2) $\int_x^2 \sqrt{1+t^2}\mathrm{d}t$;

(3) $\int_0^{x^2+1}\sin^2 t\mathrm{d}t$;　　(4) $\int_{x^2}^{x^3}\dfrac{1}{\sqrt{1+t^4}}\mathrm{d}t.$

解 (1) $\left[\int_0^x 5\mathrm{e}^t\mathrm{d}t\right]' = 5\mathrm{e}^x.$

(2) $\left[\int_x^2 \sqrt{1+t^2}\right]' = -\sqrt{1+x^2}.$

(3) $\left[\int_0^{x^2+1}\sin^2 t\mathrm{d}t\right]' = \sin^2(x^2+1)\cdot 2x = 2x\sin^2(x^2+1).$

(4) $\left[\int_{x^2}^{x^3} \frac{1}{\sqrt{1+t^4}} dt\right]' = \left[\int_{x^2}^{a} \frac{1}{\sqrt{1+t^4}} dt\right]' + \left[\int_{a}^{x^3} \frac{1}{\sqrt{1+t^4}} dt\right]'$

$$= -\frac{2x}{\sqrt{1+x^8}} + \frac{3x^2}{\sqrt{1+x^{12}}}.$$

12. 求下列极限.

(1) $\lim\limits_{x \to 0} \dfrac{\int_0^x \arctan t \, dt}{x^2}$;   (2) $\lim\limits_{x \to 0} \dfrac{\int_x^0 t^2 \, dt}{\int_0^x t(t+\sin t) \, dt}$.

解 (1) $\lim\limits_{x \to 0} \dfrac{\int_0^x \arctan t \, dt}{x^2} = \lim\limits_{x \to 0} \dfrac{\arctan x}{2x} = \dfrac{1}{2}$.

(2) $\lim\limits_{x \to 0} \dfrac{\int_x^0 t^2 \, dt}{\int_0^x t(t+\sin t) \, dt} = \lim\limits_{x \to 0} \dfrac{-x^2}{x(x+\sin x)} = \lim\limits_{x \to 0} \dfrac{-x}{(x+\sin x)}$

$$= \lim\limits_{x \to 0} \dfrac{-1}{1+\cos x} = -\dfrac{1}{2}.$$

13. 求函数 $F(x) = \int_0^x t e^{-t^2} dt$ 的极值.

解 $F'(x) = x e^{-x^2} = 0, x = 0, F(0) = 0$ 为极小值.

14. 计算下列各定积分.

(1) $\int_4^9 \sqrt{x}(1+\sqrt{x}) dx$;   (2) $\int_{\frac{1}{\sqrt{3}}}^{\sqrt{3}} \dfrac{dx}{1+x^2}$;

(3) $\int_0^{\frac{\pi}{2}} \sin\varphi \cos^3\varphi \, d\varphi$;   (4) $\int_0^{\frac{\pi}{4}} \tan^3\theta \, d\theta$;

(5) $\int_0^{\pi} x\cos x \, dx$;   (6) $\int_0^{\frac{\pi}{2}} e^x \cos x \, dx$;

(7) $\int_0^{e-1} \ln(x+1) dx$;   (8) $\int_{\frac{\pi}{4}}^{\frac{\pi}{3}} \dfrac{x}{\sin^2 x} dx$;

(9) $\int_1^2 \dfrac{dx}{\sqrt[5]{(3-x)^4}}$;   (10) $\int_1^e \dfrac{1+\ln x}{x} dx$;

(11) $\int_0^{2\pi} |\sin x| \, dx$;   (12) $\int_{-1}^1 \dfrac{x}{\sqrt{5-4x}} dx$;

(13) $\int_0^1 \dfrac{1}{1+e^x} dx$;   (14) $\int_0^1 \sqrt{(1-x^2)^3} \, dx$;

(15) $\int_0^2 \dfrac{dx}{\sqrt{x+1}+\sqrt{(x+1)^3}}$;   (16) $\int_0^a x^2 \sqrt{a^2-x^2} \, dx$.

解 (1) $\int_4^9 \sqrt{x}(1+\sqrt{x})\mathrm{d}x = \int_4^9 \sqrt{x}\mathrm{d}x + \int_4^9 x\mathrm{d}x = \frac{2}{3}x^{\frac{3}{2}}\Big|_4^9 + \frac{1}{2}x^2\Big|_4^9$

$= 45\frac{1}{6}.$

(2) $\int_{\frac{1}{\sqrt{3}}}^{\sqrt{3}} \frac{\mathrm{d}x}{1+x^2} = \arctan x \Big|_{\frac{1}{\sqrt{3}}}^{\sqrt{3}} = \frac{\pi}{6}.$

(3) $\int_0^{\frac{\pi}{2}} \sin\varphi\cos^3\varphi \mathrm{d}\varphi = -\int_0^{\frac{\pi}{2}} \cos^3\varphi \mathrm{d}\cos\varphi = -\frac{1}{4}\cos^4\varphi \Big|_0^{\frac{\pi}{2}} = \frac{1}{4}.$

(4) $\int_0^{\frac{\pi}{4}} \tan^3\theta \mathrm{d}\theta = \int_0^{\frac{\pi}{4}} (\sec\theta^2-1)\tan\theta \mathrm{d}\theta = \int_0^{\frac{\pi}{4}} \tan\theta \mathrm{d}\tan\theta - \int_0^{\frac{\pi}{4}} \tan\theta \mathrm{d}\theta$

$= \frac{1}{2}\tan^2\theta \Big|_0^{\frac{\pi}{4}} + \ln|\cos\theta| \Big|_0^{\frac{\pi}{4}} = \frac{1}{2} + \ln\frac{\sqrt{2}}{2} = \frac{1}{2}(1-\ln 2).$

(5) $\int_0^\pi x\cos x\mathrm{d}x = [x\sin x]_0^\pi - \int_0^\pi \sin x\mathrm{d}x = \cos x \Big|_0^\pi = -2.$

(6) $\int_0^{\frac{\pi}{2}} e^x\cos x\mathrm{d}x = e^x\sin x\Big|_0^{\frac{\pi}{2}} - \int_0^{\frac{\pi}{2}} e^x\sin x\mathrm{d}x = e^{\frac{\pi}{2}} + e^x\cos x\Big|_0^{\frac{\pi}{2}} - \int_0^{\frac{\pi}{2}} e^x\cos x\mathrm{d}x,$

$\therefore \int_0^{\frac{\pi}{2}} e^x\cos x\mathrm{d}x = \frac{1}{2}(e^{\frac{\pi}{2}} - 1).$

(7) $\int_0^{e-1} \ln(x+1)\mathrm{d}x = x\ln(x+1)\Big|_0^{e-1} - \int_0^{e-1} \frac{x}{x+1}\mathrm{d}x = e-1$

$-[x-\ln(x+1)]_0^{e-1} = 1.$

(8) $\int_{\frac{\pi}{4}}^{\frac{\pi}{3}} \frac{x}{\sin^2 x}\mathrm{d}x = -x\cot x\Big|_{\frac{\pi}{4}}^{\frac{\pi}{3}} + \int_{\frac{\pi}{4}}^{\frac{\pi}{3}} \cot x\mathrm{d}x = -\frac{\pi}{3}\cdot\frac{1}{\sqrt{3}} + \frac{\pi}{4} + \ln|\sin x|\Big|_{\frac{\pi}{4}}^{\frac{\pi}{3}}$

$= \frac{1}{36}(9-4\sqrt{3})\pi + \frac{1}{2}\ln\frac{3}{2}.$

(9) $\int_1^2 \frac{\mathrm{d}x}{\sqrt[5]{(3-x)^4}} = -\int_1^2 (3-x)^{-\frac{4}{5}}\mathrm{d}(3-x) = -5(3-x)^{\frac{1}{5}}\Big|_1^2 = 5(2^{\frac{1}{5}}-1).$

(10) $\int_1^e \frac{(1+\ln x)\mathrm{d}x}{x} = \int_1^e (1+\ln x)\mathrm{d}(1+\ln x) = \frac{1}{2}(1+\ln x)^2\Big|_1^e = \frac{3}{2}.$

(11) $\int_0^{2\pi} |\sin x|\mathrm{d}x = 4\int_0^{\frac{\pi}{2}} \sin x\mathrm{d}x = 4(-\cos x)\Big|_0^{\frac{\pi}{2}} = 4.$

(12) $\int_{-1}^1 \frac{x\mathrm{d}x}{\sqrt{5-4x}} \xlongequal{令 u=5-4x, \mathrm{d}x=-\frac{1}{4}\mathrm{d}u} -\frac{1}{4}\int_9^1 \frac{5-u}{4\sqrt{u}}\mathrm{d}u$

$= -\frac{5}{16}\int_9^1 \frac{1}{\sqrt{u}}\mathrm{d}u + \frac{1}{16}\int_9^1 \sqrt{u}\mathrm{d}u = \frac{1}{6}.$

(13) $\int_0^1 \dfrac{1}{1+e^x}dx = \int_0^1 \dfrac{1+e^x}{1+e^x}dx - \int_0^1 \dfrac{e^x}{1+e^x}dx = 1 - \int_0^1 \dfrac{d(1+e^x)}{1+e^x}$

$= 1 - \ln(1+e^x)\Big|_0^1 = 1 - \ln(1+e) + \ln 2 = \ln\dfrac{2e}{1+e}.$

(14) $\int_0^1 \sqrt{(1-x^2)^3}\,dx \xrightarrow[dx=-\sin t dt]{\text{令}\,x=\cos t} \int_0^{\frac{\pi}{2}}\left(\dfrac{1-\cos 2t}{2}\right)^2 dt$

$= \dfrac{1}{4}\int_0^{\frac{\pi}{2}}[1 - 2\cos 2t + \cos^2 2t]\,dt = \dfrac{3}{16}\pi.$

(15) $\int_0^2 \dfrac{dx}{\sqrt{x+1}+\sqrt{(x+1)^3}}dx \xrightarrow[dx=2tdt]{\text{令}\,t=\sqrt{x+1}} \int_1^{\sqrt{3}}\left(\dfrac{2t}{t+t^3}\right)dt = 2\arctan t\Big|_1^{\sqrt{3}}$

$= \dfrac{\pi}{6}.$

(16) $\int_0^a x^2\sqrt{a^2-x^2}\,dx \xrightarrow[dx=-a\sin t dt]{\text{令}\,x=a\cos t} -\int_{\frac{\pi}{2}}^0 a^2\cos^2 t \cdot a\sin t \cdot a\sin t\,dt$

$= \dfrac{a^4}{4}\int_0^{\frac{\pi}{2}}\sin^2 2t\,dt = \dfrac{a^4}{4}\int_0^{\frac{\pi}{2}}\dfrac{1-\cos 4t}{2}dt = \dfrac{a^4}{16}\pi.$

15. 当 k, l 为正整数且 $k \neq l$ 时,证明:

(1) $\int_{-\pi}^{\pi} \cos kx \sin lx\,dx = 0$;   (2) $\int_{-\pi}^{\pi} \cos kx \cos lx\,dx = 0.$

证明 (1) $\int_{-\pi}^{\pi} \cos kx \cdot \sin lx\,dx = \int_{-\pi}^{\pi} \dfrac{1}{2}[\sin(l-k)x + \sin(l+k)x]\,dx = 0 + 0 = 0.$

(2) 原式 $= \int_{-\pi}^{\pi} \dfrac{1}{2}[\cos(k+l)x + \cos(k-l)x]\,dx = 0 + 0 = 0.$

16. 设函数 $f(x)$ 是周期为 T 的连续函数,a 为任意实数,证明:

$$\int_a^{a+T} f(x)\,dx = \int_0^T f(x)\,dx.$$

证明 $\int_a^{a+T} f(x)\,dx = \int_a^0 f(x)\,dx + \int_0^T f(x)\,dx + \int_T^{a+T} f(x)\,dx.$

$\int_T^{a+T} f(x)\,dx \xrightarrow[dx=dt]{\text{令}\,x=t+T} \int_0^a f(t+T)\,dt = \int_0^a f(x)\,dx.$

$\therefore \int_a^{a+T} f(x)\,dx = \int_0^T f(x)\,dx.$

17. 发射火箭需要计算克服地球引力所做的功,设地球和火箭的质量分别为 M 和 m,地球半径为 R,试求将火箭送至离地高为 H 处需做多少功?

解 $F_{(y)} = -G\dfrac{Mm}{y^2}.$

$\therefore w = \int_R^{R+H} F_{(y)}\,dy$

$$= \int_R^{R+H} -G\frac{Mm}{y^2} dy$$

$$= G\int_R^{R+H} -\frac{Mm}{y^2} dy$$

$$= +G\left(\frac{Mm}{y}\right)\Big|_R^{R+H}$$

$$= +GMm\left(\frac{1}{R+H} - \frac{1}{R}\right)$$

$$= -GMm\left(\frac{1}{R} - \frac{1}{R+H}\right)$$

$$\because mg = \frac{GMm}{R^2}$$

$$\therefore GM = gR^2$$

$$\therefore w = -mgR^2\left(\frac{1}{R} - \frac{1}{R+H}\right)$$

$$|w| = mgR^2\left(\frac{1}{R} - \frac{1}{R+H}\right)$$

18. 大多数植物的生长率是以若干天为周期的连续函数. 假定一种谷物以 $g(t) = \sin^2(\pi t)$ 的速率生长, 其中 t 的单位是天. 求在前 10 天内谷物生长的量.

解 $Q = \int_0^{10} \sin^2(\pi t) dt = \int_0^{10} \frac{1-\cos 2\pi t}{2} dt = \left[\frac{t}{2} - \frac{\sin 2\pi t}{4\pi}\right]_0^{10} = 5.$

19. 口服药物必须先被吸收进入血液循环, 然后才能在机体的不同部位发挥作用. 一种典型的吸收率函数具有以下形式:

$$f(t) = kt(t-b)^2, \quad 0 \leqslant t \leqslant b,$$

其中 k 和 b 是常数. 求药物吸收的总量.

解 $Q = \int_0^b kt(t-b)^2 dt = k\int_0^b (t^3 - 2bt^2 + b^2 t) dt$

$$= k\left[\frac{t^4}{4}\Big|_0^b - \frac{2bt^3}{3}\Big|_0^b + \frac{b^2 t^2}{2}\Big|_0^b\right] = \frac{kb^4}{12}.$$

20. 求由抛物线 $y = x^2 - 4x + 5$, x 轴及直线 $x = 3$, $x = 5$ 所围成的图形的面积.

解 画草图如图 3-2 所示.

$$A = \int_3^5 (x^2 - 4x + 5) dx$$

$$= \left(\frac{x^3}{3} - 2x^2 + 5x\right)\Big|_3^5 = 10\frac{2}{3}.$$

21. 求抛物线 $y = -x^2 + 4x - 3$ 及其在 $(0, -3)$ 和点 $(3, 0)$ 处切线所围成的图

形的面积.

解 (1) 先求在点 $(0,-3)$ 及 $(3,0)$ 处的切线方程. 因 $y'=-2x+4$, 所以 $y'\big|_{x=0}=4$, 此时切线方程为 $y=4x-3$, 又 $y'\big|_{x=3}=-2$, 此时切线方程为 $y=-2x+6$, 其草图如图 3-3.

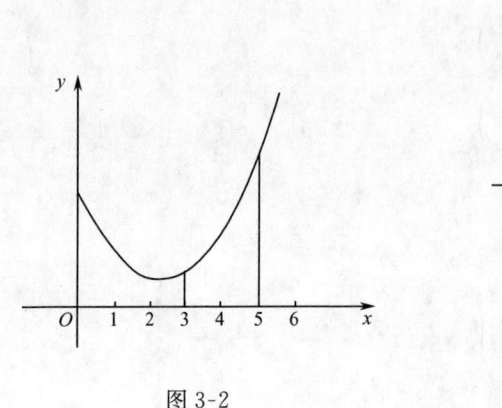

图 3-2   图 3-3

(2) 其次求这两切线交点, 由 $\begin{cases} y=4x-3, \\ y=-2x+6, \end{cases}$ 解得 $\left(\dfrac{3}{2},3\right)$, 则所为图形面积为:

$$A=\int_0^{\frac{3}{2}}[(4x-3)-(-x^2+4x-3)]dx$$
$$+\int_{\frac{3}{2}}^3[(-2x+6)-(-x^2+4x-3)]dx$$
$$=\int_0^{\frac{3}{2}}x^2dx+\int_{\frac{3}{2}}^3(x^2-6x+9)dx=\dfrac{9}{4}.$$

22. 求双曲线 $\dfrac{x^2}{a^2}-\dfrac{y^2}{b^2}=1$ 与 $y=b,x=0$ 所围成的平面图形绕 y 轴旋转所产生的旋转体的体积.

解 做草图如图 3-4 所示.

$$V=2\int_0^b\pi x^2dy=2\int_0^b\pi a^2\left(1+\dfrac{y^2}{b^2}\right)dy$$
$$=\dfrac{2\pi a^2}{b^2}\left(b^2y+\dfrac{y^3}{3}\right)\bigg|_0^b=\dfrac{8\pi a^2 b}{3}.$$

23. 求由抛物线 $y=x^2,x=y^2$ 所围图形绕 x 轴旋转所成的旋转体的体积.

解 画草图如图 3-5 所示.

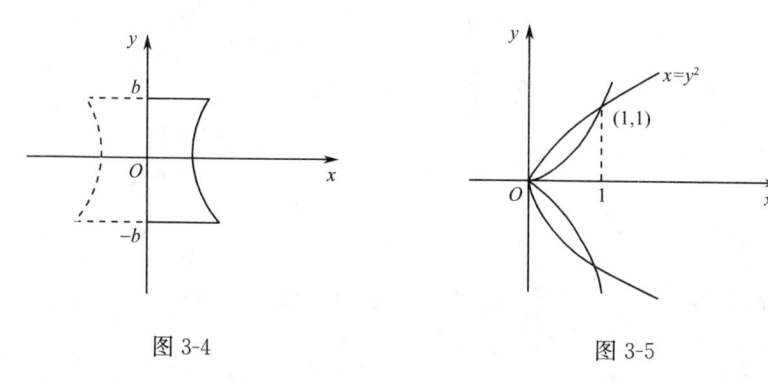

$$V = \pi\int_0^1 y_1^2 \,\mathrm{d}x - \pi\int_0^1 y_2^2 \,\mathrm{d}x$$
$$= \pi\int_0^1 x \,\mathrm{d}x - \pi\int_0^1 x^4 \,\mathrm{d}x$$
$$= \frac{3}{10}\pi.$$

图 3-4

图 3-5

24. 求由 $x^2+(y-5)^2=16$ 围成的图形绕 x 轴旋转成的体积.

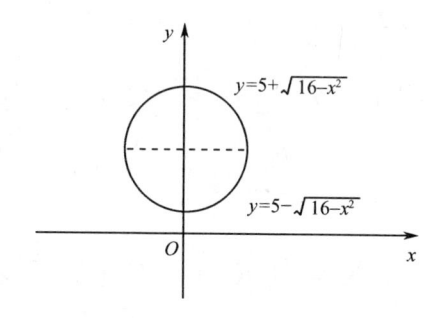

解 画草图如图 3-6 所示.
$$V = \pi\int_{-4}^4 (5+\sqrt{16-x^2})^2 \,\mathrm{d}x - \pi\int_{-4}^4 (5-\sqrt{16-x^2})^2 \,\mathrm{d}x$$
$$= 20\pi\int_0^4 \sqrt{16-x^2} \,\mathrm{d}x = 160\pi^2.$$

图 3-6

25. 已知某化学反应的速度为 $v = ak\mathrm{e}^{-kt}$,其中,a,k 为常数,求时间区间 $[0,t_1]$ 内的平均速度.

解 $\bar{v} = \dfrac{\int_0^{t_1} ak\mathrm{e}^{-kt}\,\mathrm{d}t}{t_1 - 0} = \dfrac{-a\mathrm{e}^{-kt_1}+1}{t_1}$

26. 实验研究发现,某重金属毒物(如镉、汞、铅等)t 时刻在体内的残留量

$$N = N_0 e^{-kt}$$

其中 N_0 为开始时体内最初的数量(浓度),即每日的吸收量;k 为该物质由体内排出体外的速率常数(排泄率).且已知 $T_{1/2}$ 为该毒物由体内排出一半的时间,即生物半衰期.求体内重金属最大的蓄积量.

解 先求出 $t = [0, T]$ 时间段内,体内重金属的蓄积量

$$N_{[0,T]} = \int_0^T N \, dt = \int_0^T N_0 e^{-kt} \, dt = -\frac{N_0}{k} e^{-kt} \Big|_0^T = \frac{N_0}{k}(1 - e^{-kT}).$$

k 为排泄率,所以 $k > 0$.体内重金属最大的蓄积量

$$N_\infty = \lim_{T \to +\infty} N_{[0,T]} = \lim_{T \to +\infty} \frac{N_0}{k}(1 - e^{-kt}) = \frac{N_0}{k}.$$

将 $t = T_{1/2}, N = \frac{N_0}{2}$ 代入上式,$k = \frac{\ln 2}{T_{1/2}} \approx \frac{0.6931}{T_{1/2}}, N_\infty \approx \frac{N_0 T_{1/2}}{0.6931} \approx 1.44 N_0 T_{1/2}.$

故最大的蓄积量 $= 1.44 \times$ 每日吸收量 $\times$ 生物半衰期.

27. 求函数 $y = e^{-x}$ 在区间 $[0, 1]$ 的平均值.

解 $\dfrac{\int_0^1 e^{-x} dx}{1 - 0} = 1 - \dfrac{1}{e}.$

28. 判别下列各广义积分的收敛性,如果收敛,则计算广义积分的值.

(1) $\int_1^{+\infty} \dfrac{dx}{x^4}$; (2) $\int_1^{+\infty} \dfrac{dx}{\sqrt{x}}$; (3) $\int_0^{+\infty} x e^{-x^2} dx.$

解 (1) $\lim\limits_{b \to +\infty} \int_1^b x^{-4} dx = \lim\limits_{b \to +\infty} -\dfrac{1}{3}\left(\dfrac{1}{b^3} - 1\right) = \dfrac{1}{3}$ (收敛).

(2) $\lim\limits_{b \to +\infty} \int_1^b x^{-\frac{1}{2}} dx = \lim\limits_{b \to +\infty} 2\sqrt{x} \Big|_1^b = +\infty$ (发散).

(3) $\lim\limits_{b \to +\infty} -\dfrac{1}{2} \int_0^b e^{-x^2} d(-x^2) = \lim\limits_{b \to +\infty} -\dfrac{1}{2}(e^{-b^2} - 1) = \dfrac{1}{2}$ (收敛).

四、客观模拟试题与答案或提示

(一) 判断题

1. 函数 $f(x)$ 的原函数叫做函数 $f(x)$ 的不定积分,记作 $\int f(x) dx$ ( ).

2. 函数 $f(x)$ 的任意两个原函数之差恒为 0 ( ).

3. 若 $f(x)$ 为连续函数,且 $F'(x) = f(x)$,则 $\int f(x) dx = F(x)$ ( ).

4. 不定积分与微分公式之间的联系:$F'(x) = f(x)$ 或 $dF(x) = f(x) dx \Leftrightarrow \int f(x)$

$dx = F(x) + c$ (   ).

5. $\int_{-1}^{2} \frac{1}{x} dx = \ln|x| \Big|_{-1}^{2} = \ln 2 - \ln 1 = \ln 2$ (   ).

6. $y = \int_{0}^{x} \sin t \, dt$ 在 $x = 0$ 处的导数为 0(   ).

7. $\int_{-\pi}^{\pi} x^4 \sin x \, dx = 0$ (   ).

8. 因为 $\frac{1}{x^2}$ 在 $[-1,1]$ 上不连续,所以 $\int_{-1}^{1} \frac{1}{x^2} dx$ 不能用牛顿-莱布尼茨公式计算 (   ).

(二) 选择题

1. $\int_{-1}^{1} x |x| \, dx = ($).

   (A) 0; (B) $\frac{2}{3}$; (C) 1; (D) $-\frac{2}{3}$.

2. 下面积分收敛的是(   ).

   (A) $\int_{-\infty}^{+\infty} \frac{1}{1+x^2} dx$; (B) $\int_{1}^{+\infty} \frac{1}{x^{\frac{1}{2}}} dx$;

   (C) $\int_{1}^{+\infty} x^{-\frac{1}{2}} dx$; (D) $\int_{1}^{+\infty} e^{\frac{1}{2}} dx$.

3. 下列命题正确的是(   ).

   (A) $\left[\int f(x) dx\right]' = \int f'(x) dx$; (B) $\int f'(x) dx = f(x)$;

   (C) $\int df(x) = f(x) + c$; (D) $d\left[\int f(x) dx\right] = \int df(x)$.

4. 设 $f(x)$ 为 $[-a, a]$ 上的连续函数,则定积分 $\int_{-a}^{a} f(-x) dx = ($).

   (A) 0; (B) $2\int_{-a}^{a} f(x) dx$;

   (C) $-\int_{-a}^{a} f(x) dx$; (D) $\int_{-a}^{a} f(x) dx$.

5. 设 $F'(x) = f(x)$,则 $\int f(b - ax) dx = ($).

   (A) $\frac{1}{a} F(b - ax) + c$; (B) $-\frac{1}{a} F(b - ax) + c$;

   (C) $F(b - ax) + c$; (D) $-aF(b - ax) + c$.

6. 设 e^{-x} 是 $f(x)$ 的一个原函数,则 $\int x f(x) dx$ 等于(   ).

   (A) $e^{-x}(1 - x + c)$; (B) $-e^{-x}(x + 1) + c$;

(C) $e^{-x}(x-1)+c$;   (D) $e^{-x}(x+1)+c$.

7. $\dfrac{d}{dx}\left(\displaystyle\int_1^{\sqrt{x}}\sqrt{1+t^4}\,dt\right)$ 等于(   ).

(A) $\sqrt{1+x^2}$;   (B) $\sqrt{1+x^4}$;

(C) $\dfrac{1}{2}\sqrt{\dfrac{1}{x}+x^2}$;   (D) $\dfrac{1}{2}\sqrt{\dfrac{1}{x}+x}$.

8. 已知 $f(x)=e^{-x^2}$,则 $\int f'(x)f''(x)\,dx=($ $)$.

(A) $2x^2 e^{-x^2}+c$;   (B) $2x^2 e^{-2x^2}+c$;

(C) $4x e^{-x^4}+c$;   (D) $4x^2 e^{-x^2}+c$.

(三) 填空题

1. $\displaystyle\int x\ln(1+x^2)\,dx=$ _____.

2. 设 k 为正整数,则 $\displaystyle\int_{-\pi}^{\pi}\sin^2 kx\,dx=$ _____.

3. $\displaystyle\int \arctan x\,dx=$ _____.

4. 设 k,l 为正整数,且 $k\neq l$,则 $\displaystyle\int_{-\pi}^{\pi}\sin kx\cdot\sin lx\,dx=$ _____.

5. $\displaystyle\int\dfrac{1}{e^x+e^{-x}}\,dx=$ _____.

6. $\dfrac{d}{dx}\left[\displaystyle\int_0^{x^2+1}\cos t\,dt\right]=$ _____.

7. $\displaystyle\int \sin 2x\,dx=$ _____.

8. 设 $y=\displaystyle\int_0^x t e^t\,dt$,则 $\dfrac{dy}{dx}=$ _____.

(四) 判断题提示

1. 所有原函数;

2. $f(x)=2x$ 的两个原函数 $F_1(x)=x^2+1, F_2(x)=x^2+101$;

3. $F(x)+c$;

4. 略;

5. 被积函数在 $x=0$ 处无界;

6. 直接求积分上限函数的导数;

7. 被积函数是奇函数,积分区间对称;

8. 理由正确.

（五）选择题提示

1. $\int_0^1 x^2 \mathrm{d}x + \int_{-1}^0 (-x^2)\mathrm{d}x$；

2. $\int_0^{+\infty} \dfrac{1}{1+x^2}\mathrm{d}x$ 和 $\int_{-\infty}^0 \dfrac{1}{1+x^2}\mathrm{d}x$ 分别收敛；

3. (A)、(B)、(D) 不符合不定积分性质；

4. 做变换 $t = -x$；

5. 做变换 $t = b - x$；

6. 令 $F(x) = \mathrm{e}^{-x}$ 后可求 $f(x) = -\mathrm{e}^{-x}$，再做分部积分；

7. 直接复合函数求导；

8. 原式 $= \int f'(x)\mathrm{d}f'(x) = \dfrac{1}{2}[f'(x)]^2 + c = 2x^2 \mathrm{e}^{-2x^2} + c$.

（六）填空题提示

1. 分部积分；

2. 三角公式积化差，$\int_{-\pi}^{\pi} \cos kx \mathrm{d}x = 0$；

3. 分部积分；

4. 三角公式积化差，利用 $\int_{-\pi}^{\pi} \cos kx \mathrm{d}x = 0$；

5. 分子分母分别乘 e^x 后积分；

6. 积分上限函数进行复合函数求导；

7. 略；

8. 直接求导.

（七）客观模拟试题答案

（一）判断题

1. ×； 2. ×； 3. ×； 4. √； 5. ×； 6. √；
7. √； 8. √.

（二）选择题

1. (A)； 2. (A)； 3. (C)； 4. (D)； 5. (B)； 6. (D)；
7. (D)； 8. (B).

（三）填空题

1. $\dfrac{x^2}{2}\ln(1+x^2) - \dfrac{x^2}{2} + \dfrac{1}{2}\ln(1+x^2) + c$； 2. π；

3. $x\arctan x-\frac{1}{2}\ln(1+x^2)+c$;

4. 0;

5. $\arctan e^x+c$;

6. $2x\cos(x^2+1)$;

7. $-\frac{1}{2}\cos 2x+c$;

8. xe^x.

五、第三章模拟试题及试题答案或提示

(一) 第三章模拟试题(A)

1. $\int x\sin\sqrt{x}\,dx$.

2. $\int xf(x)\,dx = \arcsin x + c$,求不定积分$\int \frac{1}{f(x)}\,dx$.

3. 设$f(x)$在$[0,+\infty)$上连续,且满足$\int_0^{x^2(1+x)} f(t)\,dt = x$,求$f(2)$.

4. 证明不等式$\frac{\pi}{9} \leqslant \int_{\frac{\sqrt{3}}{3}}^{\sqrt{3}} x\arctan x\,dx \leqslant \frac{2\pi}{3}$成立.

5. 求由曲线$y=2-x^2$,$y=x(x\geqslant 0)$与直线$x=0$所围成的平面图形绕x轴旋转一周所生成的旋转体体积.

6. 在区间$[0,4]$上,计算曲线$y=4-x^2$与x轴,y轴以及$x=4$所围成图形面积.

7. 设$f(x)$定义区间$\left[0,\frac{\pi}{2}\right]$上连续,且满足$f(x) = x^2\cos x + \int_0^{\frac{\pi}{2}} f(t)\,dt$,求$f(x)$.

8. 求定积分$\int_{-\frac{1}{2}}^{\frac{1}{2}} \frac{\arcsin x + \sin x}{\sqrt{1-x^2}}\,dx$.

9. 求不定积分$\int \frac{x\cos x}{\sin^3 x}\,dx$.

(二) 第三章模拟试题答案或提示(A)

1. $-2(x-6)\sqrt{x}\cos\sqrt{x}+6(x-2)\sin\sqrt{x}+c$. 提示:设$t=\sqrt{x}$,则$x=t^2$,再两次分部积分.

2. $\int \frac{1}{f(x)}\,dx = -\frac{1}{3}\sqrt{(1-x^2)^3}+c$. 提示:$xf(x) = \frac{1}{\sqrt{1-x^2}}$,$\frac{1}{f(x)} = x\sqrt{1-x^2}$.

3. $f(2)=\frac{1}{5}$. 提示:方程求导后得$f(x^2+x^3)\cdot(2x+3x^2)=1$.

4. 提示:由不定积分性质$m(b-a) \leqslant \int_a^b f(x)\,dx \leqslant M(b-a)$,设$f(x)=$

$x\arctan x$, $m = \dfrac{\sqrt{3}}{18}\pi$, $M = \dfrac{\sqrt{3}}{3}\pi$.

5. $\dfrac{38}{15}\pi$. 提示：两个绕 x 轴旋转的体积之差 $= V_1 - V_2 = \dfrac{43}{15}\pi - \dfrac{1}{3}\pi$.

6. $S = \int_0^2 (4-x^2)\mathrm{d}x + \int_2^4 (x^2-4)\mathrm{d}x = 16$.

7. $f(x) = x^2\cos x + \dfrac{\pi^2 - 8}{2(2-\pi)}$. 提示：设 $a = \int_0^{\frac{\pi}{2}} f(t)\mathrm{d}t$，则 $f(x) = x^2\cos x + a$，$a = \int_0^{\frac{\pi}{2}}(x^2\cos x + a)\mathrm{d}x = \dfrac{\pi^2 - 8}{2(2-\pi)}$.

8. 0. 提示：$\int_{-\frac{1}{2}}^{\frac{1}{2}} \dfrac{\sin x}{\sqrt{1-x^2}}\mathrm{d}x = 0$.（被积函数奇函数）

9. $-\dfrac{1}{2} \cdot \dfrac{x}{\sin^2 x} - \dfrac{1}{2}\cot x + c$. 提示：原式 $= \int \dfrac{x}{\sin^3 x}\mathrm{d}(\sin x)$ 后分部积分.

（三）第三章模拟试题(B)

1. 求 $\displaystyle\int \dfrac{f'(\ln x)}{x\sqrt{f(\ln x)}}\mathrm{d}x$.

2. 求定积分 $\displaystyle\int_{-1}^1 (x + \sqrt{1-x^2})^2\mathrm{d}x$.

3. 求广义积分 $\displaystyle\int_0^{+\infty} \mathrm{e}^{-x}\cos x\mathrm{d}x$.

4. 求证：方程 $3x - 1 - \displaystyle\int_0^x \dfrac{1}{1+t^4}\mathrm{d}t = 0$ 在 $(0,1)$ 内有唯一实根.

5. $f(x) = \begin{cases} \dfrac{1}{1+\mathrm{e}^x}, & x < 0, \\ \dfrac{1}{1+x}, & x \geqslant 0, \end{cases}$ 求 $\displaystyle\int_0^2 f(x-1)\mathrm{d}x$.

6. 求 $\displaystyle\int_{-1}^1 \dfrac{2x^2 + x\cos x}{1+\sqrt{1-x^2}}\mathrm{d}x$.

7. 求曲线 $y = \mathrm{e}^{3x}$ 在横坐标为 $x=1$ 点处切线与此曲线及 x 轴，y 轴围成的平面图形的面积及该图形绕 x 轴旋转所得旋转体体积.

8. 求极限 $\displaystyle\lim_{n\to\infty}\int_n^{n+p} \dfrac{\sin x}{x}\mathrm{d}x\ (p > 0)$

9. 设 $g(t)$ 在 $[a,b]$ 上的连续函数，$f(x) = \displaystyle\int_a^x g(t)\mathrm{d}t$，证明在 $[a,b]$ 上至少存在一点 ξ，使 $g(\xi) = \dfrac{f(b)}{b-a}$.

(四) 第三章模拟试题答案或提示(B)

1. 提示:凑微分.

2. 2. 提示:设 $x=\cos Q$,原式 $=-\int_{-\pi}^{0}(\cos Q-\sin Q)^{2}\sin\theta d\theta$.

3. $\frac{1}{2}$. 提示:设 $I=\int_{0}^{+\infty}e^{-x}\cos x dx$,两次分部积分得 $2I=1$.

4. 提示:设 $F(x)=3x-1-\int_{0}^{x}\frac{1}{1+t^{4}}dt$, $F(0)=-1<0$, $\int_{0}^{1}\frac{1}{1+t^{4}}dt<\int_{0}^{1}dt$, $F(1)=2-\int_{0}^{1}\frac{1}{1+t^{4}}dt>2-\int_{0}^{1}dt=1>0$,又因 $F'(x)>0$,即证唯一性.

5. $\ln(1+e)$. 提示: $\int_{0}^{2}f(x-1)dx\xrightarrow{x-1=t}\int_{-1}^{1}f(t)dt$.

6. $4-\pi$. 提示:奇偶函数在对称区间上的积分结果.原式等于偶函数和奇函数积分.

7. $S=\frac{1}{6}e^{3}-\frac{1}{3}$, $V=\frac{e^{6}-3}{18}\pi$. 提示:切线方程 $y=e^{3}(3x-2)$, $S=\int_{0}^{1}e^{3x}dx-\int_{\frac{2}{3}}^{1}e^{3}(3x-2)dx$; $V=\pi\int_{0}^{1}(e^{3x})^{2}dx-\pi\int_{\frac{2}{3}}^{1}[e^{3}(3x-2)]^{2}dx$.

8. 0. 提示:原式 $=\lim\limits_{\xi\to\infty}\frac{\sin\xi}{\xi}p=0$,积分中值定理.

9. 提示:利用积分中值定理证明.

第四章 多元函数微分学

一、教学基本要求和知识要点

(一) 基本要求

1. 了解多元函数的概念,了解空间直角坐标系,知道简单的空间曲面;

2. 知道二元函数的极限、连续性等概念,会求二元函数的极限,了解判断二元函数极限不存在以及在某点不连续等问题;

3. 知道偏导数、全导数、全微分概念,会求二阶偏导数,熟练掌握求复合函数的偏导数,掌握隐函数求导法则的方法;

4. 了解多元函数极值的概念,掌握求二元函数的极值和求无约束条件极值的方法.

基本要求层次程度术语顺序:①理解,熟练掌握;②了解,掌握;③知道,会.

(二) 知识要点

1. 二元函数概念(了解)

设有三个变量 x,y,z,如果变量 x,y 在允许的区域内任取定一对值时,变量 z 按着一定的规律总有唯一确定的值与之对应,则变量 z 称为变量 x,y 的二元函数. 记作:$z=f(x,y)$.

类似地,可以定义三元函数 $u=f(x,y,z)$;以及 n 元函数 $y=f(x_1,x_2,\cdots,x_n)$. 二元及二元以上的函数统称为多元函数.

2. 几个简单的空间曲面(知道)

(1) 球面 $x^2+y^2+z^2=R^2$ 球心在 $O(0,0,0)$,半径为 R.

(2) 椭球面 $\dfrac{x^2}{a^2}+\dfrac{y^2}{b^2}+\dfrac{z^2}{c^2}=1$. a,b,c 为椭球面的半轴.

(3) 椭圆抛物面 $\dfrac{x^2}{a^2}+\dfrac{y^2}{b^2}=z$ $(a>0,b>0)$.

(4) 椭圆柱面 $\dfrac{x^2}{a^2}+\dfrac{y^2}{b^2}=1$,当 $a=b$ 时为圆柱面.

(5) 锥面 $\dfrac{x^2}{a^2}+\dfrac{y^2}{b^2}-\dfrac{z^2}{c^2}=0$,当 $a=b$ 时为圆锥面.

3. 空间两点间距离(会)

$$A(x_1,y_1,z_1), B(x_2,y_2,z_2)$$

则

$$|AB| = \sqrt{(x_1-x_2)^2+(y_1-y_2)^2+(z_1-z_2)^2}.$$

4. 二元函数极限(知道)

定义：设二元函数 $z=f(x,y)$ 在点 $p_0(x_0,y_0)$ 的某一邻域内有定义(在 p_0 处可以无定义)，如果 $p(x,y)$ 沿任何路径无限趋于定点 $p_0(x_0,y_0)$ 时，函数 $f(x,y)$ 无限趋于一个常数 A，则称 A 是函数 $f(x,y)$，当 $p(x,y) \to p_0(x_0,y_0)$ 时的极限，记为：

$$\lim_{\substack{x \to x_0 \\ y \to y_0}} f(x,y) = A \text{ 或 } \lim_{\rho=0} f(x,y) = A,$$

其中 $\rho = \sqrt{(x-x_0)^2+(y-y_0)^2}$，是指 p 与 p_0 间的距离.

注意：二元函数的极限要求是 $p(x,y)$ 以任何方向，任何方式，任何路径趋向 $p(x_0,y_0)$，均有 $f(x,y) \to A(x \to x_0, y \to y_0)$，如果沿两条不同路径，$\lim\limits_{\substack{x \to x_0 \\ y \to y_0}} f(x,y)$ 不相等，则可断定，$\lim\limits_{\substack{x \to x_0 \\ y \to y_0}} f(x,y)$ 不存在，这是证明多元函数极限不存在的有效方法.

5. 偏导数，全微分(熟练掌握)

(1) 偏导数，$z=f(x,y)$ 在点 (x_0,y_0) 及其邻域有定义，如有极限 $\lim\limits_{\Delta x \to 0} \dfrac{f(x_0+\Delta x, y_0) - f(x_0,y_0)}{\Delta x}$ 存在，则称此极限为 $z=f(x,y)$ 在点 (x_0,y_0) 处对 x 的偏导数. 记为 $\dfrac{\partial z}{\partial x}\bigg|_{\substack{x=x_0 \\ y=y_0}}$ 或 $f'_x(x_0,y_0)$ 或 $\dfrac{\partial f}{\partial x}\bigg|_{\substack{x=x_0 \\ y=y_0}}$ 或 $z'_x(x_0,y_0)$.

同样可以定义函数 $z=f(x,y)$ 在点 (x_0,y_0) 处对 y 的偏导数，

$$\lim_{\Delta y \to 0} \frac{f(x_0, y_0+\Delta y) - f(x_0,y_0)}{\Delta y},$$

记为 $\dfrac{\partial z}{\partial y}\bigg|_{\substack{x=x_0 \\ y=y_0}}$ 或 $f'_y(x_0,y_0)$ 或 $\dfrac{\partial f}{\partial y}\bigg|_{\substack{x=x_0 \\ y=y_0}}$ 或 $z'_y(x_0,y_0)$.

(2) 全微分

$$\mathrm{d}z = \frac{\partial z}{\partial x}\mathrm{d}x + \frac{\partial z}{\partial y}\mathrm{d}y (\text{二元 } z=f(x,y)),$$

$$du = \frac{\partial u}{\partial x}dx + \frac{\partial u}{\partial y}dy + \frac{\partial u}{\partial z}dz(三元\ u = f(x,y,z)).$$

6. 二阶偏导数(会)

二元函数 $z=f(x,y)$ 的偏导数 $f'_x(x,y)$, $f'_y(x,y)$ 一般仍为 x,y 的函数, 如果它们的偏导数也存在, 则称这些偏导数为 $z=f(x,y)$ 的二阶偏导数, 二阶偏导数共有以下四个.

$$\frac{\partial}{\partial x}\left(\frac{\partial z}{\partial x}\right) = \frac{\partial^2 z}{\partial x^2} = f''_{xx}(x,y) = z''_{xx},$$

$$\frac{\partial}{\partial y}\left(\frac{\partial z}{\partial x}\right) = \frac{\partial^2 z}{\partial x \partial y} = f''_{xy}(x,y) = z''_{xy},$$

$$\frac{\partial}{\partial x}\left(\frac{\partial z}{\partial y}\right) = \frac{\partial^2 z}{\partial y \partial x} = f''_{yx}(x,y) = z''_{yx},$$

$$\frac{\partial}{\partial y}\left(\frac{\partial z}{\partial y}\right) = \frac{\partial^2 z}{\partial y^2} = f''_{yy}(x,y) = z''_{yy},$$

且有 $z''_{xy}=z''_{yx}$ (二阶混合偏导数在区域内连续).

7. 多元函数极值(了解)

定义:设函数 $z=f(x,y)$ 在点 (x_0,y_0) 的某个邻域内有定义, 对于点 (x_0,y_0) 邻域的其他各点 (x,y), 如果恒有 $f(x,y)<f(x_0,y_0)$, 则称函数在点 (x_0,y_0) 有极大值 $f(x_0,y_0)$. 如果恒有 $f(x,y)>f(x_0,y_0)$, 则称函数在点 (x_0,y_0) 取得极小值. 极大值与极小值统称为极值. 使函数取得极值的点称为极值点. 极值是区域某个局部概念, 最大或最小值是区域整体概念.

8. 复合函数的偏导数(熟练掌握)

设 $u=\varphi(x,y)$, $v=\psi(x,y)$, 在点 (x,y) 处有连续偏导数, 函数 $z=f(u,v)$ 在对应点 (u,v) 处有连续偏导数, 则复合函数 $z=f[\varphi(x,y),\psi(x,y)]$ 对 x 及 y 的偏导数存在且有

$$\frac{\partial z}{\partial x} = \frac{\partial z}{\partial u}\cdot\frac{\partial u}{\partial x} + \frac{\partial z}{\partial v}\cdot\frac{\partial v}{\partial x},$$

$$\frac{\partial z}{\partial y} = \frac{\partial z}{\partial u}\cdot\frac{\partial u}{\partial y} + \frac{\partial z}{\partial v}\cdot\frac{\partial v}{\partial y}.$$

其他复合情形, 如 $u=\varphi(x)$, $v=\psi(x)$ 或 $u=\varphi(x,y)$, $v=\psi(y)$ 可作为上述公式的特例得到相应的公式. 求复合函数偏导数注意三点: ①多元函数的偏导数个数等于自变量的个数, 与中间变量个数无关. ②计算多元复合函数偏导时, 可以看成把其他变量看成常量而把要求偏导的变量看成变量的一元复合函数求导. ③掌握多

元复合函数的求导法则的关键是弄清函数复合结构,可用结构图自行表示求导的途径.

9. 隐函数求导方法(掌握)

$F'_z(x,y,z)$ 在 (x_0,y_0,z_0) 连续,且 $F'_z(x_0,y_0,z_0) \neq 0$,则二元函数 $z=f(x,y)$ 由方程 $F(x,y,z)=0$ 所确定的隐函数的偏导数:

$$\frac{\partial z}{\partial x} = -\frac{F'_x}{F'_z}, \qquad \frac{\partial z}{\partial y} = -\frac{F'_y}{F'_z}$$

10. 多元函数极值(熟练掌握)

(1) 如果函数 $z=f(x,y)$ 在点 (x_0,y_0) 有极值,并且在该点处两个一阶偏导数存在. 则 $f'_x(x_0,y_0)=0$ 且 $f'_y(x_0,y_0)=0$. 这是极值存在必要条件.

(2) 如果 $z=f(x,y)$ 在点 (x_0,y_0) 的某一邻域内连续,且有一阶及二阶连续偏导数,又

$$f'_x(x_0,y_0)=0, \qquad f'_y(x_0,y_0)=0.$$

令 $f''_{xx}(x_0,y_0)=A, f''_{xy}(x_0,y_0)=B, f''_{yy}(x_0,y_0)=C$. 则有

1) 当 $B^2-AC<0$ 时,函数在点 (x_0,y_0) 有极值,且当 $A<0$ 时为极大值,当 $A>0$ 为极小值.

2) 当 $B^2-AC>0$ 时,函数在点 (x_0,y_0) 没有极值.

3) 当 $B^2-AC=0$ 时,函数 $z=f(x,y)$ 在点 (x_0,y_0) 可能有极值,也可能无极值.

(3) 是极值的充分条件.

(4) 无约束条件极值的方法

1) 求函数 $z=f(x,y)$ 的一阶及二阶偏导数.

2) 令 $\begin{cases} f'_x(x,y)=0, \\ f'_y(x,y)=0, \end{cases}$ 解该方程组得的实数即为所求的驻点.

3) 对每个驻点,求出相应的 A, B, C 的值并用极值存在的充分条件,判定各驻点是否为极值点.

4) 求出每个极值点的函数极,即极值.

二、重点内容与侧重例题分析

例 4.1 设 $z = (x^2+y^2) \cdot e^{\frac{x^2+y^2}{xy}}$,求 dz.

解 $\dfrac{\partial z}{\partial x} = 2x \cdot e^{\frac{x^2+y^2}{xy}} + (x^2+y^2) e^{\frac{x^2+y^2}{xy}} \cdot \dfrac{2x \cdot xy - (x^2+y^2)y}{x^2 y^2}$

$$= \mathrm{e}^{\frac{x^2+y^2}{xy}} \cdot \frac{x^4-y^4+2x^3y}{x^2y}.$$

由对称性，

$$\frac{\partial z}{\partial y} = \mathrm{e}^{\frac{x^2+y^2}{xy}} \cdot \frac{y^4-x^4+2y^3x}{xy^2}.$$

故

$$\mathrm{d}z = \frac{1}{x^2y^2}\mathrm{e}^{\frac{x^2+y^2}{xy}}[(x^4-y^4+2x^3y)y\mathrm{d}x+(y^4-x^4+2y^3x)x\mathrm{d}y].$$

例 4.2 设 $\Phi(u,v)$ 有连续偏导数，a,b,c 是常数．证明由方程 $\Phi(cx-az, cy-bz)=0$ 所确定的函数． $z=z(x,y)$ 满足方程

$$a\frac{\partial z}{\partial x} + b\frac{\partial z}{\partial y} = c$$

证明 设 $F(x,y,z)=\Phi(cx-az,cy-bz), u=cx-az, v=cy-bz$，则 $F_x'=\Phi_u'\frac{\partial u}{\partial x}+\Phi_v'\frac{\partial v}{\partial x}=c\Phi_u'. F_y'=c\Phi_v', F_z'=-a\Phi_u'-b\Phi_v'$，得到 $\frac{\partial z}{\partial x}=-\frac{F_x'}{F_z'}=\frac{c\Phi_u'}{a\Phi_u'+b\Phi_v'}, \frac{\partial z}{\partial y}=-\frac{F_y'}{F_z'}=\frac{c\Phi_v'}{a\Phi_u'+b\Phi_v'}$，所以 $a\frac{\partial z}{\partial x}+b\frac{\partial z}{\partial y}=c$. 得证.

例 4.3 设 $z=\frac{1}{x}f(xy)+yf(x+y)$，求 $\frac{\partial z}{\partial x}$.

解 令 $xy=u, x+y=v$ 则

$$\frac{\partial z}{\partial x} = -\frac{1}{x^2}f(u) + \frac{1}{x}f'(u)y + yf'(v).$$

例 4.4 求 $x^2+y^2+z^2-2x+2y-4z-10=0$ 确定的函数 $z=f(x,y)$ 的极值.

解 将方程的两边分别对 x,y 求偏导，得 $\begin{cases} 2x+2zz_x'-2-4z_x'=0 \\ 2y+2zz_y'+2-4z_y'=0 \end{cases}$ 由函数取极值的必要条件：$\begin{cases} z_x'=0 \\ z_y'=0 \end{cases}$ 解得 $x=1, y=-1, P(1,-1)$ 为驻点.

再对上面方程组分别对 x,y 求偏导，得

$$A=z_{xx}''|_{(1,-1)}=\frac{(z-2)^2+(1-x)^2}{(2-z)^3}|_{(1,-1)}=\frac{1}{2-z}$$

$$B=z_{xy}''|_{(1,-1)}=0$$

$$C=z_{yy}''|_{(1,-1)}=\frac{(2-z)^2+(1+y)^2}{(2-z)^3}=\frac{1}{2-z}$$

$\because B^2-AC=-\frac{1}{(2-z)^2}<0, \therefore z=f(x,y)|_{(1,-1)}$ 取极值.

将 $x=1, y=-1$ 代入原方程，得 $z_1=-2, z_2=6$.

当 $z_1=-2$ 时,$A>0$. ∴为极小值.

当 $z=6$ 时,$A<0$. ∴为极大值.

三、解答题全解

1. 求下列函数定义域. (1) $z=\sqrt{1-x^2}+\sqrt{y^2-1}$;

解 (1) 因为 $1-x^2 \geqslant 0, y^2-1 \geqslant 0$,所以 $|x| \leqslant 1; |y| \geqslant 1; D=\{(x,y) | |x| \leqslant 1, |y| \geqslant 1\}$.

2. 求函数 $Z=\ln(1+x^2-y^2)$ 的不连续区域。

解 因 $1+x^2-y^2 \leqslant 0$,所以 $1 \leqslant y^2-x^2$, $D=\{(x,y) | 1 \leqslant y^2-x^2\}$.

3. 求下列函数的极限.

(1) $\lim\limits_{(x,y)\to(0,0)} \dfrac{2-\sqrt{xy+4}}{xy}$;

(2) $\lim\limits_{(x,y)\to(0,0)} \dfrac{\sin(x \cdot y)}{y}$;

(3) $\lim\limits_{(x,y)\to(0,0)} \dfrac{x^2-y^2}{x^4-y^4}$.

(4) $\lim\limits_{\substack{x\to\infty \\ y\to\infty}} \dfrac{x+y}{x+y^2}$

解 (1) $\lim\limits_{(x,y)\to(0,0)} \dfrac{2-\sqrt{xy+4}}{xy} = \lim\limits_{(x,y)\to(0,0)} \dfrac{(2-\sqrt{xy+4})(2+\sqrt{xy+4})}{xy(2+\sqrt{xy+4})} = \lim\limits_{(x,y)\to(0,0)} \dfrac{-1}{2+\sqrt{xy+4}} = -\dfrac{1}{4}$.

(2) $\lim\limits_{(x,y)\to(0,0)} \dfrac{\sin(xy)}{y} = \lim\limits_{(x,y)\to(0,0)} \dfrac{x\sin(xy)}{xy} = 0$.

(3) $\lim\limits_{(x,y)\to(0,0)} \dfrac{x^2-y^2}{x^4-y^4} = \lim\limits_{(x,y)\to(0,0)} \dfrac{1}{x^2+y^2} = \infty$.

(4) ∵ $\left|\dfrac{x+y}{x^2+y^2}\right| \leqslant \left|\dfrac{x+y}{2xy}\right| \leqslant \left|\dfrac{1}{2x}\right| + \left|\dfrac{1}{2y}\right|$

∴ $\lim\limits_{\substack{x\to\infty \\ y\to\infty}} \dfrac{x+y}{x^2+y^2} = 0$

4. 求下列函数的偏导数.

(1) $z=e^{2x}\sin y+10$; (2) $z=x^y+\ln a$; (3) $z=\ln(x+\ln y)+\ln e$;

(4) $z=\arcsin(y\sqrt{x})$; (5) $u=x^{\frac{y}{z}}$.

解 (1) $\dfrac{\partial z}{\partial x}=2e^{2x}\sin y, \dfrac{\partial z}{\partial y}=e^{2x}\cos y$;

(2) $\dfrac{\partial z}{\partial x}=yx^{y-1}, \dfrac{\partial z}{\partial y}=x^y\ln x$;

(3) $\dfrac{\partial z}{\partial x}=\dfrac{1}{x+\ln y},\dfrac{\partial z}{\partial y}=\dfrac{1}{(x+\ln y)y}$;

(4) $\dfrac{\partial z}{\partial x}=\dfrac{y}{2\sqrt{(1-xy^2)x}},\dfrac{\partial z}{\partial y}=\dfrac{\sqrt{x}}{\sqrt{1-xy^2}}$;

(5) $\dfrac{\partial u}{\partial x}=\dfrac{y}{z}x^{\frac{y}{z}-1},\dfrac{\partial u}{\partial y}=x^{\frac{y}{z}}\ln x\cdot\dfrac{1}{z},\dfrac{\partial u}{\partial z}=x^{\frac{y}{z}}\ln x\cdot\dfrac{-y}{z^2}=-\dfrac{y}{z^2}x^{\frac{y}{z}}\ln x$.

5. 求下列函数在给定点的偏导数.

(1) $z=\sin(2x+y)$ 在点 $\left(\pi,\dfrac{\pi}{6}\right)$;

(2) $z=(1+xy)^y$ 在点 $(1,2)$(课外题).

解 (1) $\dfrac{\partial z}{\partial x}=2\cos(2x+y),\dfrac{\partial z}{\partial y}=\cos(2x+y),\left.\dfrac{\partial z}{\partial x}\right|_{(\pi,\frac{\pi}{6})}=\sqrt{3}$,

$\left.\dfrac{\partial z}{\partial y}\right|_{(\pi,\frac{\pi}{6})}=\dfrac{\sqrt{3}}{2}$;

(2) 令 $u=1+xy,v=y$,

则

$$z=u^v,\dfrac{\partial z}{\partial x}=\dfrac{\partial z}{\partial u}\cdot\dfrac{\partial u}{\partial x}+\dfrac{\partial z}{\partial v}\cdot\dfrac{\partial v}{\partial x}=vu^{v-1}y=y^2(1+xy)^{y-1},$$

$$\dfrac{\partial z}{\partial y}=\dfrac{\partial z}{\partial u}\cdot\dfrac{\partial u}{\partial y}+\dfrac{\partial z}{\partial v}\cdot\dfrac{\partial v}{\partial y}=vu^{v-1}x+u^v\ln u$$

$$=xy(1+xy)^{y-1}+(1+xy)^y\ln(1+xy).$$

所以

$$\left.\dfrac{\partial z}{\partial x}\right|_{(1,2)}=12,\quad \left.\dfrac{\partial z}{\partial y}\right|_{(1,2)}=6+9\ln 3.$$

6. 设 $z=\ln(\sqrt{x}+\sqrt{y})$,求证: $x\dfrac{\partial z}{\partial x}+y\dfrac{\partial z}{\partial y}=\dfrac{1}{2}$.

证明

$$\dfrac{\partial z}{\partial x}=\dfrac{\frac{1}{2\sqrt{x}}}{\sqrt{x}+\sqrt{y}},\quad \dfrac{\partial z}{\partial y}=\dfrac{\frac{1}{2\sqrt{y}}}{\sqrt{x}+\sqrt{y}},$$

$$x\dfrac{\partial z}{\partial x}+y\dfrac{\partial z}{\partial y}=\dfrac{\frac{\sqrt{x}}{2}}{\sqrt{x}+\sqrt{y}}+\dfrac{\frac{\sqrt{y}}{2}}{\sqrt{x}+\sqrt{y}}=\dfrac{1}{2}.$$

7. 设 $z=\displaystyle\int_y^x e^{-t^2}dt$,求证: $\dfrac{\partial z}{\partial x}\cdot\left(-\dfrac{\partial z}{\partial y}\right)=e^{-x^2-y^2}$.

解 因为 $\dfrac{\partial z}{\partial x}=e^{-x^2},\dfrac{\partial z}{\partial y}=-e^{-y^2}$,所以 $\dfrac{\partial z}{\partial x}\left(-\dfrac{\partial z}{\partial y}\right)=e^{-x^2}e^{-y^2}=e^{-x^2-y^2}$.

8. 求下列函数的高阶偏导数.

(1) $z = 3\ln(x^2 + y^2)$;

(2) $z = \sin(x + 2y)$;

(3) $u = xy + yz + zx$.

解 (1) $\dfrac{\partial z}{\partial x} = \dfrac{6x}{x^2 + y^2}$, $\dfrac{\partial z}{\partial y} = \dfrac{6y}{x^2 + y^2}$

$\dfrac{\partial^2 z}{\partial x^2} = \dfrac{6(x^2 + y^2) - 6x \cdot 2x}{(x^2 + y^2)^2} = \dfrac{6(y^2 - x^2)}{(x^2 + y^2)^2}, \dfrac{\partial^2 z}{\partial y^2} = \dfrac{6(x^2 - y^2)}{(x^2 + y^2)^2}$,

$\dfrac{\partial^2 z}{\partial x \partial y} = \dfrac{-6x}{(x^2 + y^2)^2} \cdot 2y = \dfrac{-12xy}{(x^2 + y^2)^2}, \dfrac{\partial^2 z}{\partial y \partial x} = \dfrac{-6y}{(x^2 + y^2)^2} \cdot 2x = \dfrac{-12xy}{(x^2 + y^2)^2}$.

(2) $\dfrac{\partial z}{\partial x} = \cos(x + 2y)$, $\dfrac{\partial z}{\partial y} = 2\cos(x + 2y)$,

$\dfrac{\partial^2 z}{\partial x^2} = -\sin(x + 2y)$, $\dfrac{\partial^2 z}{\partial y^2} = -4\sin(x + 2y)$,

$\dfrac{\partial^2 z}{\partial x \partial y} = -2\sin(x + 2y)$, $\dfrac{\partial^2 z}{\partial y \partial x} = -2\sin(x + 2y)$.

(3) $\dfrac{\partial u}{\partial x} = y + z, \dfrac{\partial u}{\partial y} = x + z, \dfrac{\partial u}{\partial z} = x + y$,

$\dfrac{\partial^2 u}{\partial x^2} = 0, \dfrac{\partial^2 u}{\partial y^2} = 0, \dfrac{\partial^2 u}{\partial z^2} = 0, \dfrac{\partial^2 u}{\partial x \partial y} = 1, \dfrac{\partial^2 u}{\partial x \partial z} = 1, \dfrac{\partial^2 u}{\partial y \partial x} = 1, \dfrac{\partial^2 u}{\partial y \partial z} = 1$,

$\dfrac{\partial^2 u}{\partial z \partial x} = 1, \dfrac{\partial^2 u}{\partial z \partial y} = 1, \dfrac{\partial^3 u}{\partial x \partial y \partial z} = 0$.

9. 验证函数 $z = \arctan\dfrac{x}{y}$，其中 $x = u + v, y = u - v$，满足关系式：$\dfrac{\partial z}{\partial u} + \dfrac{\partial z}{\partial v} = \dfrac{u - v}{u^2 + v^2}$.

解 因为 $\dfrac{\partial z}{\partial u} = \dfrac{\partial z}{\partial x}\dfrac{\partial x}{\partial u} + \dfrac{\partial z}{\partial y}\dfrac{\partial y}{\partial u} = \dfrac{\dfrac{1}{y}}{1 + \dfrac{x^2}{y^2}} + \dfrac{-\dfrac{x}{y^2}}{1 + \dfrac{x^2}{y^2}}$,

$\dfrac{\partial z}{\partial v} = \dfrac{\partial z}{\partial x}\dfrac{\partial x}{\partial v} + \dfrac{\partial z}{\partial y}\dfrac{\partial y}{\partial v} = \dfrac{\dfrac{1}{y}}{1 + \dfrac{x^2}{y^2}} + \dfrac{-\dfrac{x}{y^2}}{1 + \dfrac{x^2}{y^2}}(-1)$,

所以 $\dfrac{\partial z}{\partial u} + \dfrac{\partial z}{\partial v} = \dfrac{\dfrac{2}{y}}{1 + \dfrac{x^2}{y^2}} = \dfrac{2y}{1 + \dfrac{x^2}{y^2}} = \dfrac{u - v}{u^2 + v^2}$.

10. 求下列多元复合函数的导数.

(1) $z = \dfrac{v}{u}$,而 $u = e^t$ $v = 1 - e^{2t}$,求 $\dfrac{dz}{dt}$;

(2) $z = u^2 \ln v$,而 $u = \dfrac{x}{y}$, $v = 3x - 2y$,求 $\dfrac{\partial z}{\partial x}, \dfrac{\partial z}{\partial y}$;

(3) $z = e^{x-2y}$,而 $x = \sin t$, $y = t^3$,求 $\dfrac{dz}{dt}$;(课外题)

(4) $z = f\left(\dfrac{x}{y}, x^2\right)$,求 $\dfrac{\partial z}{\partial x}, \dfrac{\partial z}{\partial y}$.

解 (1) $\dfrac{dz}{dt} = \dfrac{\partial z}{\partial u}\dfrac{du}{dt} + \dfrac{\partial z}{\partial v}\dfrac{dv}{dt} = -\dfrac{v}{u^2}e^t + \dfrac{1}{u}(-2e^{2t}) = -e^{-t} - e^t$.

(2) $\dfrac{\partial z}{\partial x} = \dfrac{\partial z}{\partial u}\dfrac{\partial u}{\partial x} + \dfrac{\partial z}{\partial v}\dfrac{\partial v}{\partial x} = 2u\ln v \cdot \dfrac{1}{y} + \dfrac{3u^2}{v} = \dfrac{2x}{y^2}\ln(3x-2y) + \dfrac{3x^2}{y^2(3x-2y)}$,

$\dfrac{\partial z}{\partial y} = \dfrac{\partial z}{\partial u}\dfrac{\partial u}{\partial y} + \dfrac{\partial z}{\partial v}\dfrac{\partial v}{\partial y} = 2u\ln v \cdot \left(-\dfrac{x}{y^2}\right) + \dfrac{-2u^2}{v} = -\dfrac{2x^2}{y^3}\ln(3x-2y)$

$\qquad - \dfrac{2x^2}{y^2(3x-2y)}$.

(3) $\dfrac{dz}{dt} = \dfrac{\partial z}{\partial x}\dfrac{dx}{dt} + \dfrac{\partial z}{\partial y}\dfrac{dy}{dt} = e^{x-2y}\cos t + e^{x-2y}(-2)3t^2 = e^{\sin t - 2t^3}(\cos t - 6t^2)$.

(4) 令 $z = f(u,v)$ $u = \dfrac{x}{y}, v = x^2$,

$$\dfrac{\partial z}{\partial x} = \dfrac{\partial z}{\partial u}\dfrac{\partial u}{\partial x} + \dfrac{\partial z}{\partial v}\dfrac{dv}{dx} = \dfrac{\partial f}{\partial u} \cdot \dfrac{1}{y} + \dfrac{\partial f}{\partial v}2x,$$

$$\dfrac{\partial z}{\partial y} = \dfrac{\partial z}{\partial u}\dfrac{\partial u}{\partial y} + \dfrac{\partial z}{\partial v}\dfrac{dv}{dy} = \dfrac{\partial f}{\partial u} \cdot \left(-\dfrac{x}{y^2}\right).$$

11. 求下列函数的全微分.

(1) $z = x^2 + xy^2 + \sin y$;

(2) $z = \arcsin \dfrac{x}{y}$;

(3) $z = \dfrac{e^{xy}}{e^x + e^y}$.

解 (1) $\dfrac{\partial z}{\partial x} = 2x + y^2, \dfrac{\partial z}{\partial y} = 2xy + \cos y$,

$$dz = \dfrac{\partial z}{\partial x}dx + \dfrac{\partial z}{\partial y}dy = (2x+y^2)dx + (2xy+\cos y)dy.$$

(2) $\dfrac{\partial z}{\partial x} = \dfrac{1}{\sqrt{1-\dfrac{x^2}{y^2}}}\dfrac{1}{y}, \dfrac{\partial z}{\partial y} = \dfrac{1}{\sqrt{1-\dfrac{x^2}{y^2}}}\left(-\dfrac{x}{y^2}\right)$,

$$dz=\frac{\partial z}{\partial x}dx+\frac{\partial z}{\partial y}dy=\frac{1}{y\sqrt{1-\frac{x^2}{y^2}}}\left(dx-\frac{x}{y}dy\right).$$

(3) $\dfrac{\partial z}{\partial x}=\dfrac{e^{xy}[(y-1)e^x+ye^y]}{[e^x+e^y]^2}, \dfrac{\partial z}{\partial y}=\dfrac{e^{xy}[(x-1)e^y+xe^x]}{[e^x+e^y]^2},$

$dz=\dfrac{\partial z}{\partial x}dx+\dfrac{\partial z}{\partial y}dy=\dfrac{e^{xy}}{[e^x+e^y]^2}\{[(y-1)e^x+ye^y]dx+[(x-1)e^y+xe^x]dy\}.$

12. 在半径为 a 的半球内,内接一长方体,问各边长多少时,其体积为最大?

解 设内接长方形的长、宽、高分别为 x、y、z 且满足

$$\begin{cases} R^2=a^2-z^2, \\ R^2=\left(\dfrac{1}{2}x\right)^2+\left(\dfrac{1}{2}y\right)^2. \end{cases}$$

长方形体积

$$v=xyz=xy\sqrt{a^2-\left(\frac{1}{2}x\right)^2-\left(\frac{1}{2}y\right)^2},$$

$$\frac{\partial v}{\partial x}=y\left[\sqrt{a^2-\left(\frac{1}{2}x\right)^2-\left(\frac{1}{2}y\right)^2}+x\frac{-2\cdot\frac{x}{2}\frac{1}{2}}{2\sqrt{a^2-\left(\frac{1}{2}x\right)^2-\left(\frac{1}{2}y\right)^2}}\right],$$

$$\frac{\partial v}{\partial y}=x\left[\sqrt{a^2-\left(\frac{1}{2}x\right)^2-\left(\frac{1}{2}y\right)^2}+y\frac{-2\cdot\frac{y}{2}\frac{1}{2}}{2\sqrt{a^2-\left(\frac{1}{2}x\right)^2-\left(\frac{1}{2}y\right)^2}}\right],$$

令 $\begin{cases}\dfrac{\partial v}{\partial x}=0,\\ \dfrac{\partial v}{\partial y}=0,\end{cases}$ 解之得 $x=\dfrac{2\sqrt{3}}{3}a$ $y=\dfrac{2\sqrt{3}}{3}a$,故 $z=\dfrac{\sqrt{3}}{3}a$,因此当内接长方形的长、

宽、高分别为 $\dfrac{2\sqrt{3}}{3}a$、$\dfrac{2\sqrt{3}}{3}a$、$\dfrac{\sqrt{3}}{3}a$ 时体积最大.

13. 求下列函数的极值.

(1) $z=x^2+xy+y^2+x-y+1$;

(2) $z=xy(a-x-y)$. 其中 a 是不等于零的常数。

解 (1) $\begin{cases}\dfrac{\partial z}{\partial x}=2x+y+1=0,\\ \dfrac{\partial z}{\partial y}=x+2y-1=0,\end{cases}$ 解得 $\begin{cases}x_0=-1,\\ y_0=1,\end{cases} A=\dfrac{\partial^2 z}{\partial x^2}\bigg|_{(-1,1)}=2>0,$

$C=\dfrac{\partial^2 z}{\partial y^2}\bigg|_{(-1,1)}=2, B=\dfrac{\partial^2 z}{\partial x\partial y}\bigg|_{(-1,1)}=1, B^2-AC=-3<0,$ 故

$f_{极小值}(-1,1)=0.$

(2) $\begin{cases}\dfrac{\partial z}{\partial x}=y(a-2x-y)=0,\\ \dfrac{\partial z}{\partial y}=x(a-x-2y)=0,\end{cases}\begin{cases}x_0=\dfrac{a}{3},\\ y_0=\dfrac{a}{3},\end{cases} A=\dfrac{\partial^2 z}{\partial x^2}\bigg|_{(\frac{a}{3},\frac{a}{3})}=-\dfrac{2a}{3},$

$C=\dfrac{\partial^2 z}{\partial y^2}\bigg|_{(\frac{a}{3},\frac{a}{3})}=-\dfrac{2a}{3}, B=\dfrac{\partial^2 z}{\partial x\partial y}\bigg|_{(\frac{a}{3},\frac{a}{3})}=-\dfrac{a}{3}, B^2-AC=-\dfrac{a^2}{3}<0,$ 有极值,

当 $a>0$, 极大值 $f\left(\dfrac{a}{3},\dfrac{a}{3}\right)=\dfrac{a^3}{27}.$ 当 $a<0, f\left(\dfrac{a}{3},\dfrac{a}{3}\right)=\dfrac{a^3}{27}$ 为极小值.

14. 求函数 $z=xy$ 在满足条件 $x+y=1$ 的极值.

解 由 $z=xy$ 及 $x+y=1$, 得 $z=x(1-x).$

$z'=1-2x$, 令 $z'=0$ 得 $x=\dfrac{1}{2}$ 且为极大点, 故 $z_{极大值}=\dfrac{1}{2}\times\dfrac{1}{2}=\dfrac{1}{4}.$

15. 求函数 $z=x^2+y^2$ 在满足条件 $\dfrac{x}{a}+\dfrac{y}{b}=1$ 的极值.

解 由 $z=x^2+y^2$ 及 $\dfrac{x}{a}+\dfrac{y}{b}=1$, 得 $z=x^2+b^2\left(1-\dfrac{x}{a}\right)^2,$

$z'=2x+2b^2\left(1-\dfrac{x}{a}\right)\left(-\dfrac{1}{a}\right).$ 令 $z'=0.$ 解得 $x=\dfrac{ab^2}{a^2+b^2}$ 且为极小点. 由约束方程得, $y=\dfrac{ba^2}{a^2+b^2}$, 故 $z_{极小值}=\left(\dfrac{ab^2}{a^2+b^2}\right)^2+\left(\dfrac{a^2b}{a^2+b^2}\right)^2=\dfrac{a^2b^2}{a^2+b^2}.$

16. 某公司通过电台和报纸做销售某产品广告宣传. 经统计销售收入 z(万元) 与电台广告费用 x(万元) 和报纸广告费用 y(万元) 之间的经验公式: $z=15+14x+32y-8xy-2x^2-10y^3.$ 求: 广告宣传费为 1.5 万元时的最优广告策略.

解 现用 Lagrange 乘法解此问题. 构造辅助函数
$$F(x,y,\lambda)=15+13x+31y-8xy-2x^2-10y^2+\lambda(x+y-1.5),$$
令
$$\begin{cases}F'_x=13-8y-4x+\lambda=0,\\ F'_y=31-8x-20y+\lambda=0,\\ F'_\lambda=x+y-1.5=0.\end{cases}$$

把第1、2个方程相减并化简, 再与第3个方程联立, 得
$$\begin{cases}2x+6y=9,\\ x+y=1.5.\end{cases}$$

解此方程组, 得唯一解: $x=0, y=1.5.$ 由题意, 最优广告策略存在: 当广告费只有 1.5 万元时它全部投入报纸广告, 可以获利最大.

17. 在医学、生物学的科研工作中, 经常利用多阶段抽样进行方差分析. 现假

定采用二阶段抽样方法. 令 x_1、x_2 代表第一、二阶段的样品数,S_1^2、S_2^2 代表各阶段测量值均数的样本方差,C_1、C_2 代表各阶段单位实验样品的成本. 现在要求在标准差

$$Se=\sqrt{\frac{S_1^2}{x_1}+\frac{S_2^2}{x_2}}=A \quad (A \text{ 为常数})$$

一定的条件下,如何选择样品数 x_1、x_2 才能使成本函数 $C=C_1x_1+C_2x_2$ 为最小.

解 将约束条件改写为

$$\Phi(x_1,x_2)=\frac{S_1^2}{x_1}+\frac{S_2^2}{x_2}-A^2=0$$

作 Lagrange 辅助函数 $F=c_1x_1+c_2x_2+\lambda\left(\frac{S_1^2}{x_1}+\frac{S_2^2}{x_2}-A^2\right)$

由方程组
$$\begin{cases} F'_{x_1}=C_1-\lambda\dfrac{S_1^2}{x_1^2}=0 & \text{①}\\[6pt] F'_{x_2}=C_2-\lambda\dfrac{S_2^2}{x_2^2}=0 & \text{②}\\[6pt] \dfrac{S_1^2}{x_1}+\dfrac{S_2^2}{x_2}=A^2 & \text{③} \end{cases}$$

得

$$\lambda=\frac{c_1x_1^2}{S_1^2}=\frac{c_2x_2^2}{s_2^2} \text{ 或 } \frac{x_1}{x_2}=\frac{S_1}{S_2}\frac{\sqrt{c_1}}{\sqrt{c_2}} \quad \text{④}$$

又由①$\times x_1+$②$\times x_2$ 及③式,得

$$\lambda=\frac{c_1x_1+c_2x_2}{A^2} \quad \text{⑤}$$

由④⑤得

$$x_1=\frac{S_1}{A^2}\left[S_1+\frac{S_1\sqrt{c_2}}{\sqrt{c_1}}\right],x_2=\frac{S_2}{A^2}\left[S_2+\frac{S_1\sqrt{c_1}}{\sqrt{c_2}}\right]$$

两阶段的最佳样品数可取 x_1 和 x_2 最近的整数值.

四、客观模拟试题与答案或提示

(一) 判断题

1. 点 (x_0,y_0) 的邻域记做 $U\{(x_0,y_0),\delta\}$,平面区域是 $\delta<\sqrt{(x-x_0)^2+(y-y_0)^2}$( ).

2. 函数 $z=f(x,y)$，$P(x,y)$ 有许多路径无限趋于点 $P_0(x_0,y_0)$ 时，$f(x,y)$ 无限趋于一个常数 A，则 A 就是极限值（　　）.

3. 函数 $f(x,y)=\dfrac{x^2-y^2}{x-y}$ 与函数 $g(x,y)=x+y$ 是两个相同的二元函数（　　）.

4. 函数 $z=x+\arccos y$ 的定义域是带形域 $D=\{(x,y)\,|-\infty<x<+\infty,-1\leqslant y\leqslant 1\}$（　　）.

5. $\lim\limits_{\substack{x\to 0\\y\to 0}}\dfrac{\sin(xy)}{x}=1$（　　）.

6. 若 $f(x,y)=\dfrac{x^2+y^2}{2xy}$，则 $f(x,y)=f\left(\dfrac{1}{x},\dfrac{1}{y}\right)$（　　）.

7. 函数 $z=\operatorname{arccot}\dfrac{x+y}{x^2+y^2}$ 的定义域是 xOy 平面（　　）.

8. 函数 $f(x,y)=\dfrac{\sin xy}{x^2+y^2-1}$ 在 xOy 平面处处连续（　　）.

(二) 选择题

1. 设函数 $f(x,y)=\dfrac{xy}{\sqrt{xy+1}-1}$，则函数 $f(x,y)$ 在 $(0,0)$ 点处（　　）.

(A) 无定义，极限值为 0；　　　　(B) 无定义，极限值不存在；
(C) 极限值为 1 且连续；　　　　(D) 无定义且极限值为 2.

2. 设 $z=\arcsin\left(\dfrac{x}{\sqrt{x^2+y^2}}\right)$，则 $\dfrac{\partial z}{\partial x}=$（　　）.

(A) $\dfrac{y}{x^2+y^2}$；　　　　(B) $\dfrac{-y}{x^2+y^2}$；
(C) $\dfrac{|y|}{x^2+y^2}$；　　　　(D) $\dfrac{1}{x^2+y^2}$.

3. 不等式 $\begin{cases}0\leqslant x\leqslant 1\\ x^2\leqslant y\leqslant\sqrt{x}\end{cases}$，所表示的平面区域由（　　）所围成.

(A) $y^2=x,y=x$；　　　　(B) $y=x^2,y=x$；
(C) $y^2=x,x^2=y$；　　　　(D) $y=x^2,y=x^3$.

4. $z=\dfrac{\sqrt{4x-y^2}}{\ln(1-x^2-y^2)}$ 的定义域是（　　）.

(A) $x^2+y^2\leqslant 1,y^2\leqslant 4x$；　　　　(B) $x^2+y^2<1,y^2\leqslant 4x,x^2+y^2\neq 0$；
(C) $x^2+y^2<1,y^2<4x$；　　　　(D) $x^2+y^2\leqslant 1,y^2<4x,x^2+y^2\neq 0$.

5. 可使 $\dfrac{\partial^2 u}{\partial x \partial y}=2x-y$ 成立的函数是( ).

(A) $u=x^2y+\dfrac{1}{2}xy^2$; (B) $u=x^2y-\dfrac{1}{2}xy^2+e^x+e^y-5$;

(C) $u=x^2y-\dfrac{1}{2}xy^2+e^{x+y}-5$. (D) $u=\sin x$.

6. $z=3(x+y)-x^3-y^3$ 的极值点是( ).
(A) $(1,2)$;   (B) $(1,-2)$;   (C) $(-1,2)$;   (D) $(-1,-1)$.

7. $z=x^3-y^3+3x^2+3y^2-9x$ 的驻点是( ).
(A) $(1,1)$;   (B) $(1,2)$;   (C) $(3,0)$;   (D) $(0,0)$.

8. 下列各组二元函数中相等的是( ).

(A) $z=\ln(x+y)^2$ 与 $Z=2\ln(x+y)$;

(B) $z=\sqrt{(x+y)^2}$ 与 $Z=x+y$;

(C) $z=\dfrac{x^2-4}{x-2}$ 与 $Z=x+y+1$;

(D) $z=\sin^2(xy)+\cos^2(xy)$ 与 $Z=1$.

(三) 填空题

1. $z=\dfrac{v}{u}$,而 $u=e^t, v=1-e^{2t}$,则 $\dfrac{dz}{dt}=$ _____.

2. 设 $z=\arcsin\dfrac{x}{y}$,则 $\dfrac{\partial z}{\partial y}=$ _____.

3. 设 $z=u^2\ln v$,而 $u=\dfrac{x}{y}, v=3x-2y$,则 $\dfrac{\partial z}{\partial y}=$ _____.

4. 设 $z=x^y$,则 $\dfrac{x}{y}\cdot\dfrac{\partial z}{\partial x}+\dfrac{1}{\ln x}\dfrac{\partial z}{\partial y}=$ _____.

5. $f(x,y)=e^{-x}\sin(x+2y)$, $f'_x\left(0,\dfrac{\pi}{4}\right)=$ _____, $f'_y\left(0,\dfrac{\pi}{4}\right)=$ _____.

6. $z=\arcsin\dfrac{y}{x}$ 的定义域为 _____.

7. $\lim\limits_{\substack{x\to 0\\ y\to 0}}\dfrac{y\sin x}{3-\sqrt{x\sin y+9}}=$ _____.

8. 设 $z=\sqrt{xy}$,则 $\dfrac{\partial z}{\partial x}=$ _____, $\dfrac{\partial z}{\partial y}=$ _____.

(四) 判断题提示

1. 邻域内 $\sqrt{(x-x_0)^2+(y-y_0)^2}<\delta$;

2. 任一路径；

3. 定义域不一样；

4. 给的是函数定义域；

5. $\lim\limits_{\substack{x\to 0\\y\to 0}} y\sin\dfrac{xy}{xy}=0 \cdot 1=0$；

6. $\dfrac{1}{x}$，$\dfrac{1}{y}$ 分别代入 $f(x,y)$ 中的两个自变量，再化简；

7. $-\infty<x+y<+\infty$；

8. $x^2+y^2\neq 1$.

(五) 选择题提示

1. $\lim\limits_{\substack{x\to 0\\y\to 0}} f(x,y)=2$；

2. 直接对 z 复合函数求偏导数；

4. $\ln(1-x^2-y^2)\neq 0, x^2+y^2\neq 0$；

5. 选项(B)中有负项无 e^{x+y}，直接对(B)中 u 求二阶偏导数；

6. 利用极值必要条件；

7. $\dfrac{\partial z}{\partial y}=-3y^2+6y=0, y=2$；

8. 选项(D)定义域相同.

(六) 填空题提示

1~5. 略

6. 由 $-1\leqslant\dfrac{y}{x}\leqslant 1$ 分 $x>0$ 和 $x<0$ 两种情况讨论；

7. 分子和分母分别乘 $3+\sqrt{x\sin y+9}$ 后，利用 $\lim\limits_{x\to 0}\dfrac{\sin x}{x}=\lim\limits_{y\to 0}\dfrac{\sin y}{y}=1$.

(七) 客观模拟试题答案

(一) 判断题

1. ×；　　2. ×；　　3. ×；　　4. √；　　5. ×；

6. √；　　7. ×；　　8. ×.

(二) 选择题

1. (D)；　2. (C)；　3. (C)；　4. (B)；　5. (B)；

6. (D)；　7. (B)；　8. (D).

(三) 填空题

1. $-\dfrac{v}{u^2}e^t-2\dfrac{e^{2t}}{u}$；

2. $\dfrac{-x}{|y|\sqrt{y^2-x^2}}$；

3. $-2\left[\dfrac{xu\ln v}{y^2}+\dfrac{u^2}{v}\right]$;   4. $2z$;   5. $-1,0$;

6. $D=\{(x,y)\mid x>0,-x\leqslant y\leqslant x\}\bigcup\{(x,y)\mid x<0,x\leqslant y\leqslant -x\}$;

7. -6;   8. $\dfrac{1}{2}x^{-\frac{1}{2}}y^{\frac{1}{2}}$；$\dfrac{1}{2}x^{\frac{1}{2}}y^{-\frac{1}{2}}$.

五、第四章模拟试题及试题答案或提示

(一) 第四章模拟试题(A)

1. 已知函数 $f(x,y)=x^2+y^2-xy\tan\dfrac{x}{y}$, 试求 $f(tx,ty)$.

2. 求函数 $z=\arcsin(2x)+\dfrac{\sqrt{4x-y^2}}{\ln(1-x^2-y^2)}$ 的定义域.

3. 求 $\lim\limits_{\substack{x\to 0\\ y\to 1}}\dfrac{1-xy}{x^2+y^2}$.

4. 求函数 $z=\ln\tan\dfrac{x}{y}$ 的偏导数.

5. 求函数 $z=x^4+y^4-4x^2y^2$ 的 $\dfrac{\partial^2 z}{\partial x^2}, \dfrac{\partial^2 z}{\partial y^2}, \dfrac{\partial^2 z}{\partial x\partial y}$.

6. 求函数 $z=\dfrac{y}{\sqrt{x^2+y^2}}$ 的全微分.

7. 设 $z=u^2+v^2$, 而 $u=x+y, v=x-y$, 求 $\dfrac{\partial z}{\partial x}, \dfrac{\partial z}{\partial y}$.

8. 求 $f(x,y)=(6x-x^2)(4y-y^2)$ 的极值.

(二) 第四章模拟试题答案或提示(A)

1. 只须将 tx, ty 分别代换 x 与 y,
$$f(tx,ty)=(tx)^2+(ty)^2-(tx)(ty)\cdot\tan\dfrac{tx}{ty}$$
$$=t^2\left(x^2+y^2-xy\tan\dfrac{x}{y}\right)=t^2 f(x,y).$$

2. 由 $|2x|\leqslant 1, 4x-y^2\geqslant 0$,
$$1-x^2-y^2>0, 且 1-x^2-y^2\neq 1.$$
故所求函数的定义域为
$$\begin{cases}|2x|\leqslant 1,\\ 4x-y^2\geqslant 0,\\ 1-x^2-y^2>0,\\ 1-x^2-y^2\neq 1,\end{cases}\Rightarrow\begin{cases}-\dfrac{1}{2}\leqslant x\leqslant\dfrac{1}{2},\\ y^2\leqslant 4x,\\ 0<x^2+y^2<1.\end{cases}$$

3. 由多元初等函数的连续性,知
$$\lim_{(x,y)\to(0,1)}\frac{1-xy}{x^2+y^2}=\frac{1-0}{0+1}=1.$$

4. $\dfrac{\partial z}{\partial x}=\cot\dfrac{x}{y}\cdot\sec^2\dfrac{x}{y}\cdot\dfrac{1}{y}=\dfrac{2}{y}\csc\dfrac{2x}{y}$;

   $\dfrac{\partial z}{\partial y}=\cot\dfrac{x}{y}\cdot\sec^2\dfrac{x}{y}\cdot\left(-\dfrac{x}{y^2}\right)=-\dfrac{2x}{y^2}\csc\dfrac{2x}{y}.$

5. $\dfrac{\partial^2 z}{\partial x^2}=12x^2-8y^2,\dfrac{\partial^2 z}{\partial y^2}=12y^2-8x^2,$

   $\dfrac{\partial^2 z}{\partial x\partial y}=-16xy.$

6. $dz=-\dfrac{y}{x^2+y^2}\cdot\dfrac{x}{\sqrt{x^2+y^2}}dx+\dfrac{\sqrt{x^2+y^2}-y\cdot y/\sqrt{x^2+y^2}}{x^2+y^2}dy$

   $=-\dfrac{xy}{(x^2+y^2)^{\frac{3}{2}}}dx+\dfrac{x^2}{(x^2+y^2)^{\frac{3}{2}}}dy=-\dfrac{x}{(x^2+y^2)^{\frac{3}{2}}}(ydx-xdy).$

7. $\dfrac{\partial z}{\partial x}=2u\cdot\mu'_x+2v\cdot 1=2(u+v)=4x,$

   $\dfrac{\partial z}{\partial y}=2u\cdot\mu'_y+2v\cdot(-1)=2(u-v)=4y.$

8. 令 $\begin{cases}f_x(x,y)=(6-2x)(4y-y^2)=0,\\ f_y(x,y)=(6x-x^2)(4-2y)=0.\end{cases}$

解得驻点 $M_1(3,2),M_2(0,0),M_3(0,4),M_4(6,0),M_5(6,4).$

$f_{xx}=-2(4y-y^2),f_{xy}=4(3-x)(2-y),f_{yy}=-2(6x-x^2).$

驻点	A	B	C	$AC-B^2$	极值
$M_1(3,2)$	$-8<0$	0	-18	$8\times 18>0$	极大值 36
$M_2(0,0)$	0	24	0	$-24^2<0$	无
$M_3(0,4)$	0	-24	0	$-24^2<0$	无
$M_4(6,0)$	0	-24	0	$-24^2<0$	无
$M_5(6,4)$	0	24	0	$-24^2<0$	无

$f(x,y)$在点 $M_1(3,2)$处取极大值
$$f(3,2)=(6\cdot 3-3^2)(4\cdot 2-2^2)=36.$$

(三) 第四章模拟试题(B)

1. 设 $f(x,y)=\begin{cases} \dfrac{x^2y}{x^2+y^2}, & x^2+y^2\neq 0 \\ 0, & x^2+y^2=0. \end{cases}$ 求 $f'_x(x,y)$ 及 $f'_y(x,y)$.

2. 设 $z=f(u,x,y), u=xe^y$. 其中 f 具有连续二阶偏导数. 求 $\dfrac{\partial^2 z}{\partial x \partial y}$.

3. 要造一个容积等于定数 k 的长方体无盖水池,应如何选择水池的尺寸,可使它的表面积最小.

(四) 第四章模拟试题答案或提示(B)

1. 当 $x^2+y^2 \neq 0$ 时,
$$f'_x(x,y) = \frac{2xy^3}{(x^2+y^2)^2}.$$
$$f'_y(x,y) = \frac{x^2(x^2-y^2)}{(x^2+y^2)^2}.$$

当 $x^2+y^2=0$ 时,
$$f'_x(0,0) = \lim_{\Delta x \to 0}\frac{f(0+\Delta x,0)-f(0,0)}{\Delta x} = \lim_{\Delta x \to 0}\frac{0-0}{\Delta x} = 0, 同理 f'_y(0,0)=0,$$

所以 $f_x(x,y)=\begin{cases}\dfrac{2xy^3}{(x^2+y^2)^2}, & x^2+y^2\neq 0, \\ 0, & x^2+y^2=0.\end{cases}$ $f'_y(x,y)=\begin{cases}\dfrac{x^2(x^2-y^2)}{(x^2+y^2)^2}, & x^2+y^2\neq 0, \\ 0, & x^2+y^2=0.\end{cases}$

2. $\dfrac{\partial z}{\partial x} = f'_u \cdot \dfrac{\partial u}{\partial x} + f'_x = e^y f'_u + f'_x$

$$\frac{\partial^2 z}{\partial x \partial y} = e^y \cdot f'_u + e^y\left(f''_{uu} \cdot \frac{\partial u}{\partial y} + f''_{uy}\right) + f''_{xu} \cdot \frac{\partial u}{\partial y} + f''_{xy}$$
$$= e^y f'_u + e^y(xe^y f''_{uu} + f''_{uy}) + xe^y f''_{xu} + f''_{xy}$$
$$= xe^{2y} f''_{uu} + e^y f''_{uy} + xe^y f''_{xu} + f''_{xy} + e^y f'_u$$

3. 设长方体水池长宽高分别为 x,y,z,则约束条件为 $x \cdot y \cdot z = k$. 表面积为 $S=xy+2(x+y)z (x,y,z)>0$.
$$F(x,y,z) = xy + 2(x+y)z + \lambda(xyz-k).$$

求导后,解方程组得唯一驻点 $\left(\sqrt[3]{2k}, \sqrt[3]{2k}, \dfrac{\sqrt[3]{2k}}{2}\right)\left(x,y,z>0, \lambda=-\dfrac{\sqrt[3]{2k}}{2}\right)$. 由问题的实际意义知,此最小表面积存在,故当长方体的底面边长相等,都为 $\sqrt[3]{2k}$,而高为 $\dfrac{\sqrt[3]{2k}}{2}$ 时,表面积最小.

第五章　多元函数积分学

一、教学基本要求和知识要点

(一) 基本要求

1. 知道二重积分概念,知道二重积分的性质;
2. 熟练掌握直角坐标系下二重积分的计算方法(平面图形的面积、简单闭曲面所围成图形的体积和非均匀密度平面薄板的质量);
3. 掌握极坐标计算简单的二重积分.

基本要求层次程度术语顺序:①理解,熟练掌握;②了解,掌握;③知道,会.

(二) 知识要点

1. 二重积分概念(知道)

$$\iint_D \underbrace{f(x,y)\mathrm{d}\sigma}_{\text{被积函数}\;\;\text{被积表达式}} = \lim_{\lambda \to 0}\sum_{i=1}^n f(\xi_i,\eta_i)\Delta\sigma_i$$

$\mathrm{d}\sigma$ 叫做面积元素,x,y 积分变量. D 叫做积分区域,$\lambda = \max\limits_{1\leqslant i\leqslant n}\{d(\Delta\sigma_i)\}$ 表示这 n 个小闭区域上的最大直径.

2. 二重积分的性质(知道)

假设下列二重积分存在,D 为积分区域.

(1) $\iint_D kf(x,y)\mathrm{d}\sigma = k\iint_D f(x,y)\mathrm{d}\sigma$,$k$ 为常数.

(2) $\iint_D [f(x,y) \pm g(x,y)]\mathrm{d}\sigma = \iint_D f(x,y)\mathrm{d}\sigma \pm \iint_D g(x,y)\mathrm{d}\sigma$.

(3) $\sigma = \iint_D \mathrm{d}\sigma$.

(4) 如果在 D 上,$f(x,y) \leqslant g(x,y)$,则有不等式

$$\iint_D f(x,y)\mathrm{d}\sigma \leqslant \iint_D g(x,y)\mathrm{d}\sigma.$$

(5) 设 M,m 分别为 $f(x,y)$ 在闭区域 D 上的最大值和最小值，σ 是 D 的面积，则有

$$m\sigma \leqslant \iint\limits_{D} f(x,y)\mathrm{d}\sigma \leqslant M\sigma.$$

(6)（中值定理） 若 $f(x,y)$ 在闭区域 D 上连续，A 为 D 的面积，则在 D 上至少存在一点 (ξ,η) 使

$$\iint\limits_{D} f(x,y)\mathrm{d}\sigma = f(\xi,\eta)A.$$

3. 二重积分的几何意义（了解）

当 $f(x,y)>0$ 时，以曲面 $z=f(x,y)$ 为曲顶的柱体在 xOy 平面上方，则二重积分表示曲顶柱体的体积；当 $f(x,y)<0$ 时，曲顶柱体在 xOy 平面下方，则二重积分的值为负，这时取其绝对值就是曲顶柱体的体积. 一般情形为各部分曲顶柱体的体积的代数和.

4. 在极坐标下的二重积分的计算（掌握）

$$\iint\limits_{D} f(x,y)\mathrm{d}x\mathrm{d}y = \iint\limits_{D} f(r\cos\theta, r\sin\theta)r\mathrm{d}r\mathrm{d}\theta.$$

(1) 极点不在积分区域 $D(\alpha\leqslant\theta\leqslant\beta, r_1(\theta)\leqslant r\leqslant r_2(\theta))$ 内，

$$\iint\limits_{D} f(r\cos\theta, r\sin\theta)r\mathrm{d}r\mathrm{d}\theta = \int_{\alpha}^{\beta}\mathrm{d}\theta\int_{r_1(\theta)}^{r_2(\theta)} f(r\cos\theta, r\sin\theta)r\mathrm{d}r.$$

(2) 极点在积分区域 $D(0\leqslant\theta\leqslant 2\pi, 0\leqslant r\leqslant r(\theta))$ 内，

$$\iint\limits_{D} f(r\cos\theta, r\sin\theta)r\cdot\mathrm{d}r\mathrm{d}\theta = \int_{0}^{2\pi}\mathrm{d}\theta\int_{0}^{r(\theta)} f(r\cos\theta, r\sin\theta)r\cdot\mathrm{d}r.$$

5. 三重积分的概念（知道）

设 $f(x,y,z)$ 是空间有界闭区域 Ω 上的有界函数. 类似二重积分定义，$f(x,y,z)$ 在闭区域 Ω 上的三重积分，记作

$$\iiint\limits_{\Omega} f(x,y,z)\mathrm{d}V = \lim_{\lambda\to 0}\sum_{i=1}^{n} f(\xi_i,\eta_i,\zeta_i)\Delta V_i,$$

其中 Ω 称为积分区域，$f(x,y,z)$ 称为被积函数，$\mathrm{d}V$ 称为体积元素.

6. 在直角坐标系下二重积分的计算（熟练掌握）

若积分区域为 $D(a\leqslant x\leqslant b, \varphi_1(x)\leqslant y\leqslant \varphi_2(x))$ 的二重积分化为累次积分

$$\iint\limits_{D} f(x,y)\mathrm{d}x\mathrm{d}y = \int_{a}^{b}\mathrm{d}x\int_{\varphi_1(x)}^{\varphi_2(x)} f(x,y)\mathrm{d}y,$$

这是先对 y 后对 x 的累次积分公式. 若积分区域 $D(c \leqslant y \leqslant d, \varphi_1(y) \leqslant x \leqslant \varphi_2(y))$ 则二重积分

$$\iint\limits_D f(x,y)\mathrm{d}x\mathrm{d}y = \int_c^d \mathrm{d}y \int_{\varphi_1(x)}^{\varphi_2(x)} f(x,y)\mathrm{d}x,$$

这是先对 x 后对 y 的累次积分公式.

7. 二重积分的简单应用(掌握)

(1) 平面图形的面积

设平面曲线所围成的部分为一个闭区域 D,由二重积分的性质 3,可得该区域 D 的面积 σ 为

$$\sigma = \iint\limits_D \mathrm{d}x\mathrm{d}y.$$

(2) 空间立体的体积

根据二重积分的几何意义,以 xOy 平面上闭区域 D 为底,以 D 上的二元函数 $z=f(x,y)$ 曲面图形为顶的曲顶柱体的体积为

$$V = \iint\limits_D |f(x,y)|\mathrm{d}x\mathrm{d}y.$$

(3) 非均匀平面薄板的质量

在 xOy 平面闭区域 D 上的面密度为 $\rho(x,y)$,其平面薄板的质量为:

$$M = \iint\limits_D \rho(x,y)\mathrm{d}x\mathrm{d}y.$$

二、重点内容与侧重例题分析

例 5.1 计算二重积分 $\iint\limits_D xy^2\mathrm{d}x\mathrm{d}y$,其中 D 是由 $x=-1$ 与 $y^2=-4x$ 所围成的区域.

解 积分区域 D 可表示为 $\begin{cases} -1 \leqslant x \leqslant 0, \\ -2\sqrt{-x} \leqslant y \leqslant 2\sqrt{-x}. \end{cases}$ 所以

$$\iint\limits_D xy^2\mathrm{d}x\mathrm{d}y = \int_{-1}^0 \mathrm{d}x \int_{-2\sqrt{-x}}^{2\sqrt{-x}} xy^2 \mathrm{d}y$$

$$= \int_{-1}^0 \left(2x \int_0^{2\sqrt{-x}} y^2 \mathrm{d}y\right) \mathrm{d}x = \int_{-1}^0 \frac{2}{3} xy^3 \Big|_{y=0}^{y=2\sqrt{-x}} \mathrm{d}x$$

$$= \int_{-1}^0 \frac{16}{3} x(-x)^{\frac{3}{2}} \mathrm{d}x = -\frac{32}{21}.$$

例 5.2 用极坐标计算二重积分 $\iint_D \dfrac{x+y}{x^2+y^2} \cdot d\sigma$,其中 $D: x^2+y^2 \leqslant 1, x+y > 1$.

解 积分区域 D 用极坐标可表示为

$$\begin{cases} 0 \leqslant \theta \leqslant \dfrac{\pi}{2} \\ \dfrac{1}{\sin\theta + \cos\theta} \leqslant r \leqslant 1 \end{cases}$$

故

$$\iint_D \dfrac{x+y}{x^2+y^2} \cdot d\sigma = \int_0^{\frac{\pi}{2}} d\theta \int_{\frac{1}{\sin\theta+\cos\theta}}^1 (\sin\theta + \cos\theta) dr$$

$$= \int_0^{\frac{\pi}{2}} (\sin\theta + \cos\theta)\left(1 - \dfrac{1}{\sin\theta + \cos\theta}\right) d\theta = 2 - \dfrac{\pi}{2}.$$

例 5.3 求由柱面 $x^2+y^2=2ax$ 围成的柱体被球面 $x^2+y^2+z^2=4a^2$ 所截得部分的体积.

解 根据对称性,立体体积等于其位于第一卦限部分的体积的 4 倍,所以

$$V = 4\iint_{D_1} \sqrt{4a^2 - x^2 - y^2}\, dxdy$$

其中 D_1 是 xOy 面上的上半圆区域:$\{(x,y): x^2+y^2 \leqslant 2ax$ 且 $y \geqslant 0\}$,把 D_1 表示为极坐标系中

$$D_1 = \{(r,\theta): 0 \leqslant \theta \leqslant \dfrac{\pi}{2}, 0 \leqslant r \leqslant 2a\cos\theta\}.$$

所以

$$V = 4\iint_{D_1} \sqrt{4a^2 - x^2 - y^2}\, dxdy$$

$$= 4\int_0^{\frac{\pi}{2}} d\theta \int_0^{2a\cos\theta} \sqrt{4a^2 - r^2}\, r dr$$

$$= 4\int_0^{\frac{\pi}{2}} -\dfrac{1}{2} \cdot \dfrac{2}{3}(4a^2 - r^2)^{\frac{3}{2}} \Big|_0^{2a\cos\theta} d\theta = \dfrac{32}{3}a^3\left(\dfrac{\pi}{2} - \dfrac{2}{3}\right).$$

三、解答题全解

1. 根据二重积分性质证明

$$\iint_D (x+y)^2 dxdy \leqslant \iint_D (x+y)^3 dxdy,$$

其中 D 是由圆周 $(x-2)^2+(y-1)^2=2$ 所围成的区域.

证明 显而易见 $(1,0)$ 在圆周 $(x-2)^2+(y-1)^2=2$ 上,圆周上的导数

$$y' = \dfrac{-(x-2)}{y-1}, \text{且 } y'\Big|_{\substack{x=1\\y=0}} = -1,$$

故在(1,0)处圆周上的切线方程为 $x+y=1$,又因圆心(2,1)在切线右上方,所以圆周内任一点均在切线的右上方,故圆内任一点均有 $x+y\geqslant 1$,∴ $(x+y)^2 \leqslant (x+y)^3$,由二重积分性质知

$$\iint\limits_D (x+y)^2 \mathrm{d}x\mathrm{d}y \leqslant \iint\limits_D (x+y)^3 \mathrm{d}x\mathrm{d}y.$$

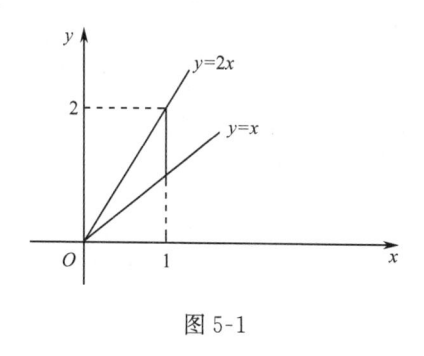

2. 改变下列积分的次序.

(1) $\int_0^1 \mathrm{d}x \int_x^{2x} f(x,y) \mathrm{d}y$;

(2) $\int_0^1 \mathrm{d}y \int_0^{2y} f(x,y) \mathrm{d}x + \int_1^3 \mathrm{d}y \int_0^{3-y} f(x,y) \mathrm{d}x$.

解 (1) 由 $0 \leqslant x \leqslant 1, x \leqslant y \leqslant 2x$ 画草图 5-1 所示,故原式 $= \int_0^1 \mathrm{d}y \int_0^y f(x,y) \mathrm{d}x + \int_1^2 \mathrm{d}y \int_{\frac{y}{2}}^1 f(x,y) \mathrm{d}x$.

(2) 由 $0 \leqslant y \leqslant 1, 0 \leqslant x \leqslant 2y$ 和 $1 \leqslant y \leqslant 3, 0 \leqslant x \leqslant 3-y$ 画草图,如图 5-2 所示.故原式 $= \int_0^2 \mathrm{d}x \int_{\frac{x}{2}}^{3-x} f(x,y) \mathrm{d}y$.

图 5-1

图 5-2

3. 计算下列二重积分.

(1) $\iint\limits_D \sin x \sin y \mathrm{d}x \mathrm{d}y, D: 0 \leqslant x \leqslant \frac{\pi}{2}, 0 \leqslant y \leqslant \pi$;

(2) $\iint\limits_D (x^2+y) \mathrm{d}x \mathrm{d}y, D: y=x^2, y^2=x$ 所围成的区域;

(3) $\iint\limits_D x\cos(x+y) \mathrm{d}x \mathrm{d}y, D:$ 以 $(0,0), (\pi,0), (\pi,\pi)$ 为顶点的三角形区域;

(4) $\iint\limits_D \frac{x^2}{y^2} \mathrm{d}x \mathrm{d}y, D: x=2, y=x, xy=1$ 所围成的区域;

(5) $\iint\limits_D \frac{\sin y}{y} \mathrm{d}x \mathrm{d}y, D: y=x, x=y^2$ 所围成的区域;

(6) $\iint\limits_{D}(x^2+y^2-x)\mathrm{d}x\mathrm{d}y, D: y=2, y=x, y=2x$ 所围成的区域.

解 (1) 见图 5-3.

$$\iint\limits_{D}\sin x \cdot \sin y \mathrm{d}x\mathrm{d}y = \int_0^{\pi}\sin x\mathrm{d}x \cdot \int_0^{\frac{\pi}{2}}\sin y\mathrm{d}y$$

$$= [(-\cos x)|_0^{\pi}] \cdot [(-\cos y)|_0^{\frac{\pi}{2}}] = 2.$$

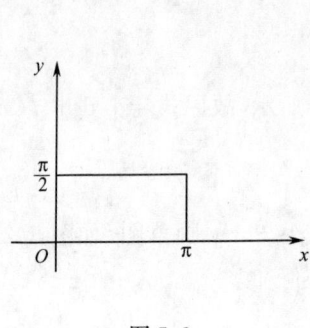

图 5-3 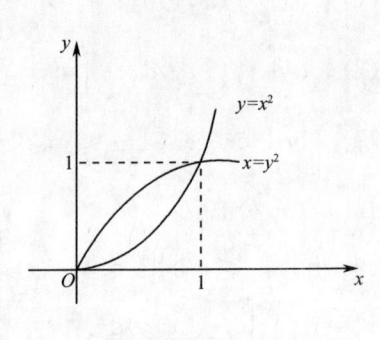   图 5-4

(2) 草图见图 5-4.

$$\iint\limits_{D}(x^2+y)\mathrm{d}x\mathrm{d}y = \int_0^1\mathrm{d}x\int_{x^2}^{\sqrt{x}}(x^2+y)\mathrm{d}y = \int_0^1\left[x^2y+\frac{y^2}{2}\right]_{x^2}^{\sqrt{x}}\mathrm{d}x$$

$$= \int_0^1\left(x^{\frac{5}{2}}+\frac{1}{2}x-\frac{3}{2}x^4\right)\mathrm{d}x$$

$$= \left[\frac{2}{7}x^{\frac{7}{2}}+\frac{1}{4}x^2-\frac{3}{10}x^5\right]_0^1 = \frac{33}{140}.$$

(3) 草图见图 5-5.

$$\iint\limits_{D}x\cos(x+y)\mathrm{d}x\mathrm{d}y = \int_0^{\pi}x\mathrm{d}x\int_0^x\cos(x+y)\mathrm{d}y = \int_0^{\pi}x[\sin(x+y)|_0^x]\mathrm{d}x$$

$$= \int_0^{\pi}[x\sin 2x - x\sin x]\mathrm{d}x,$$

$$\int_0^{\pi}x\sin 2x\mathrm{d}x = -\frac{1}{2}\int_0^{\pi}x\mathrm{d}\cos 2x = -\frac{1}{2}\left[(x\cos 2x)_0^{\pi} - \int_0^{\pi}\cos 2x\mathrm{d}x\right]$$

$$= -\frac{\pi}{2},$$

$$\int_0^{\pi}x\sin x\mathrm{d}x = -\int_0^{\pi}x\mathrm{d}\cos x = -(x\cos x)|_0^{\pi} + \int_0^{\pi}\cos x\mathrm{d}x = \pi.$$

所以原式$\iint\limits_{D} x\cos(x+y)\mathrm{d}x\mathrm{d}y = -\dfrac{\pi}{2} - \pi = -\dfrac{3\pi}{2}.$

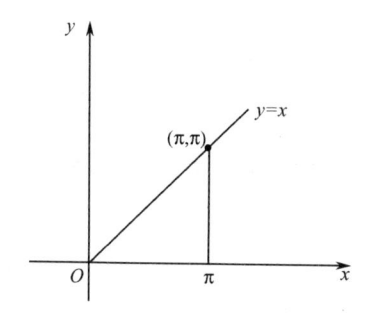

图 5-5　　　　　　　图 5-6

(4) 见图 5-6. 解 $\begin{cases} y = x, \\ xy = 1, \end{cases}$ 得交点 $(1,1)$，

$$\iint\limits_{D}\dfrac{x^2}{y^2}\mathrm{d}x\mathrm{d}y = \int_{1}^{2} x^2 \mathrm{d}x \int_{\frac{1}{x}}^{x} \dfrac{\mathrm{d}y}{y^2}.$$

$\int_{1}^{2}\left[x^2\left(-\dfrac{1}{y}\right)\Big|_{\frac{1}{x}}^{x}\right]\mathrm{d}x = \int_{1}^{2}(-x + x^3)\mathrm{d}x = \left(-\dfrac{x^2}{2} + \dfrac{x^4}{4}\right)\Big|_{1}^{2} = \dfrac{9}{4}.$

(5) 见图 5-7.

$\iint\limits_{D}\dfrac{\sin y}{y}\mathrm{d}x\mathrm{d}y = \int_{0}^{1}\dfrac{\sin y}{y}\mathrm{d}y\int_{y^2}^{y}\mathrm{d}x = \int_{0}^{1}\dfrac{\sin y}{y}(y - y^2)\mathrm{d}y$

$\qquad = \int_{0}^{1}(\sin y - y\sin y)\mathrm{d}y = \int_{0}^{1}\sin y\mathrm{d}y - \int_{0}^{1}y\sin y\mathrm{d}y$

$\qquad = \int_{0}^{1}\sin y\mathrm{d}y + \int_{0}^{1}y\mathrm{d}\cos y = \int_{0}^{1}\sin y\mathrm{d}y + [y\cos y]_{0}^{1} - \int_{0}^{1}\cos y\mathrm{d}y$

$\qquad = [-\cos y]_{0}^{1} + \cos 1 - \sin y\big|_{0}^{1} = 1 - \sin 1.$

(6) 见图 5-8.

$\iint\limits_{D}(x^2 + y^2 - x)\mathrm{d}x\mathrm{d}y = \int_{0}^{2}\mathrm{d}y\int_{\frac{y}{2}}^{y}(x^2 + y^2 - x)\mathrm{d}x$

$\qquad = \int_{0}^{2}\left[\left(\dfrac{x^3}{3} + y^2 x - \dfrac{x^2}{2}\right)\Big|_{\frac{y}{2}}^{y}\right]\mathrm{d}y$

$\qquad = \int_{0}^{2}\left[\dfrac{19}{24}y^3 - \dfrac{3}{8}y^2\right]\mathrm{d}y = \left[\dfrac{19}{96}y^4 - \dfrac{1}{8}y^3\right]_{0}^{2} = \dfrac{13}{6}.$

图 5-7　　　　　　　　　　　　图 5-8

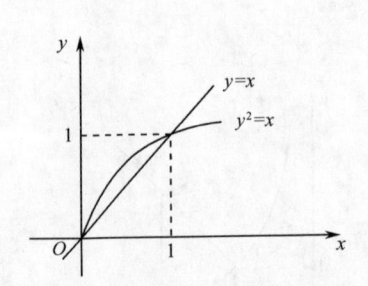

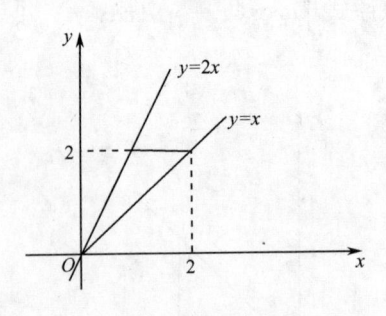

4. 利用极坐标计算下列二重积分.

(1) $\iint\limits_{D} e^{x^2+y^2} dxdy, D: x^2+y^2 \leqslant 4$;

(2) $\iint\limits_{D} x^3 y^2 dxdy, D: x^2+y^2 \leqslant 4, x \geqslant 0, y \geqslant 0$;

(3) $\iint\limits_{D} \ln(1+x^2+y^2) dxdy, D: x^2+y^2 \leqslant 1, x \geqslant 0, y \geqslant 0$;

(4) $\iint\limits_{D} (4-2x-3y) dxdy, D: x^2+y^2 \leqslant 9$;

(5) $\iint\limits_{D} \sin\sqrt{x^2+y^2} dxdy, D: \pi^2 \leqslant x^2+y^2 \leqslant 4\pi^2$;

(6) $\iint\limits_{D} \sqrt{a^2-x^2-y^2} dxdy, D:$ 由 $x^2+y^2 = ax (a>0)$ 所围成的区域.

解　(1) 见图 5-9.
$$\iint\limits_{D} e^{x^2+y^2} dxdy = \int_0^{2\pi} d\theta \int_0^2 re^{r^2} dr = 2\pi \cdot \frac{1}{2} [e^{r^2} |_0^2] = \pi(e^4-1).$$

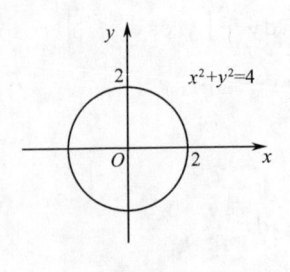

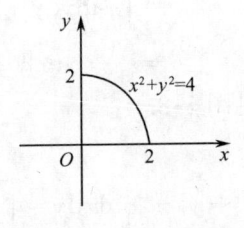

图 5-9　　　　　　　　　　　图 5-10

(2) 见图 5-10.

$$\iint_D x^3 y^2 \,\mathrm{d}x\mathrm{d}y = \int_0^{2\pi} \mathrm{d}\theta \int_0^2 (r\cos\theta)^3 (r\sin\theta)^2 r\,\mathrm{d}r$$

$$= \int_0^{\frac{\pi}{2}} \cos^3\theta \sin^2\theta \,\mathrm{d}\theta \int_0^2 r^6 \,\mathrm{d}r = \int_0^{\frac{\pi}{2}} (1-\sin^2\theta)\sin^2\theta \sin\theta \,\mathrm{d}\theta \cdot \frac{2^7}{7}$$

$$= \frac{2^7}{7}\left[\frac{\sin^3\theta}{3} - \frac{\sin^5\theta}{5}\right]_0^{\frac{\pi}{2}} = \frac{256}{105}.$$

(3)

$$\iint_D \ln(1+x^2+y^2)\,\mathrm{d}x\mathrm{d}y = \int_0^{\frac{\pi}{2}} \mathrm{d}\theta \int_0^1 r\ln(1+r^2)\,\mathrm{d}r$$

$$= \frac{\pi}{2} \cdot \frac{1}{2}\int_0^1 \ln(1+r^2)\,\mathrm{d}(1+r^2)$$

$$= \frac{\pi}{4}\left[(1+r^2)\ln(1+r^2)\right]_0^1$$

$$-\frac{\pi}{4}\int_0^1 \mathrm{d}r = \frac{\pi}{4}(2\ln 2 - 1).$$

(4)

$$\iint_D (4-2x-3y)\,\mathrm{d}x\mathrm{d}y = \int_0^{2\pi} \mathrm{d}\theta \int_0^3 (4-2r\cos\theta - 3r\sin\theta) r\,\mathrm{d}r$$

$$= \int_0^{2\pi} \mathrm{d}\theta \int_0^3 (4r - 2r^2\cos\theta - 3r^2\sin\theta)\,\mathrm{d}r$$

$$= \int_0^{2\pi} \left[2r^2 - \frac{2}{3}r^3\cos\theta - r^3\sin\theta\right]_0^3 \mathrm{d}\theta.$$

$$= \int_0^{2\pi} [18 - 18\cos\theta - 27\sin\theta]\,\mathrm{d}\theta$$

$$= [18\theta - 18\sin\theta + 27\cos\theta]_0^{2\pi}$$

$$= 36\pi.$$

(5) 草图见图 5-11.

$$\iint_D \sin\sqrt{x^2+y^2}\,\mathrm{d}x\mathrm{d}y = \int_0^{2\pi}\mathrm{d}\theta\int_\pi^{2\pi} r\sin r\,\mathrm{d}r = -2\pi\int_\pi^{2\pi} r\,\mathrm{d}\cos r$$

$$= -2\pi\left[(r\cos r)\big|_\pi^{2\pi} - \int_\pi^{2\pi}\cos r\,\mathrm{d}r\right] = -6\pi^2.$$

(6) 见图 5-12.

$$\iint_D \sqrt{a^2-x^2-y^2}\,\mathrm{d}x\mathrm{d}y = \int_{-\frac{\pi}{2}}^{\frac{\pi}{2}} \mathrm{d}\theta \int_0^{a\cos\theta} r\sqrt{a^2-r^2}\,\mathrm{d}r$$

$$= -\frac{1}{2}\int_{-\frac{\pi}{2}}^{\frac{\pi}{2}} \mathrm{d}\theta \int_0^{a\cos\theta} \sqrt{a^2-r^2}\,\mathrm{d}(a^2-r^2)$$

$$= -\frac{1}{2}\int_{-\frac{\pi}{2}}^{\frac{\pi}{2}} \left[\frac{2}{3}(a^2-r^2)^{\frac{3}{2}}\Big|_0^{a\cos\theta}\right]\mathrm{d}\theta$$

$$= -\frac{2a^3}{3}\int_0^{\frac{\pi}{2}} (\sin^3\theta - 1)\,\mathrm{d}\theta$$

$$= \frac{1}{3}a^3\left(\pi - \frac{4}{3}\right).$$

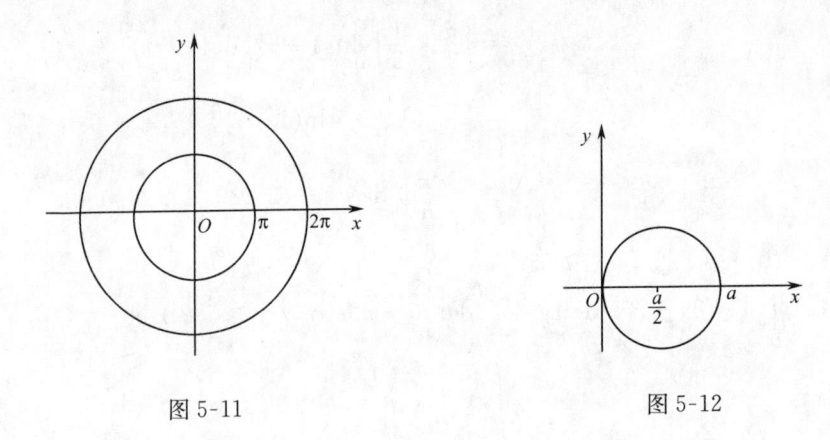

图 5-11

图 5-12

5. 由 $y^2=2x$ 及 $x=\dfrac{1}{2}$ 所围成的抛物线弓形平板,其面密度为 $\rho(x,y)=xy^2$,求其质量.

解 见图 5-13.

$$m = \iint_D xy^2\,\mathrm{d}\sigma = \int_0^{\frac{1}{2}} x\mathrm{d}x \int_{-\sqrt{2x}}^{\sqrt{2x}} y^2\,\mathrm{d}y = \int_0^{\frac{1}{2}} x\left(\frac{y^3}{3}\Big|_{-\sqrt{2x}}^{\sqrt{2x}}\right)\mathrm{d}x$$

$$= \frac{2^{\frac{5}{2}}}{3}\int_0^{\frac{1}{2}} x^{\frac{5}{2}}\,\mathrm{d}x = \frac{2^{\frac{5}{2}}}{3}\cdot\frac{2}{7}\cdot(x^{\frac{7}{2}})\Big|_0^{\frac{1}{2}} = \frac{1}{21}.$$

6. 求由椭圆抛物面 $z=1-4x^2-y^2$ 及 xOy 平面所围成的立体的体积.

解 如图 5-14. $V = \iint_D (1-4x^2-y^2)\,\mathrm{d}\sigma$,其中 $D: 4x^2+y^2=1$,在直角坐标系下进行计算,有

图 5-13　　　　　　　　　　　图 5-14

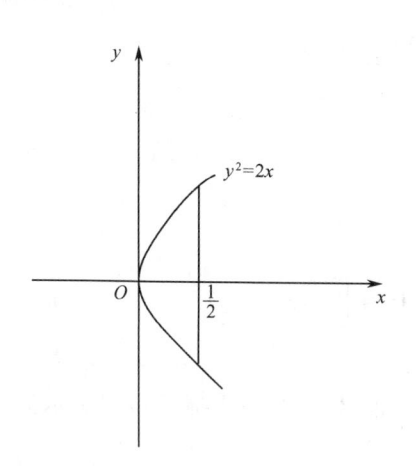

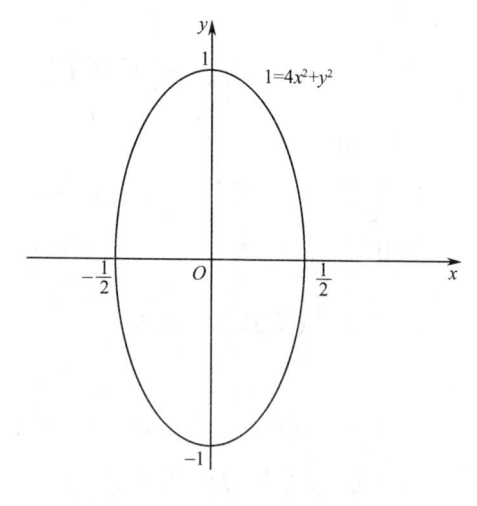

$$V = 4\int_0^{\frac{1}{2}} dx \int_0^{\sqrt{1-4x^2}} (1-4x^2-y^2)dy$$

$$= 4\int_0^{\frac{1}{2}} \left[(1-4x^2)y - \frac{y^3}{3}\right]_0^{\sqrt{1-4x^2}} dx = 4\int_0^{\frac{1}{2}} \frac{2}{3}\left[(1-4x^2)^{\frac{3}{2}}\right]dx$$

$$\xrightarrow[dx=\frac{1}{2}\cos t]{\diamondsuit x=\frac{1}{2}\sin t} \frac{8}{3} \cdot \int_0^{\frac{\pi}{2}} \cos^3 t \cdot \frac{1}{2}\cos t\, dt = \frac{4}{3} \cdot \int_0^{\frac{\pi}{2}} \cos^4 t\, dt = \frac{4}{3}\int_0^{\frac{\pi}{2}} \left(\frac{\cos 2t+1}{2}\right)^2 dt$$

$$= \frac{4}{3} \cdot \frac{3}{16}\pi = \frac{\pi}{4}.$$

7. 求由球面 $x^2+y^2+z^2=a^2$ 和圆柱面 $x^2+y^2=ax$ 所围成的立体体积。

解　$V = 4\iint\limits_D \sqrt{a^2-x^2-y^2}\,dxdy = 4 \cdot \frac{1}{2}\int_0^{\frac{\pi}{2}} d\theta \int_0^{a\cos\theta} \sqrt{a^2-r^2}\,d(a^2-r^2)$

$$= -\frac{4}{3}\int_0^{\frac{\pi}{2}} (a^3\sin^3\theta - a^3)d\theta$$

$$= \frac{4}{3}a^3\left(\int_0^{\frac{\pi}{2}} d\cos\theta - \int_0^{\frac{\pi}{2}} \cos^2\theta\, d\cos\theta\right) + \frac{a^3}{3}\pi$$

$$= \frac{2}{3}a^3\pi - \frac{8}{9}a^3$$

四、客观模拟试题与答案或提示

(一) 判断题

1. X 型区域是先对 y，后对 x 求积分（　　）.

2. $\iint\limits_{D} f(x,y)\mathrm{d}x\mathrm{d}y = \iint\limits_{D} f(r\cos\theta, r\sin\theta)\mathrm{d}r\mathrm{d}\theta$（　　）.

3. 在区域 $D: 3 \leqslant x \leqslant 5, 0 \leqslant y \leqslant 1$ 上有 $\iint\limits_{D} \ln(x+y)\mathrm{d}\sigma \geqslant \iint\limits_{D} \ln^2(x+y)\mathrm{d}\sigma$（　　）.

4. 若 D 是由曲线 $x^2 + y^2 = 2ax$ 所围成的平面区域，则极坐标下 D 可表示为 $r \leqslant 2a\cos\theta, -\dfrac{\pi}{2} \leqslant \theta \leqslant \dfrac{\pi}{2}$（　　）.

5. 若平面区域 D 由 x 轴、y 轴与 $x+y=1$ 所围成，则 $\iint\limits_{D}(x+y)^2 \mathrm{d}\sigma \leqslant \iint\limits_{D}(x+y)^3 \mathrm{d}\sigma$（　　）.

6. $\iint\limits_{D} f(x,y)\mathrm{d}x\mathrm{d}y$ 在极坐标系下其面积元素将变为 $\mathrm{d}r\mathrm{d}\theta$（　　）.

(二) 选择题

1. 区域 $D_1: -1 \leqslant x \leqslant 1, -2 \leqslant y \leqslant 2$. $D_2: 0 \leqslant x \leqslant 1, 0 \leqslant y \leqslant 2$, $I_1 = \iint\limits_{D_1}(x^2+y^2)^3 \mathrm{d}\sigma$, $I_2 = \iint\limits_{D_2}(x^2+y^2)^3 \mathrm{d}\sigma$. 则正确的是（　　）.

(A) $I_1 > 4I_2$；　　　　　　　　(B) $I_1 < 4I_2$；
(C) $I_1 = 4I_2$；　　　　　　　　(D) $I_1 = 2I_2$.

2. 下列不等式正确的是（　　）.

(A) $\iint\limits_{\substack{|x|\leqslant 1 \\ |y|\leqslant 1}} (x-1)\mathrm{d}\sigma > 0$；　　　　(B) $\iint\limits_{x^2+y^2\leqslant 1} (-x^2-y^2)\mathrm{d}\sigma > 0$；

(C) $\iint\limits_{\substack{|x|\leqslant 1 \\ |y|\leqslant 1}} (y-1)\mathrm{d}\sigma > 0$；　　　　(D) $\iint\limits_{\substack{|x|\leqslant 1 \\ |y|\leqslant 1}} (x+1)\mathrm{d}\sigma > 0$.

3. $\int_0^1 \mathrm{d}x \int_0^{1-x} f(x,y)\mathrm{d}y = $（　　）.

(A) $\int_0^{1-x} \mathrm{d}y \int_0^1 f(x,y)\mathrm{d}x$；　　　(B) $\int_0^1 \mathrm{d}y \int_0^{1-x} f(x,y)\mathrm{d}x$；

(C) $\int_0^1 \mathrm{d}y \int_0^1 f(x,y)\mathrm{d}x$；　　　　(D) $\int_0^1 \mathrm{d}y \int_0^{1-y} f(x,y)\mathrm{d}x$.

4. $\int_0^1 dx \int_0^{\sqrt{1-x^2}} \sqrt{1-x^2-y^2} dy = ($ $)$.

(A) $\dfrac{2\pi}{3}$;   (B) $\dfrac{4\pi}{3}$;   (C) $\dfrac{\pi}{6}$;   (D) 1.

5. 当 D 是( )围成的区域时，二重积分 $\iint\limits_D dxdy = 1$.

(A) x 轴、y 轴及 $2x+y-2=0$；
(B) x 轴、y 轴及 $x=4, y=3$；
(C) $|x|=\dfrac{1}{2}$、$y=\dfrac{1}{3}$；
(D) $|x+y|=1$ $|x-y|=1$.

6. 若区域 D 为 $0 \leqslant x \leqslant 1, 0 \leqslant y \leqslant 1$，则积分 $\iint\limits_D e^{x+y} dxdy$ 的值是( ).

(A) $(e-1)^2$;   (B) e^2;   (C) $(e+1)^2$;   (D) e.

(三) 填空题

1. 改变二次积分 $I = \int_{-1}^0 dy \int_0^{1+y} f(x,y) dx + \int_0^1 dy \int_0^{1-y} f(x,y) dx$ 的次序则_____.

2. 积分区域 D 是单位圆 $x^2+y^2 \leqslant 1^2$，二重积分 $\iint\limits_D dxdy = $ _____.

(四) 判断题提示

2. $rd\theta dr \approx dxdy$；
3. $1 \leqslant \ln(x+y) \leqslant \ln^2(x+y)$；
5. $(x+y)^2 \geqslant (x+y)^3$；
6. 面积元 $rd\theta dr$.

(五) 选择题提示

1. 被积函数相同，积分区域的面积是 4 倍关系；
2. 在 $|x| \leqslant 1, |y| \leqslant 1$ 上，总有 $(x+1) \geqslant 0$；
3. 积分区域可看成 Y 型区域；
4. 是单位圆球体的第一卦限，$\dfrac{4}{3}\pi$ 除以 8；
5. 选项(A)的积分区域的面积为 1；
6. 直接计算二重积分.

(六) 填空题提示

1. 必须画积分区域，先对 y 积分后对 x 积分；
2. 求单位圆的面积.

(七) 客观模拟试题答案

(一) 判断题

1. √；　2. ×；　3. ×；　4. √；　5. ×；　6. ×.

(二) 选择题

1. (C)；　2. (D)；　3. (D)；　4. (C)；　5. (A)；　6. (A).

(三) 填空题

1. $I = \int_0^1 dx \int_{x-1}^{1-x} f(x,y) dy$；　2. π.

五、第五章模拟试题及试题答案或提示

(一) 第五章模拟试题(A)

1. 比较积分大小

$\iint\limits_D \ln(x+y) d\sigma$ 与 $\iint\limits_D [\ln(x+y)]^2 d\sigma$，其中 D 是三角形区域，三顶点分别为 $(1,0),(1,1),(2,0)$.

2. 计算：$\iint\limits_D x \cdot \sqrt{y} d\sigma$，其中 D 是由两条抛物线 $y=\sqrt{x}, y=x^2$ 所围成的闭区域.

3. 改换二次积分 $\int_1^e dx \int_0^{\ln x} f(x,y) dy$ 的积分次序.

4. 设平面薄片所占的闭区域 D 由直线 $x+y=2, y=x$ 和 x 轴所围成，它的面密度 $\rho(x,y)=x^2+y^2$，求该薄片的质量.

5. 计算由四个平面 $x=0, y=0, x=1, y=1$ 所围成的柱体被平面 $z=0$ 及 $2x+3y+z=6$ 截得的立体体积.

6. 求由曲面 $z=x^2+2y^2$ 及 $z=6-2x^2-y^2$ 所围成的立体的体积.

7. 把下列二次积分转化为极坐标形式下的二次积分

(1) $\int_0^1 dx \int_0^1 f(x,y) dy$；　　(2) $\int_0^2 dx \int_x^{\sqrt{3}x} f(\sqrt{x^2+y^2}) dy$.

8. 把下列二次积分转化为极坐标形式，并计算积分值.

(1) $\int_0^a dx \int_0^x \sqrt{x^2+y^2} dy$；　　(2) $\int_0^{2a} dx \int_0^{\sqrt{2ax-x^2}} (x^2+y^2) dy$.

9. 选用适当的坐标计算下列各题.

(1) $\iint\limits_D \sqrt{\dfrac{1-x^2-y^2}{1+x^2+y^2}} d\sigma$，其中 D 是由圆周 $x^2+y^2=1$ 及坐标轴所围成的第一象限内的闭区域；

(2) $\iint\limits_D \sqrt{x^2+y^2} d\sigma$，其中 D 是圆环形闭区域：$a^2 \leqslant x^2+y^2 \leqslant b^2$.

(二) 第五章模拟试题解答或提示(A)

1. 读者绘草图易发现,区域 D 位于第一象限,在直线 $x = 1$ 右方,在直线 $x+y = 2$ 左下方,即有

$$1 \leqslant x+y \leqslant 2,$$

∴

$$0 \leqslant \ln(x+y) \leqslant 1 = \ln e.$$

从而
$$\ln(x+y) \geqslant \ln[\ln(x+y)]^2$$

∴
$$\iint\limits_{D} \ln(x+y) d\sigma \geqslant \iint\limits_{D} [\ln(x+y)]^2 d\sigma.$$

2. $\iint\limits_{D} x\sqrt{y} d\sigma = \int_0^1 x dx \int_{x^2}^{\sqrt{x}} \sqrt{y} dy = \dfrac{6}{55}.$

3. 原式 $= \int_0^1 dy \int_{e^y}^{e} f(x,y) dx.$

4.
$$M = \int_0^1 dy \int_0^{2-y} (x^2+y^2) dx = \dfrac{4}{3}.$$

5. 体积
$$V = \iint\limits_{D} (6-2x-3y) dxdy$$
$$= \int_0^1 dx \int_0^1 (6-2x-3y) dy = \dfrac{7}{2}.$$

6. 该立体的上、下顶面分别是抛物面 $z = 6-2x^2-y^2$ 与 $z = x^2+2y^2$,消去 z,得

$$x^2+2y^2 = 6-2x^2-y^2, \text{即 } x^2+y^2 = 2.$$

即交线所围平面区域 D 是 xOy 平面上的圆 $x^2+y^2 \leqslant 2$,故所求体积

$$V = \iint\limits_{D} [(6-2x^2-y^2)-(x^2+2y^2)] dxdy$$
$$= 3\int_{-\sqrt{2}}^{\sqrt{2}} dx \int_{-\sqrt{2-x^2}}^{\sqrt{2-x^2}} (2-x^2-y^2) dy$$
$$= 8\int_0^{\sqrt{2}} (2-x^2)^{\frac{3}{2}} dx (\text{令 } x = \sqrt{2}\sin\theta)$$
$$= 32\int_0^{\frac{\pi}{2}} \cos^4\theta d\theta = 32 \cdot \dfrac{3}{4} \cdot \dfrac{1}{2} \cdot \dfrac{\pi}{2} = 6\pi.$$

7. (1) 先画出积分区域 D 的图形,将 D 用极坐标表示

$$\int_0^1 dx \int_0^1 f(x,y) dy = \int_0^{\frac{\pi}{4}} d\theta \int_0^{\sec\theta} f(r\cdot\cos\theta, r\cdot\sin\theta) r dr$$

$$+ \int_{\frac{\pi}{4}}^{\frac{\pi}{2}} d\theta \int_0^{\csc\theta} f(r\cdot\cos\theta, r\cdot\sin\theta) r dr.$$

(2) 积分区域 D，用极坐标表示为：

$$D: \frac{\pi}{4} \leqslant \theta \leqslant \frac{\pi}{3}, 0 \leqslant r \leqslant 2\sec\theta.$$

$$\therefore \int_0^2 dx \int_x^{\sqrt{3}x} f(\sqrt{x^2+y^2}) dy = \int_{\frac{\pi}{4}}^{\frac{\pi}{3}} d\theta \int_0^{2\sec\theta} f(r) r \cdot dr.$$

8. (1) $x=a$ 的极坐标方程为 $r=a\sec\theta$，所以

$$\text{原式} = \int_0^{\frac{\pi}{4}} d\theta \int_0^{a\sec\theta} r \cdot r dr$$

$$= \frac{1}{3}a^3 \int_0^{\frac{\pi}{4}} \sec^3\theta d\theta = \frac{a^3}{3} \int_0^{\frac{\pi}{4}} \sec\theta d\tan\theta$$

$$= \frac{a^3}{3}\left[\sec\theta\tan\theta\Big|_0^{\frac{\pi}{4}} - \int_0^{\frac{\pi}{4}} \sec\theta(\sec^2\theta-1) d\theta\right]$$

$$= \frac{1}{6}a^3[\sqrt{2} + \ln(\sqrt{2}+1)].$$

(2) 上半圆 $y=\sqrt{2ax-x^2}$ 的极坐标方程为：$r=2a\cos\theta$

$$\text{原式} = \iint_D (x^2+y^2) d\sigma = \int_0^{\frac{\pi}{2}} d\theta \int_0^{2a\cos\theta} r^3 dr = \frac{3}{4}\pi a^4.$$

9. (1) 本题的积分区域和被积函数都适宜用极坐标计算，

$$\text{原式} = \int_0^{\frac{\pi}{2}} d\theta \cdot \int_0^1 \sqrt{\frac{1-r^2}{1+r^2}} r \cdot dr = \frac{1}{2} \cdot \frac{\pi}{2} \int_0^1 \sqrt{\frac{1-r^2}{1+r^2}} dr^2$$

$$\xrightarrow{r^2=t} \frac{\pi}{4} \int_0^1 \sqrt{\frac{1-t}{1+t}} dt = \frac{\pi}{4}\left[\int_0^1 \frac{dt}{\sqrt{1-t^2}} - \int_0^1 \frac{2t dt}{2\sqrt{1-t^2}}\right]$$

$$= \frac{\pi}{8}(\pi-2).$$

(2) 本题的积分区域和被积函数都易于用极坐标化简，这时圆环形区域变为 (r,θ) 平面上的矩形域：$[a,b; 0, 2\pi]$，便于安置积分限：

$$\iint_D \sqrt{x^2+y^2} d\sigma = \int_0^{2\pi} d\theta \cdot \int_a^b r \cdot r dr = \frac{2}{3}\pi(b^3-a^3).$$

(三) 第五章模拟试题(B)

1. 设区域 $D=\{(x,y) \mid x^2+y^2 \leqslant 1, x \geqslant 0\}$，计算二重积分.

$$I = \iint_D \frac{1+xy}{1+x^2+y^2} dx dy$$

2. 证明：$\int_0^a dy \int_0^y e^{m(a-x)} f(x) dx = \int_0^a (a-x) e^{m(a-x)} f(x) dx.$

3. 计算以 xOy 面上的圆周 $x^2+y^2=ax$ 围成的闭区域为底,而以曲面 $z=x^2+y^2$ 为顶的曲顶柱体的体积.

(四) 第五章模拟试题答案及提示(B)

1. 由对称性: $\iint\limits_D \dfrac{xy}{1+x^2+y^2}\mathrm{d}x\mathrm{d}y = 0$

所以 $I = \iint\limits_D \dfrac{1+xy}{1+x^2+y^2}\mathrm{d}x\mathrm{d}y = \iint\limits_D \dfrac{1}{1+x^2+y^2}\mathrm{d}x\mathrm{d}y \xlongequal{\text{极坐标}} \int_{-\frac{\pi}{2}}^{\frac{\pi}{2}}\mathrm{d}\theta \int_0^1 \dfrac{r\mathrm{d}r}{1+r^2}$

$= \dfrac{1}{2}\pi\ln 2.$

2. $\int_0^a \mathrm{d}y \int_0^y \mathrm{e}^{m(a-x)} f(x)\mathrm{d}x = \int_0^a \mathrm{d}x \int_x^a \mathrm{e}^{m(a-x)} f(x)\mathrm{d}y = \int_0^a (a-x)\mathrm{e}^{m(a-x)} f(x)\mathrm{d}x.$

得证.

3.
$$D = \{(r,\theta) \,\big|\, 0 \leqslant r \leqslant a\cos\theta, -\dfrac{\pi}{2} \leqslant \theta \leqslant \dfrac{\pi}{2}\},$$

利用积分区域和被积函数的对称性,所求体积.

$$V = \iint\limits_D (x^2+y^2)\mathrm{d}\sigma = 2\int_0^{\frac{\pi}{2}} \mathrm{d}\theta \int_0^{a\cos\theta} r^2 \cdot r\mathrm{d}r$$

$$= \dfrac{1}{2}a^4 \int_0^{\frac{\pi}{2}} \cos^4\theta \mathrm{d}\theta = \dfrac{3}{32}\pi a^4.$$

第六章 常微分方程

一、教学基本要求和知识要点

(一) 基本要求

1. 了解微分方程及其解、通解、初始条件、特解等概念;
2. 会识别可分离变量方程、一阶齐次和非齐次线性方程、Bernoulli 方程及特殊类型二阶方程;
3. 掌握变量可分离方程和一阶线性方程的解法,会解 Bernoulli 方程;
4. 掌握 $y^{(n)}=f(x)$、$y''=f(x,y')$、$y''=f(y,y')$ 三类高阶方程的降阶法;
5. 知道二阶常系数齐次线性微分方程解的结构;
6. 掌握二阶常系数齐次线性微分方程的解法;熟练掌握用微分方程解决一些简单的医学上的应用问题(简单细菌繁殖模型、肿瘤生长模型、饮食与体重关系、药代动力学一室模型).

基本要求层次程度术语顺序:①理解,熟练掌握;②了解,掌握;③知道,会.

(二) 知识要点

1. 常微分方程基本概念(了解)

微分方程的通解是指含有任意独立常数且任意独立常数的个数与微分方程的阶数相等的解.但是微分方程的通解不一定包含微分方程一切解,如:$-\dfrac{1}{y}=x+C$ 是

$$\frac{\mathrm{d}y}{\mathrm{d}x}=y^2$$

的通解,但是 $y=0$ 也是方程的解,它不包含在通解中,即无论 C 取什么值,都不可能得到 $y=0$.在通解中,利用初始条件(一般地,用来确定通解中任意常数的条件称初始条件)求出任意独立常数所应取的确定数值,所得的解叫做微分方程的特解.

2. 一阶微分方程的解法(熟练掌握)

不同类型的标准微分方程有不同的解法,解微分方程首先识别要求的微分方程属于哪类微分方程,针对那类微分方程必须采用相对应的解法.下面按微分方程解法重要程度介绍解法,可按介绍次序分别识别方程类型.

(1) 可分离变量微分方程:形如

$$\frac{dy}{dx} = f(x)g(y)$$

的微分方程可分离一边含 x 的变量,另一边含 y 的变量,即

$$\frac{dy}{g(y)} = f(x)dx,$$

然后积分,得到方程的通解:

$$\int \frac{1}{g(y)}dy = \int f(x)dx.$$

这里通解可能丢失了 $g(y)=0$ 的解.

(2) 一阶线性微分方程:标准形式

$$\frac{dy}{dx} + P(x)y = 0$$

为一阶线性齐次微分方程,它可用可分离变量微分方程的解法;也可以直接代入公式

$$y = Ce^{-\int P(x)dx}$$

求通解.标准形式

$$\frac{dy}{dx} + P(x)y = Q(x)(\neq 0)$$

称为一阶线性非齐次微分方程,其通解可有下述公式

$$y = e^{-\int P(x)dx}\left(\int Q(x)e^{\int P(x)dx}dx + C\right)$$

求得.

(3) 伯努利(Bernoulli)方程:标准形式

$$\frac{dy}{dx} + P(x)y = Q(x)y^n \quad (n \neq 0, 1)$$

的方程称之伯努利方程.其解法,作变量代换 $Z=y^{1-n}$,将原标准形式化成以 Z 为未知函数的一阶线性方程:

$$\frac{dZ}{dx} + (1-n)P(x)Z = (1-n)Q(x),$$

利用一阶线性非齐次微分方程求通解 Z 的公式求出 Z 的通解. 再将 $Z=y^{1-n}$ 代回,求出伯努利方程 y 是 x 函数的通解.

3. 特殊类型的二阶微分方程(掌握)

针对三类特殊方程 (1) $y''=f(x)$; (2) $y''=f(x,y')$; (3) $y''=f(y,y')$ 分别采用换元降阶的方法把它们化为一阶方程,然后用解一阶微分方程来求解,最后反代换再求二阶微分方程的通解. 三类方程求解方法分别是:(1) $y''=f(x)$,令 $u(x)=y'$,原方程降阶为: $u'(x)=f(x)$,两边积分后,得

$$y'(x) = \int f(x)\mathrm{d}x + C_1,$$

从而再积分,得到方程通解:

$$y = \int \left(\int f(x)\mathrm{d}x\right)\mathrm{d}x + C_1 x + C_2.$$

对于 (2) $y''=f(x,y')$,右端函数表达式中不含未知函数 y,那么设 $y'=P(x)$,则 $y''=P'$,原方程代换成 $P'=f(x,P)$,按一阶方程解出 P 的通解 $P=\varphi(x,C_1)$,然后,将 P 用 y' 代回,得到 $y'=\varphi(x,C_1)$ 的一阶方程,两边积分后,得到原方程的通解

$$y = \int \varphi(x,C_1)\mathrm{d}x + C_2.$$

针对 (3) $y''=f(y,y')$ 的方程,右端表达式中不含 x,选择代换 $y'=P(y)$,从而

$$y'' = \frac{\mathrm{d}y'}{\mathrm{d}x} = \frac{\mathrm{d}y'}{\mathrm{d}y}\frac{\mathrm{d}y}{\mathrm{d}x} = P \cdot \frac{\mathrm{d}P}{\mathrm{d}y}$$

原方程变成一阶方程 $P\dfrac{\mathrm{d}P}{\mathrm{d}y}=f(y,P)$,求其通解: $P=\varphi(y,C_1)$,再将通解中的 P 换成 y',用可分离变量微分方程解法,便得到原方程的通解:

$$\int \frac{\mathrm{d}y}{\varphi(y,C_1)} = x + C_2.$$

4. 二阶齐次线性微分方程解的结构(了解)

将

$$A(x)y'' + B(x)y' + C(x)y = 0$$

称之为二阶线性齐次微分方程. 若 $A(x),B(x),C(x)$ 均为常数,

$$ay'' + by' + cy = 0 \,(a \neq 0)$$

为二阶线性常系数齐次微分方程. 它是二阶线性齐次方程特殊情况. 对于二阶线性齐次微分方程的解的结构有下述两个定理.

定理 6.1 若函数 $y_1(x)$ 和 $y_2(x)$ 是二阶线性齐次微分方程的两个解,则线性组合
$$y = C_1 y_1(x) + C_2 y_2(x)$$
仍是二阶线性齐次微分方程的解,其中 C_1,C_2 是两个任意常数.

定理 6.2 若函数 $y_1(x)$,$y_2(x)$ 是二阶线性齐次微分方程的两个线性无关的解,即 $y_1(x)$ 与 $y_2(x)$ 还满足 $y_1(x)/y_2(x) \neq$ 常数. 则
$$y = C_1 y_1(x) + C_2 y_2(x)$$
是二阶线性齐次微分方程的通解. 这里不加证明知道二阶齐次线性微分方程的通解包含了该方程的一切解. 函数 e^{2x} 与 $3e^{2x}$ 不是线性无关;函数 $\cos 2x$ 与 $\sin 2x$ 是线性无关.

当 p、q 为实数时,
$$y'' + py' + qy = 0$$
称为二阶常系数齐次线性方程,其解法,先求特征方程
$$\lambda^2 + p\lambda + q = 0$$
的根,即
$$\lambda_{1,2} = \frac{-p \pm \sqrt{p^2 - 4q}}{2}.$$ 再按通解公式写出通解.

1) 当实根 $\lambda_1 \neq \lambda_2$ 时,通解
$$y = C_1 e^{\lambda_1 x} + C_2 e^{\lambda_2 x};$$
2) 当实根 $\lambda_1 = \lambda_2$ 时,通解为
$$y = C_1 e^{\lambda_1 x} + C_2 x e^{\lambda_2 x};$$
3) 当有共轭复根 $\lambda_{1,2} = \alpha \pm i\beta$ 时,通解为
$$y = e^{\alpha x}(C_1 \cos\beta x + C_2 \sin\beta x).$$

二、重点内容与侧重例题分析

例 6.1 验证 $y' = \sqrt{1-y^2}$ 与 $\dfrac{y'}{\sqrt{1-y^2}} = 1$ 是否是同解方程.

解 当 $\sqrt{1-y^2} = 0$ 时,$y = \pm 1$ 满足 $y' = \sqrt{1-y^2}$,所以 $y = \pm 1$ 是方程 $y' = \sqrt{1-y^2}$ 的解;

当 $\sqrt{1-y^2} \neq 0$ 时,分离变量化后方程 $\dfrac{dy}{\sqrt{1-y^2}} = dx$ 的通解 $y = \sin(x+C)$;

因此 $y' = \sqrt{1-y^2}$ 的全部解为 $y = \begin{cases} \sin(x+C), & \sqrt{1-y^2} \neq 0; \\ \pm 1, & \sqrt{1-y^2} = 0; \end{cases}$ $\dfrac{y'}{\sqrt{1-y^2}} = 1$ 不

包含 $y=\pm 1$ 的解；

由此看出 $y'=\sqrt{1-y^2}$ 与 $\dfrac{y'}{\sqrt{1-y^2}}=1$ 不是同解方程.

例 6.2 判断下列微分方程类型，并用判断的类型求微分方程的通解.

(1) $4y''-4y'+y=0$；

(2) $y'-\dfrac{1}{x}y=x^2$；

(3) $(1+y^2)+xyy'=0$.

解 (1) $y''-y'+\dfrac{1}{4}y=0$ 属于二阶线性常系数齐次微分方程. 先求特征方程 $\lambda^2-\lambda+\dfrac{1}{4}=0$ 的根；特征方程有两个相等的实根，$\lambda_1=\lambda_2=\dfrac{1}{2}$，因此所求微分方程的通解：

$$y=C_1 e^{\frac{1}{2}x}+C_2 x e^{\frac{1}{2}x}.$$

(2) $y'-\dfrac{1}{x}y=x^2$ 属于一阶线性非齐次线性微分方程，可用常数变易法求解，本题用公式方法直接求通解. 其中 $P(x)=-\dfrac{1}{x}$，$Q(x)=x^2$，因此通解为：

$$\begin{aligned}y&=e^{-\int P(x)dx}\left(\int Q(x)e^{\int P(x)dx}dx+C\right)\\&=e^{-\int\left(-\frac{1}{x}\right)dx}\left(\int x^2 e^{-\int\frac{1}{x}dx}+C\right)\\&=|x|\left(\int x^2\frac{1}{|x|}dx+C\right)\\&=x\left(\dfrac{x^2}{2}\pm C\right),\end{aligned}$$

这里顺便说明当 $x>0$，取 $+C$，当 $x<0$，取 $-C$.

(3) $(1+y^2)+xyy'=0$ 属于可分离变量微分方程. 原方程可化为

$$\dfrac{y}{1+y^2}dy=-\dfrac{1}{x}dx,$$

两边积分后有

$$\dfrac{1}{2}\ln(1+y^2)=-\ln|x|+\ln C_1,$$

化简后，得原方程通解

$$C_2=x^2(1+y^2).$$

例 6.3 求 $(xy+1)ydx-xdy=0$，$y(1)=1$ 的特解.

解 $(xy+1)ydx-xdy=0$ 可变型为

$$\frac{dy}{dx} - \frac{1}{x}y = y^2$$

的伯努利微分方程,其中

$$P(x) = -\frac{1}{x}, \quad Q(x) = 1, n = 2.$$

令

$$Z = \frac{1}{y}, \quad \frac{dZ}{dx} = -\frac{1}{y^2}y',$$

则方程整理后化成关于 Z 的一阶线性微分方程:

$$\frac{dZ}{dx} + \frac{1}{x}Z = -1,$$

求一阶线性非齐次方程的通解

$$Z = \frac{C}{x} - \frac{x}{2},$$

将 $Z = \frac{1}{y}$ 代入上式,可得原方程通解为

$$\frac{x^2}{2} + \frac{x}{y} = C.$$

利用 $y(1)=1$,得

$$C = \frac{3}{2},$$

因此原方程特解为:

$$\frac{x^2}{2} + \frac{x}{y} = \frac{3}{2}.$$

例 6.4 求微分方程 $\frac{d^5 y}{dx^5} - \frac{1}{x}\frac{d^4 y}{dx^4} = 0$ 的通解.

解 设 $\frac{d^4 y}{dx^4} = u$ 将原方程化成 $u' - \frac{u}{x} = 0$.

由分离变量法解出 u 的通解,$u = cx$,即 $\frac{d^4 y}{dx^4} = cx$,再连续积分四次,最后求出原方程的通解:

$$y = c_1 x^5 + c_2 x^3 + c_3 x^2 + c_4 x + c_5 \text{(其中 } c_1, c_2, c_3, c_4, c_5 \text{ 为任意常数)}.$$

例 6.5 质量为 m 的物体,以初速度 v_0 从地面竖直上抛,若阻力 $f = hv$,其中 h 为常数,v 是速度. 求该物体的运动规律.

解 取地面上一点为坐标原点,x 轴垂直向上,物体受重力 $-mg$ 和阻力作用,由牛顿第二定律可得:

$$m\frac{dv}{dt} = -mg - hv \quad \text{或} \quad \frac{dv}{dt} = -g - kv \left(\text{其中 } k = \frac{h}{m}\right).$$

该方程是一阶线性非齐次方程,利用求解公式可得:

$$v = ce^{-kt} - \frac{g}{k}.$$

由初始条件 $v(0) = v_0$ 得 $c = v_0 + \frac{g}{k}$,又因 $v = \frac{dx}{dt}$ 所以 $\frac{dx}{dt} = \left(v_0 + \frac{g}{h}\right)e^{-kt} - \frac{g}{k}.$

上式关于位移 x 是一阶线性齐次方程. 积分后得

$$x = -\frac{1}{k}\left(v_0 + \frac{g}{h}\right)e^{-kt} - \frac{g}{k}t + c_1$$

由于 $x(0) = 0$,所以 $c_1 = \frac{1}{k}\left(v_0 + \frac{g}{k}\right)$,物体上抛运动规律 $x(t) = \left(\frac{v_0}{k} + \frac{g}{k^2}\right)(1 - e^{-kt}) - \frac{g}{k}t$(其中 $k = \frac{h}{m}$).

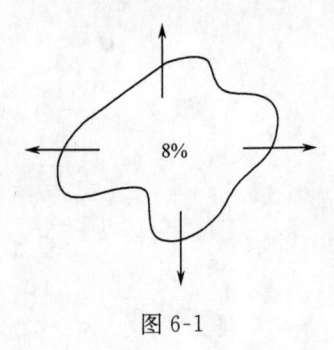

例 6.6 药物对生物膜渗透方式如图 6-1. 假设生物膜内因不断补充可维持药物浓度为 8%,开始时膜外药物浓度为 0%,其向生物膜外渗透速度正比于它们的浓度差. 现测得 2 小时的膜外浓度为 2%. (1)求药物向生物膜外渗透的数学模型. (2)多少小时后膜外浓度可达到 4%.

图 6-1

解 设 t 时膜外浓度 $c(t)$,由已知条件可列出微分方程:

$$\frac{dc(t)}{dt} = k[8\% - c(t)], c(0) = 0\%$$

其中 k 是渗透速度常数 ($k > 0$). 将方程分离变量后,得

$$\frac{dc(t)}{8\% - c(t)} = kdt$$

两边积分,整理后得

$$c(t) = 8\% - Ae^{-kt} \quad (A \text{ 为任意常数})$$

由初始条件,得 $0\% = 8\% - Ae^0$,可知常数 $A = 8\%$. 又由于 $c(2) = 2\%$ 代入上式得

$$2\% = 8\%(1 - e^{-2k}), \text{可解得 } k = -\frac{1}{2}\ln\frac{3}{4} \approx 0.1438$$

于是药物对生物膜渗透数学模型为 $c(t) = 8\%(1 - e^{-0.1438t})$.

将 4% 代入上式,得 $4\% = 8\%(1 - e^{-0.1438t})$,求得 $t = 4.82$ 小时后膜外浓度可达 4%.

三、解答题全解

1. 证明 $y=ax^2+bx$ 是微分方程
$$y' = \frac{y}{x} + ax$$
的解.

证明 等式左边

因为 $y' = 2ax+b$,

等式右边
$$\frac{y}{x} + ax = \frac{ax^2+bx}{x} + ax = 2ax+b,$$

等式左右边相等,所以函数 $y=ax^2+bx$ 满足方程
$$y' = \frac{y}{x} + ax,$$

即 $y=ax^2+bx$ 是方程 $y' = \frac{y}{x} + ax$ 的解.

2. 求下列一阶微分方程的通解或特解.

(1) $y' = e^{2x-y}$；

(2) $e^x dx + dx = \sin 2y\, dy$；

(3) $(4x+xy^2)dx + (y+x^2y)dy = 0$；

(4) $\dfrac{dy}{dx} + 3y = 8$；

(5) $x\dfrac{dy}{dx} - 2y = x^3 \cos 4x$；

(6) $xdy - ydx - \dfrac{x}{\ln x}dx = 0$；

(7) $xy'+1 = 4e^{-y}, y|_{x=-2} = 0$；

(8) $xy'+y-e^x = 0, y|_{x=1} = 3e$；

(9) $\dfrac{dy}{dx} - y\tan x = \sec x, y|_{x=0} = \dfrac{\pi}{2}$.

解 (1) 分离变量
$$e^y dy = e^{2x} dx,$$

两边积分
$$\int e^y dy = \int e^{2x} dx,$$

通解为：
$$e^y = \frac{1}{2}e^{2x} + c.$$

(2) 分离变量
$$\sin 2y\, dy = (e^x + 1)dx,$$

两边积分

$$\int \sin 2y \mathrm{d}y = \int (\mathrm{e}^x + 1) \mathrm{d}x,$$

通解为：
$$\cos 2y = -2(\mathrm{e}^x + x) + c.$$

(3) 分离变量
$$\frac{y}{4+y^2} \mathrm{d}y = -\frac{x}{1+x^2} \mathrm{d}x,$$

两边积分
$$\int \frac{y}{4+y^2} \mathrm{d}y = \int -\frac{x}{1+x^2} \mathrm{d}x, \frac{1}{2}\ln(4+y^2) = -\frac{1}{2}\ln(1+x^2) + \frac{1}{2}\ln c,$$

通解为：
$$(4+y^2)(1+x^2) = c.$$

(4) 分离变量
$$\frac{\mathrm{d}y}{8-3y} = \mathrm{d}x,$$

两边积分
$$\int \frac{\mathrm{d}y}{8-3y} = \int \mathrm{d}x, -\frac{1}{3}\ln(8-3y) = x + \frac{1}{3}\ln c,$$

通解为：
$$c(8-3y) = \mathrm{e}^{-3x}.$$

(5) 原方程变形为
$$\frac{\mathrm{d}y}{\mathrm{d}x} - \frac{2}{x}y = x^2 \cos 4x,$$

其中
$$P(x) = -\frac{2}{x}, Q(x) = x^2 \cos 4x,$$

所以
$$\int P(x) \mathrm{d}x = \int -\frac{2}{x} \mathrm{d}x = -2\ln x,$$
$$\int Q(x) \mathrm{e}^{\int P(x)\mathrm{d}x} \mathrm{d}x = \int x^2 \cos 4x \mathrm{e}^{-2\ln x} \mathrm{d}x = \int \cos 4x \mathrm{d}x = \frac{1}{4}\sin 4x,$$

通解为：
$$y = \mathrm{e}^{-\int P(x)\mathrm{d}x}\left[\int Q(x)\mathrm{e}^{\int P(x)\mathrm{d}x}\mathrm{d}x + c\right] = x^2\left[\frac{1}{4}\sin 4x + c\right].$$

(6) 原方程变形为
$$\frac{\mathrm{d}y}{\mathrm{d}x} - \frac{1}{x}y = \frac{1}{\ln x},$$

其中

$$P(x) = -\frac{1}{x}, Q(x) = \frac{1}{\ln x},$$

所以
$$\int p(x)\mathrm{d}x = \int -\frac{1}{x}\mathrm{d}x = -\ln x,$$
$$\int Q(x)\mathrm{e}^{\int P(x)\mathrm{d}x}\mathrm{d}x = \int \frac{1}{\ln x}\mathrm{e}^{-\ln x}\mathrm{d}x = \int \frac{1}{x\ln x}\mathrm{d}x = \ln|\ln x|,$$

通解为：
$$y = \mathrm{e}^{-\int P(x)\mathrm{d}x}\left[\int Q(x)\mathrm{e}^{\int P(x)\mathrm{d}x}\mathrm{d}x + c\right] = x[\ln|\ln x| + c].$$

(7) 分离变量
$$\frac{\mathrm{d}y}{4\mathrm{e}^{-y} - 1} = \frac{1}{x}\mathrm{d}x,$$

两边积分
$$-\int \frac{\mathrm{d}y}{4\mathrm{e}^{-y} - 1} = \int \frac{1}{x}\mathrm{d}x, \quad \int \frac{\mathrm{e}^y \mathrm{d}y}{4 - \mathrm{e}^y} = \int \frac{1}{x}\mathrm{d}x,$$
$$-\int \frac{\mathrm{d}(4 - \mathrm{e}^y)}{4 - \mathrm{e}^y} = \int \frac{1}{x}\mathrm{d}x, -\ln(4 - \mathrm{e}^y) = \ln x + \ln c,$$

通解为：
$$cx(4 - \mathrm{e}^y) = 1, 由 y|_{x=-2} = 0,$$

得
$$c = -\frac{1}{6},$$

所求特解为：
$$x(4 - \mathrm{e}^{-y}) = -6.$$

(8) 标准形式为
$$\frac{\mathrm{d}y}{\mathrm{d}x} + \frac{1}{x}y = \frac{1}{x}\mathrm{e}^x,$$

其中
$$P(x) = \frac{1}{x}, Q(x) = \frac{1}{x}\mathrm{e}^x, \quad \int p(x)\mathrm{d}x = \int \frac{1}{x}\mathrm{d}x = \ln x,$$

则
$$\int Q(x)\mathrm{e}^{\int P(x)\mathrm{d}x}\mathrm{d}x = \int \frac{1}{x}\mathrm{e}^x \cdot \mathrm{e}^{\ln x}\mathrm{d}x = \int \mathrm{e}^x \mathrm{d}x = \mathrm{e}^x.$$

通解
$$y = \mathrm{e}^{-\int P(x)\mathrm{d}x}\left[\int Q(x)\mathrm{e}^{\int P(x)\mathrm{d}x}\mathrm{d}x + c\right] = \mathrm{e}^{-\ln x}[\mathrm{e}^x + c] = \frac{1}{x}[\mathrm{e}^x + c],$$

由 $y|_{x=1} = 3\mathrm{e}$,得

$$c = 2e,$$

所求特解为：
$$y = \frac{1}{x}[e^x + 2e].$$

(9) 由标准形式知
$$P(x) = -\tan x, Q(x) = \sec x,$$
$$\int P(x)dx = \int -\tan x dx = \ln\cos x,$$

则
$$\int Q(x)e^{\int P(x)dx}dx = \int \sec x \cdot e^{\ln\cos x}dx = \int dx = x,$$

通解
$$y = e^{-\int P(x)dx}\left[\int Q(x)e^{\int P(x)dx}dx + c\right] = \frac{1}{\cos x}[x + c],$$

由 $y|_{x=0} = \frac{\pi}{2}$，得
$$c = \frac{\pi}{2},$$

所求特解为：
$$y = \frac{1}{\cos x}\left[x + \frac{\pi}{2}\right].$$

3. 求下列特殊的二阶微分方程的通解或特解.

(1) $y'' = xe^x$； (2) $y'' = 1 + y'$；

(3) $y'' + 2y' = 4x$； (4) $xy'' - 3y' = x^2$；

(5) $y'' = 1 + (y')^2$； (6) $y'' + \frac{1}{y^3} = 0$；

(7) $1 + yy'' + y'^2 = 0, y|_{x=0} = 1, y'|_{x=0} = 0$；

(8) $(1+x^2)y'' = 2xy', y|_{x=0} = 0, y'|_{x=0} = 1$.

解 (1) 连续积分两次
$$y' = \int xe^x dx = xe^x - e^x + c_1,$$
$$y = \int (xe^x - e^x + c_1)dx = xe^x - e^x - e^x + c_1 x + c_2$$
$$= xe^x - 2e^x + c_1 x + c_2.$$

(2) 令 $p(x) = y'$，则原方程化为如下方程
$$p' = 1 + p,$$

分离变量

$$\frac{\mathrm{d}p}{1+p} = \mathrm{d}x,$$

两边积分得：
$$\ln(1+p) = x + \ln c_1,$$

即
$$1 + p = c_1 \mathrm{e}^x,$$

将 p 用 y' 代回,得
$$1 + y' = c_1 \mathrm{e}^x, y' = c_1 \mathrm{e}^x - 1,$$

两边积分得
$$y = \int (c_1 \mathrm{e}^x - 1) \mathrm{d}x = c_1 \mathrm{e}^x - x + c_2.$$

(3) 令 $p(x) = y'$,则原方程化为方程
$$\frac{\mathrm{d}p}{\mathrm{d}x} + 2p = 4x,$$

解得：
$$p = \mathrm{e}^{-\int 2\mathrm{d}x} \left[\int 4x \mathrm{e}^{\int 2\mathrm{d}x} \mathrm{d}x + c_1 \right] = \mathrm{e}^{-2x} \left[\int 4x \mathrm{e}^{2x} \mathrm{d}x + c_1 \right]$$
$$= \mathrm{e}^{-2x} [2x \mathrm{e}^{2x} - \mathrm{e}^{2x} + c_1]$$
$$= 2x - 1 + c_1,$$

将 p 用 y' 代回,得
$$y' = 2x - 1 + c_1,$$

通解为：
$$y = \int (2x - 1 + c_1) \mathrm{d}x = x^2 - x + c_1 x + c_2.$$

(4) 令 $p(x) = y'$,则原方程化为方程
$$\frac{\mathrm{d}p}{\mathrm{d}x} - \frac{3}{x} p = x,$$

解得：
$$p = \mathrm{e}^{\int \frac{3}{x} \mathrm{d}x} \left[\int x \mathrm{e}^{-\int \frac{3}{x} \mathrm{d}x} \mathrm{d}x + c_1 \right] = x^3 \left[\int x \cdot \frac{1}{x^3} \mathrm{d}x + c_1 \right]$$
$$= x^3 \left[-\frac{1}{x} + c_1 \right] = -x^2 + c_1 x^3,$$

即
$$y' = -x^2 + c_1 x^3,$$

积分得通解为：
$$y = \int (-x^2 + c_1 x^3) \mathrm{d}x = -\frac{1}{3} x^3 + \frac{1}{4} c_1 x^4 + c_2.$$

(5) 令 $p(x)=y'$，则原方程化为方程 $p'=1+p^2$，分离变量

$$\frac{\mathrm{d}p}{1+p^2} = \mathrm{d}x,$$

两边积分

$$\int \frac{\mathrm{d}p}{1+p^2} = \int \mathrm{d}x, \arctan p = x + c_1,$$

即

$$p = \tan(x+c_1)$$

从而

$$y' = \tan(x+c_1),$$

所求通解为：

$$y = \int \tan(x+c_1)\mathrm{d}x = -\ln|\cos(x+c_1)| + c_2.$$

(6) 令 $p(y)=y'$，则

$$y'' = p\frac{\mathrm{d}p}{\mathrm{d}y},$$

原方程化为方程：

$$p\frac{\mathrm{d}p}{\mathrm{d}y} + \frac{1}{y^3} = 0,$$

分离变量

$$p\mathrm{d}p = -\frac{1}{y^3}\mathrm{d}y,$$

两边积分

$$\int p\mathrm{d}p = \int -\frac{1}{y^3}\mathrm{d}y, \quad \frac{1}{2}p^2 = \frac{1}{2y^2} + \frac{c_1}{2},$$

即

$$p^2 = \frac{1}{y^2} + c_1,$$

将 p 用 y' 代回，得

$$y' = \pm\sqrt{\frac{1}{y^2} + c_1},$$

分离变量

$$\frac{\mathrm{d}y}{\pm\sqrt{\frac{1}{y^2}+c_1}} = \mathrm{d}x, \quad \int \frac{\mathrm{d}y}{\pm\sqrt{\frac{1}{y^2}+c_1}} = \int \mathrm{d}x,$$

$$\pm\frac{1}{2c_1}\sqrt{1+c_1 y^2} = x + c_2, \quad 1 + c_1 y^2 = 4c_1^2(x+c_2)^2.$$

(7) 令 $p(y)=y'$,则
$$y'' = p\frac{\mathrm{d}p}{\mathrm{d}y},$$
原方程化为方程:
$$1+yp\frac{\mathrm{d}p}{\mathrm{d}y}+p^2 = 0,$$
即
$$yp\frac{\mathrm{d}p}{\mathrm{d}y}=-(1+p^2),$$
分离变量
$$\frac{p}{1+p^2}\mathrm{d}p = -\frac{1}{y}\mathrm{d}y,$$
两边积分
$$\int\frac{p}{1+p^2}\mathrm{d}p = \int -\frac{1}{y}\mathrm{d}y, \frac{1}{2}\ln(1+p^2) = -\ln y + \frac{1}{2}\ln c_1, (1+p^2) = \frac{c_1}{y^2},$$
将 p 用 y' 代回,得
$$(1+y'^2) = \frac{c_1}{y^2},$$
由
$$y'|_{x=0} = 0, \quad y|_{x=0} = 1,$$
得 $c_1 = 1$,
即
$$y' = \pm\sqrt{\frac{1}{y^2}-1}, \quad \int\frac{y}{\pm\sqrt{1-y^2}}\mathrm{d}y = \int\mathrm{d}x, \quad \pm\sqrt{1-y^2} = x+c_2,$$
$y|_{x=0}=1$ $\therefore c_2 = 0.$
所求特解为
$$1-y^2 = x^2.$$
(8) 令 $p(x)=y'$,则原方程化为方程
$$(1+x^2)p' = 2xp,$$
分离变量
$$\frac{\mathrm{d}p}{p} = \frac{2x}{1+x^2}\mathrm{d}x,$$
两边积分
$$\int\frac{\mathrm{d}p}{p} = \int\frac{2x}{1+x^2}\mathrm{d}x, \quad \ln p = \ln(1+x^2)+\ln c_1,$$
化简得

$$p = c_1(1+x^2),$$

从而
$$y' = c_1(1+x^2),$$

由 $y'|_{x=0}=1$,得
$$c_1 = 1,$$

于是
$$y' = (1+x^2),$$

积分得
$$y = \int(1+x^2)\mathrm{d}x = x + \frac{1}{3}x^3 + c_2,$$

由 $y|_{x=0}=0$ 得
$$c_2 = 0,$$

所以特解为：
$$y = x + \frac{1}{3}x^3.$$

4. 求下列二阶线性常系数齐次微分方程的通解或特解.

(1) $y''-2y'-3y=0$; (2) $y''+2y'+3y=0$;
(3) $4y''-12y'+9y=0$; (4) $y''+y'=0$;
(5) $y''-3y'-4y=0, y|_{x=0}=1, y'|_{x=0}=0$;
(6) $y''-8y'+16y=0, y|_{x=0}=2, y'|_{x=0}=5$;
(7) $4y''+9y=0, y|_{x=0}=2, y'|_{x=0}=\frac{3}{2}$.
(8) $xy'+1=4\mathrm{e}^{-y}, y|_{x=-2}=0$
(9) $xy'+y-\mathrm{e}^x=0, y|_{x=1}=3\mathrm{e}$
(10) $\dfrac{\mathrm{d}y}{\mathrm{d}x}-y\tan x=\sec x, y|_{x=0}=\dfrac{\pi}{2}$

解 (1) 特征根为 $r_1=3, r_2=-1$,所以通解为：
$$y = c_1\mathrm{e}^{3x} + c_2\mathrm{e}^{-x}.$$

(2) 特征根为 $r_{1,2}=-1\pm\sqrt{2}i$,所以通解为：
$$y = \mathrm{e}^{-x}(c_1\cos\sqrt{2}x + c_2\sin\sqrt{2}x).$$

(3) 特征根为 $r_1=r_2=3/2$,所以通解为：
$$y = (c_1+c_2 x)\mathrm{e}^{\frac{3}{2}x}.$$

(4) 特征根为 $r_1=0, r_2=-1$,所以通解为：
$$y = c_1 + c_2\mathrm{e}^{-x}.$$

(5) 特征根为 $r_1=4, r_2=-1$,所以通解为：

$$y = c_1 e^{4x} + c_2 e^{-x},$$

则
$$y' = 4c_1 e^{4x} - c_2 e^{-x},$$

由
$$y|_{x=0} = 1, \quad y'|_{x=0} = 0$$

有 $\begin{cases} c_1 + c_2 = 1 \\ 4c_1 - c_2 = 0 \end{cases}$,解得 $\begin{cases} c_1 = \dfrac{1}{5}, \\ c_2 = \dfrac{4}{5}, \end{cases}$ 所求特解为 $y = \dfrac{1}{5} e^{4x} + \dfrac{4}{5} e^{-x}$.

(6) 特征根为 $r_1 = r_2 = 4$,所以通解为:
$$y = (c_1 + c_2 x) e^{4x},$$

则
$$y' = (4c_1 + c_2 + c_2 4x) e^{4x},$$

由
$$y|_{x=0} = 2, \quad y'|_{x=0} = 5,$$

有 $\begin{cases} c_1 = 2, \\ 4c_1 + c_2 = 5, \end{cases}$ 解得 $\begin{cases} c_1 = 2, \\ c_2 = -3, \end{cases}$ 所求特解为 $y = (2 - 3x) e^{4x}$.

(7) 特征根为 $r_{1,2} = \pm \dfrac{3}{2} i$,所以通解为:
$$y = c_1 \cos \dfrac{3}{2} x + c_2 \sin \dfrac{3}{2} x,$$

则
$$y' = -\dfrac{3}{2} c_1 \sin \dfrac{3}{2} x + \dfrac{3}{2} c_2 \cos \dfrac{3}{2} x,$$

由
$$y|_{x=0} = 2, \quad y'|_{x=0} = \dfrac{3}{2},$$

得 $\begin{cases} c_1 = 2, \\ c_2 = 1, \end{cases}$ 所求特解为 $y = 2\cos \dfrac{3}{2} x + \sin \dfrac{3}{2} x$.

(8) $xy' + 1 = 4e^{-y}, y|_{x=-2} = 0$

解
$$x \cdot \dfrac{dy}{dx} = 4e^{-y} - 1,$$

$$\dfrac{dy}{4e^{-y} - 1} = \dfrac{dx}{x},$$

$$\int \dfrac{e^y}{4 - e^y} dy = \int \dfrac{dx}{x},$$

$$-\int \frac{d4-e^y}{4-e^y} = \ln x,$$

$$-\ln c \cdot \ln(4-ey) = \ln x,$$

即
$$c = (4-e^y) \cdot x.$$

因 $y\Big|_{x=-2} = 0$,则 $c = -6$.

即
$$(4-e^y) \cdot x = -6.$$

(9) $xy' + y - e^x = 0, y|_{x=1} = 3e$.

解 整理 $\dfrac{dy}{dx} + \dfrac{y}{x} = \dfrac{e^x}{x}$.

由一阶微分方程:
$$y = e^{-\int P(x) \cdot dx} \left(\int Q_{(x)} \cdot e^{\int P(x) \cdot dx} dx + c \right)$$

$$\begin{cases} e^{-\int P(x) dx} = \dfrac{1}{x} + c_1 \\ \int Q(x) \cdot e^{\int P(x) dx} dx = e^x + c_2 \end{cases}$$

得: $y = \dfrac{1}{x} \cdot (e^x + c)$.

当 $x = 1$ 时, $y = 3e$, 得 $c = ze$

故
$$y = \frac{1}{x} \cdot (e^x + 2e).$$

(10) $\dfrac{dy}{dx} - y \cdot \tan x = \sec x, y|_{x=0} = \dfrac{\pi}{2}$.

解 由一阶微分方程: $y = e^{-\int(-\tan x)dx} \left(\int \sec x \cdot e^{\int(-\tan x)dx} dx + c \right)$

得
$$y = \frac{1}{\cos x} \cdot (x + c),$$

当 $x = 0$ 时, $y = \dfrac{\pi}{2}$, 则 $c = \dfrac{\pi}{2}$.

故
$$y = \frac{1}{\cos x} \cdot \left(x + \frac{\pi}{2} \right)$$

5. 细菌繁殖的速率正比于当时存在的细菌数目. 如果 2 小时后细菌的数目为原有的 2 倍, 问多少时间后细菌数将为原有的 3 倍?

解 设 t 小时细菌数为 $N(t)$, 依题意可建立微分方程
$$\frac{dN}{dt}=KN,$$
其中 K 为比例系数, 解之 $N=ce^{Kt}$, 不妨假设细菌原有数目为 N_0, 即 $N(0)=N_0$, 则 $c=N_0$, 从而有 $N=N_0e^{Kt}$, 又由已知条件有 $2N_0=N_0e^{2K}$, 解得 $K=\frac{\ln 2}{2}$, 当细菌数为原有的 3 倍时, 有 $3N_0=N_0e^{\frac{\ln 2}{2}t}$, 解得 $t=2\frac{\ln 3}{\ln 2}=3.17$ (小时).

6. 已知 ^{32}P 的瞬时放射速率与它当时所具有的质量成正比, 且原有质量为 m_0, 半衰期 (质量衰减一半所需时间) 为 14.3 天, 试求 ^{32}P 的放射规律 (即剩余量与时间的关系).

解 设第 t 天 ^{32}P 的剩余量为 $M(t)$, 依据题意得
$$\frac{dM}{dt}=-kM(t),$$
解得 $M=ce^{-kt}$, 又因 $M(0)=m_0$ 所以有 $c=m_0$, 又因 $M(14.3)=\frac{1}{2}m_0$, 所以有 $\frac{1}{2}m_0=m_0e^{-14.3k}$, 解得 $k=\frac{\ln 2}{14.3}$, 故 $M(t)=m_0e^{-\frac{\ln 2}{14.3}t}$.

7. 过氧化氢在加热或有触媒作用时, 分解
$$H_2O_2 = H_2O+[O],$$
反应开始经 10 分钟后 H_2O_2 的浓度为 0.276 摩尔/米^3, 经 20 分钟后为 0.165 摩尔/米^3, 假定反应的速度与反应物的浓度成正比, 试计算比例常数 k (反应速度常数).

解 设 t 分钟时 H_2O_2 的浓度为 $A(t)$ 摩尔, 依题意有 $\frac{dA(t)}{dt}=-kA(t)$, 解之得 $A(t)=ce^{-kt}$, 又因 $A(10)=0.276$, $A(20)=0.165$, 代入上式有
$$\begin{cases}0.276=ce^{-10k}\\0.165=ce^{-20k}\end{cases},$$
故 $e^{10k}=\frac{0.276}{0.165}$, 解得 $k=\frac{1}{10}\ln\frac{0.276}{0.165}\approx 0.05$.

8. 根据牛顿冷却定律——物体在空气中冷却的速率与该物体和空气的温度差成正比. 一个人的尸体被人发现泡在池塘中, 池水温度是 15℃, 尸体温度是 26℃. 试用牛顿冷却定律推断死亡时间, 比例系数 $k=-2$/小时. 假定死者不幸跌入水中死亡时的体温是 37℃.

解 设死亡后 t 小时尸体的温度为 $T(t)$, 依题意有 $\frac{dT}{dt}=-2(T-15)$, 解之得 $T=15+ce^{-2t}$, 由 $T(0)=37$, 得 $c=22$, 所以 $T=15+22e^{-2t}$, 又 $26=15+22e^{-2t}$, 解之得 $t=\ln 2/2$, 可知死亡时间为 $\ln 2/2$ 小时前.

9. 静脉输入葡萄糖是一种重要的治疗手段. 设以每分钟 k 克的固定速率输入到血液中, 与此同时, 血液中的葡萄糖还会转化为其他物质或转移到其他地方, 其速率与血液中的葡萄糖含量成正比, 比例常数为 $a(a>0)$, 初始血液中葡萄糖含量为 M, 试求血液中葡萄糖含量的变化规律和确定达到平衡时, 血液中葡萄糖的含量.

解 设输入葡萄糖 t 分钟时, 血液中葡萄糖含量为 $Q(t)$, 依题意有

$$\frac{\mathrm{d}[kt+M-Q(t)]}{\mathrm{d}t}=aQ(t),$$

即

$$\frac{\mathrm{d}Q}{\mathrm{d}t}=k-aQ,$$

解得

$$Q=\frac{k}{a}+c\mathrm{e}^{-at},$$

将 $Q(0)=M$ 代入上式得 $c=M-\frac{k}{a}$, 所以 $Q=\frac{k}{a}+\left(M-\frac{k}{a}\right)\mathrm{e}^{-at}$, 显然随着时间的推移, 有 $\lim\limits_{t\to+\infty}\mathrm{e}^{-at}=0$, 从而使血液中葡萄糖含量达到平衡 $\lim\limits_{t\to+\infty}Q=\frac{k}{a}$, 所以平衡值为 k/a.

10. 在中东巴勒斯坦地区一个山洞里发现古人骨, 测其同位素 ^{14}C 与 ^{12}C 之比为活组织中的 6.24%, 实践经验证明 ^{14}C 每年衰减 1/8000, 试问此人死于多少年前?

解 设 t 时刻 ^{14}C 的残留量为 $N=N(t)$

则

$$\frac{\mathrm{d}N}{\mathrm{d}t}=-\frac{1}{8000}t,$$

分离变量得

$$\frac{\mathrm{d}N}{N}=-\frac{1}{8000}\mathrm{d}t,$$

上式两端同时积分得

$$N=C\mathrm{e}^{-\frac{1}{8000}t},$$

设 $t=0$ 时 ^{14}C 的量为 N_0, 可得 $C=N_0$,

$\therefore N=N_0\mathrm{e}^{-\frac{1}{8000}t}$,

$\because {}^{12}C$ 不衰变,

$\therefore \dfrac{N}{N_0}=6.24\%$,

即

$$\mathrm{e}^{-\frac{1}{8000}t}=6.24\%,$$

$$t = 22\,193(\text{年}).$$

11. 一容器内盛有 100 升盐水,其中含盐 10 千克,现以每分钟 2 升的均匀速度把净水注入容器,并以同样的速度使盐水流出. 在容器内有一搅拌器在不停地搅拌着,因此可以认为溶液的浓度在第一时刻都是均匀的,试求容器内盐量随时间的变化规律.

解 设时刻 t 的溶液的含盐量 $Q = Q(t)$,当时间从 t 变到 $t + dt$ 时,容器内含盐量由 Q 减少到 $Q + dQ$,因而自容流出的盐量为 $[Q - (Q + dQ)] = dQ$. 另一方面. 这时从容器内流走的溶液量为 $2dt$. 由于 dt 很小,在 dt 时间内盐水浓度可近似看成不变,都等于 t 时刻的盐水浓度 $Q/100$,从而流出的盐量为 $\dfrac{Q}{100} \cdot 2dt$,于是有

$$-dQ = \frac{Q}{100} \cdot 2dt.$$

这就是关于 $Q(t)$ 的微分方程。我们又知道,$t = 0$ 时溶液内含盐 10 千克,所以初始条件为 $Q|_{t=0} = 10$.

分离变量得方程:

$$\frac{dQ}{Q} = -\frac{dt}{50}.$$

积分,得

$$\ln Q = -\frac{t}{50} + \ln C, \quad (C > 0),$$

化简,得通解

$$Q = Ce^{-\frac{t}{50}}.$$

由初始条件

$$Q|_{t=0} = 10, \quad \text{得出 } C = 10.$$

因而容器中含盐量随时间变化规律是

$$Q = 10e^{-\frac{t}{50}}.$$

四、客观模拟试题与答案或提示

(一) 判断题

1. 微分方程中的独立常数完全由微分方程阶所确定( ).

2. $\dfrac{\partial z}{\partial x} = \dfrac{\partial^2 z}{\partial y^2}$ 是常微分方程( ).

3. 微分方程 $y' = y^2$ 的通解为 $y = \dfrac{-1}{x + C}$,$y = 0$ 是解且含在通解内( ).

4. 微分方程解分两类即通解和特解( ).

5. $y=(C_1+2C_2)x$ 是微分方程 $y''=0$ 的通解(　　).

6. $y=1$ 是方程 $y'=\sqrt{1-y^2}$ 的解时,可知 $x=\dfrac{\pi}{2}-C$ 对吗(　　)?

7. 设 y_1,y_2 是方程 $y'+p(x)y=0$ 的两个解,C_1,C_2 为任意常数,$C_1y_1+C_2y_2$ 仍是此方程的解(　　).

8. 设 y_1,y_2 分别是 $5y''+7y'-y=0$ 的两个特解,C_1,C_2 为任意常数,此方程通解为 $C_1y_1+C_2y_2$ (　　).

(二) 选择题

1. 下列方程中哪个不是一阶线性微分方程(　　).

(A) $2\dfrac{\mathrm{d}y}{\mathrm{d}x}=\dfrac{y^2}{x^2}$;　　　　　　(B) $x\dfrac{\mathrm{d}y}{\mathrm{d}x}+\dfrac{y-x^2}{x}=0$;

(C) $y'=\dfrac{1}{x}y+x^2$;　　　　　　(D) $\dfrac{1}{y}\dfrac{\mathrm{d}y}{\mathrm{d}x}+x=\dfrac{\sin x}{y}$.

2. 下列关于 y 为未知函数的方程中哪个不是线性方程(　　).

(A) $y''+2y'=4x$;　　　　　　(B) $y'=\dfrac{x}{y}+\dfrac{y}{x}$;

(C) $xy'+y=\mathrm{e}^x$;　　　　　　(D) $y''=\dfrac{2xy'}{1+x^2}$.

3. 方程 $\dfrac{\mathrm{d}y}{\mathrm{d}x}-\dfrac{1}{x}y=x^2$ 的通解是(　　).

(A) $y=-x\left(\dfrac{1}{2}x^2+C\right)$;　　　　(B) $y=x\left(\dfrac{1}{2}x^2+C\right)$;

(C) $y=-x(x^2+C)$;　　　　　　(D) $y=x(x^2+C)$.

4. 下列命题正确的是(　　).

(A) y_1 和 y_2 是 $A(x)y''+B(x)y'+C(x)y=0$ 的两个解,则 $C_1y_1+C_2y_2$ 是该方程的通解;

(B) $(y')^2+y=\mathrm{e}^x$ 是一阶微分方程;

(C) $(y')^2+y=\mathrm{e}^x$ 是二阶微分方程;

(D) $y''+y'=\sin x$ 是二阶非线性微分方程.

5. 满足微分方程 $y''+3y'+2y=\mathrm{e}^{-x}$ 的一个解是(　　).

(A) $y=\mathrm{e}^{-x}$;　　　　　　(B) $y=(2+x)\mathrm{e}^{-x}$;

(C) $y=x\mathrm{e}^{-x}$;　　　　　　(D) $y=x^2\mathrm{e}^{-x}$.

6. 已知 y_1,y_2 是方程 $y'+P(x)y=Q(x)$ 的两个解,其中 $Q(x)\neq 0$,则下列命题正确的是(　　).

(A) $C_1y_1+C_2y_2$ 是该方程的通解;

(B) $C(y_1-y_2)$ 是相应齐次方程 $y'+P(x)y=0$ 的通解;

(C) 若 $C_1y_1+C_2y_2$ 也是 $y'+P(x)y=0$ 的解,则必有 $C_1+C_2=0$;

(D) y_1, y_2 是线性无关的.

7. 方程 $(y^4-3x^2)dy+xydx=0$ 的解为( ).

(A) $x^2=y^4+Cy^6$;　　　　　　(B) $y^2=x^4+Cy^6$;
(C) $y^4=x^4+Cx^6$;　　　　　　(D) $x^4=y^2+Cy^6$.

(三) 填空题

1. 已知方程 $y''-2y'-3y=0$, 则通解 $y=$_____.

2. 方程 $\dfrac{dy}{dx}+y\cos x=e^{-\sin x}$ 的通解为_____.

3. 已知方程 $y''-y=0$ 的积分曲线在点 $(0,0)$ 处与直线 $y=x$ 相切, 则该积分曲线的方程为_____.

(四) 判断题提示

3. $y=0$ 是方程的一个解不含在通解内;

4. 微分方程不只分两类解;

6. $C+x=\sin^{-1}(y)$ 为方程通解, 当 $y=1$, 有 $C+x=\dfrac{\pi}{2}$ 成立;

7. 此方程是一阶齐次线性方程, 任何两个解的线性组合仍是一阶齐次线性方程的解;

8. 两个线性无关的解的线性组合才是通解.

(五) 选择题提示

1. 在选项(A)中有 y^2;

2. 选项(B)中有 $\dfrac{1}{y}$;

3. $y=Cx$ 是齐次方程通解, 常数变易法 $y=C(x) \cdot x$;

4. 在选项(B)中 y 和 y' 均属一次幂;

5. 只有看哪个像解, 进一步一个一个验证是否满足微分方程;

6. 在选项(C)中, 将 $C_1y_1+C_2y_2$ 代入 $y'+p(x)y=0$ 后, 有: $C_1(y_1'+p(x)y_1)+C_2(y_2'+p(x)y_2)=0$, 由原方程, 有 $(C_1+C_2)Q(x)=0$, 由此推出 $C_1+C_2=0$;

7. 在选项(A)中, 两边对 x 求导得:

$$y'=\dfrac{2x}{4y^3+C6y^5}=\dfrac{xy}{2y^4+C3y^6}=\dfrac{xy}{2(x^2-Cy^6)+C3y^6}=\dfrac{xy}{2x^2+Cy^6}$$
$$=\dfrac{xy}{2x^2+(x^2-y^4)}=\dfrac{xy}{3x^2-y^4}=\dfrac{-xy}{y^4-3x^2}$$

再从原题给的方程变形得

$$\dfrac{dy}{dx}=\dfrac{-xy}{y^4-3x^2}.$$

(六) 填空题提示

3. 原方程通解 $y=C_1e^x+C_2e^{-x}$,由于与 $y=x$ 在 $(0,0)$ 处相切,$1=C_1-C_2$,又因通解经过 $(0,0)$ 点,$C_1+C_2=0$,$C_1=\frac{1}{2}$,$C_2=-\frac{1}{2}$.

(七) 客观模拟试题答案

(一) 判断题

1. ×;   2. ×;   3. ×;   4. ×;   5. ×;
6. √;   7. √;   8. ×.

(二) 选择题

1. (A);   2. (B);   3. (B);   4. (B);   5. (C);
6. (C);   7. (A).

(三) 填空题

1. $y=C_1e^{3x}+C_2e^{-x}$;   2. $y=(C_1+x)e^{-\sin x}$;

3. $y=\frac{1}{2}e^x-\frac{1}{2}e^{-x}$.

五、第六章模拟试题及试题答案或提示

(一) 第六章模拟试题(A)

1. 判断下列函数是否为微分方程
$$y'+4xy=0$$
的解,是什么样的解.

(1) $y_1=-6e^{-2x^2}$;

(2) $y_2=Ce^{-2x^2}$.

2. 求 $yy''-(y')^2+y'=0$ 和 $y(0)=1,y'(0)=-1$ 的解.

3. 求微分方程 $xy''+y'=x^2$ 的通解.

4. 设 $f(x)$ 为一个连续函数,它由方程
$$\int_0^x tf(t)\mathrm{d}t=x^2+f(x)$$
确定,求函数 $f(x)$.

5. 设 $V(t)$ 为肿瘤体积,免疫系统非常脆弱时,V 呈指数式增长,但 V 长大到一定程度后,因获取的营养不足使其增长受限制.描述 V 的一种微分方程是
$$\frac{\mathrm{d}V}{\mathrm{d}t}=aV\ln\frac{\overline{V}}{V},V(0)=V_0$$
其中 $a>0$ 为常数,$\overline{V}=V_0e^{k/a}$ 是肿瘤可能长到的最大体积.确定肿瘤的生长规律.

6. 潜艇在水中下降时，所受阻力与下降速度成正比，潜艇由静止下降，求下降时速度与时间的关系.

（二）第六章模拟试题答案或提示(A)

1. y_1 和 y_2 分别求导 y_1', y_2'，代入微分方程，均是原方程的解，y_1 是特解，y_2 是通解.

2. 令 $y'=P, y''=P\dfrac{dP}{dy}$，代入原方程，利用 $P\neq 0$，消去 P，整理得 $P-1=Cy$，由 $y'_{(0)}=-1, P=y'$，得 $1-2y=De^{-2x}$，利用 $y(0)=1$ 得特解 $y=\dfrac{1}{2}(1+e^{-2x})$.

3. 令 $P=y', y''=P'$，将二阶方程化成一阶非齐次线性方程 $\dfrac{dP}{dx}+\dfrac{1}{x}P=x$，解通解，$P=\dfrac{x^2}{3}+\dfrac{C_1}{x}$，即 $y'=\dfrac{x^2}{3}+\dfrac{C_1}{x}$，得原方程通解 $y=\dfrac{1}{9}x^3+C_1\ln|x|+C_2$.

4. 对原方程两边对 x 求导得 $xf(x)=2x+f'(x)$，即 $y'-xy=2x$，利用一阶线性非齐次微分方程公式解方程，得 $y=f(x)=2+Ce^{\frac{x^2}{2}}$.

5. 由 $\dfrac{dV}{V(\ln\overline{V}-\ln V)}=a\,dt$ 两边积分后，得 $\ln(\ln\overline{V}-\ln V)=-at+\ln C$，再由初始条件 $V(0)=V_0$，可知 $C=\ln\dfrac{\overline{V}}{V_0}=\dfrac{K}{a}$，故特解为肿瘤生长规律：

$$V=V_0 e^{K(1-e^{-at})/a}$$

6. 依牛顿第二定律有 $m\dfrac{dv}{dt}=mg-kv, v(0)=0$；可分离变量法解通解 $v=\dfrac{1}{\lambda}[g-e^{-\lambda(t+c)}]$，其中 $\lambda=\dfrac{k}{m}$；解出特解 $v=g\dfrac{m}{k}(1-e^{-\frac{k}{m}t})$.

（三）第六章模拟试题(B)

1. 设 y_1, y_2 是微分方程 $y''+p(x)y'+q(x)y=f(x)$ 的两个解，证明 y_1-y_2 是微分方程 $y''+p(x)y'+q(x)y=0$ 的一个解.

2. 已知微分方程 $x^2 y''-xy'+y=0$ 的一个特解是 $y_1=x$，求其通解.

3. 试求微分方程 $x^2 y''+6xy'+4y=0$ 的形如 $y=x^\lambda$ 的解.

4. 求方程 $y''=\dfrac{2xy'}{1+x^2}$ 满足初始条件 $y(0)=1, y'(0)=3$ 的特解.

5. 一次快速静脉注射动物药量 D，假定药物瞬时近似均匀分布，一级消除速率常数为 K，试求药物浓度随时间变化的规律(设分布容积为 V)？

6. 某湖泊水量为 V，每年排入湖泊内含污染物 A 的污水量为 $\dfrac{V}{6}$，流入湖泊内

不含污染物 A 的水量为 $\dfrac{V}{6}$，流出湖泊的水量为 $\dfrac{V}{3}$，已知 1999 年底湖泊中 A 的含量为 $5m_0$，超过国家规定指标。假设湖泊水中污染物 A 的浓度是均匀的，为了治理污染水，从 2000 年初起，限定排入湖泊中含 A 污水的浓度不超过 $\dfrac{m_0}{V}$，问需要经过多少年湖泊中污染物 A 的含量降至 m_0 以内？

(四) 第六章模拟试题答案或提示(B)

1. y_1, y_2 分别代入非齐次方程，然后两式相减，即可验证 $y_1 - y_2$ 是齐次方程的解。

2. 令 $y_2 = x \cdot u(x)$ ($u(x)$ 是一待定函数)，且知 y_1 与 y_2 是两个线性无关的解；再将 y_2, y_2', y_2'' 代入原方程后，可得 $xu''(x) + u'(x) = 0$，解 $u' = \dfrac{1}{x}$，$u = \ln|x|$，故 $y_2 = x\ln|x|$，因此原方程通解为 $y = x(C_1 + C_2 \ln x)$。

3. 将 $y = x^\lambda$ 求导后的 y', y'' 代入原方程，有 $x^\lambda(\lambda^2 + 5\lambda + 4) = 0$，消去 $x^\lambda(\neq 0)$，$\lambda^2 + 5\lambda + 4 = 0$ 的根为 $\lambda_1 = -1, \lambda_2 = -4$，有 $y = \dfrac{1}{x}, y = \dfrac{1}{x^4}$ 两个解。

4. 令 $y' = P, P' = y''$ 代入方程，整理得
$$\dfrac{dP}{P} = \dfrac{2x}{1+x^2}dx,$$
积分后得 $P = C_1(1+x^2)$，则 $y' = C_1(1+x^2)$，从而通解 $y = C_1\left(x + \dfrac{1}{3}x^3\right) + C_2$，特解 $y = x^3 + 3x + 1$。

5. 设 $x(t), C(t)$ 为近似一室的药量和药物浓度。建立微分方程 $\dfrac{dx}{dt} = -kx$，用可分离变量方法求解，$x = De^{-kt}, C(t) = \dfrac{D}{V}e^{-kt}$。

6. 提示：设 t 年湖泊中的污染物 A 的总量为 m，浓度为 $\dfrac{m}{V}$，在 $[t, t+dt]$ 内，排入湖泊中 A 的量为 $\dfrac{m_0}{V} \cdot \dfrac{V}{6} dt = \dfrac{m_0}{6}dt$，流出湖泊水中 A 的量为 $\dfrac{m}{V} \cdot \dfrac{V}{3}dt = \dfrac{m}{3}dt$，污染物 A 的改变量 $dm = \left[\dfrac{m_0}{6} - \dfrac{m}{3}\right]dt$，由分离变量法解得 $m = \dfrac{m_0}{2} - ce^{-\frac{t}{3}}$，2000 年令 $t = 0$，$m(0) = 5m_0, c = -\dfrac{9}{2}m_0$ 得模型解 $m = \dfrac{m_0}{2}(1 + 9e^{-\frac{t}{3}})$，若 $m = m_0$ 代入上式，$t = 6.6$ (年)。

第七章　概率论基础

一、教学基本要求和知识要点

(一) 基本要求

1. 了解随机事件的概念，知道样本空间的概念，会分析事件之间的关系与运算；
2. 了解事件频率的概念和概率的统计定义；
3. 理解概率的古典定义，会计算简单古典概型的概率；
4. 掌握概率的基本性质以及概率加法定理；
5. 理解条件概率的概念，掌握概率的乘法定理；理解事件的独立性概念；
6. 掌握全概率公式和贝叶斯(Bayes)公式；
7. 理解随机变量的概念，理解离散型随机变量及概率分布(分布列)的概念和性质，理解连续型随机变量及概率密度的概念和性质；
8. 理解分布函数的概念和性质，掌握利用概率分布计算有关事件的概率；
9. 掌握伯努利(Bernouli)概型和二项分布的计算方法；
10. 掌握二项分布、泊松(Poisson)分布、正态分布和均匀分布，知道指数分布；
11. 会求简单随机变量的函数的分布；
12. 理解数学期望与方差的概念，知道变异系数的概念，掌握数学期望与方差的性质及计算；
13. 会计算简单随机变量函数的数学期望；
14. 掌握二项分布、均匀分布与正态分布的数学期望及方差，了解泊松分布、指数分布的数学期望与方差；
15. 知道契比雪夫大数定律和伯努利大数定律；
16. 知道独立同分布的中心极限定理。

基本要求层次程度术语顺序：①理解，熟练掌握；②了解，掌握；③知道，会.

(二) 知识要点

1. 随机事件与样本空间的概念，事件间的关系与运算(了解)

(1) 在随机试验中可能出现的或者具有某种属性的结果称为随机事件.

(2) 我们把随机试验的所有基本事件(所有试验可能的结果或样本点)组成的集合,称为样本空间.

(3) 事件运算定律:容易证明下述几个等式成立:

1) $AV=V$;　　　　2) $A+V=A$;　　　　3) $\overline{\overline{A}}=A$;

4) $\overline{A+B}=\overline{A}\,\overline{B}$;　　5) $\overline{AB}=\overline{A}+\overline{B}$;

6) 交换律　$A+B=B+A,AB=BA$;

7) 结合律　$A+(B+C)=(A+B)+C$;$A(BC)=(AB)C$;

8) 分配律　$A(B+C)=AB+AC$;$(A+B)C=AC+BC$.

(4) 事件间的关系与运算:对事件引进了和差积等运算,借用了算术中的名词,但算术的法则不一定能用于事件运算,必须用逻辑思维方式去理解,去验证.如 $A+A=A$ 而非 $2A(2A$ 无意义). 由 $A-B=\varnothing$, 推不出 $A=B$, 而只能推出 $A\subset B$, 等等. 这些不同的观点应该搞清楚.

另外,对于事件的交、并、余可用几何图形表示为"文氏图",当事件关系比较复杂时,要善于利用"文氏图"进行剖析,以便找出解题的便捷途径.

2. 频率与概率的统计定义(了解)

(1) 如果在某一组条件下,当试验次数越来越多,事件 A 出现的频率稳定在某一常数 p 附近作微小摆动,称常数 p 为事件 A 的概率,记作 $P(A)=p$. 并称概率的这种定义为概率的统计定义.

(2) 概率的统计定义:对于多个事件 A_1、A_2、$\cdots$、A_n,任意两个事件都是互不相容的,有:

$$p(\bigcup_{i=1}^{\infty} A_i) = \sum_{i=1}^{\infty} p(A_i),$$

概率的公理化的定义包括上述条件,但是,概率的统计定义不包括上述条件.

(3) 频率与概率:容易分析,频率一般是不确定的数,概率则为确定的数;当试验次数足够多时,频率相当稳定,可把频率作为概率的近似值,即 $P(A)\approx W(A)$, 由概率的统计定义知,实验次数 n 无限增大,事件 A 的频率 $W(A)$ 描述了概率 $P(A)$, 所以 $\lim_{n\to\infty} W(A)=P(A)$ 是不正确的.

3. 概率的基本性质与加法定理

(1) 若 A,B,C 为任意三个事件,则

$$P(A+B+C)=P(A)+P(B)+P(C)-P(AB)\\-P(AC)-P(BC)+P(ABC).$$

(2) 设 A,B 为任意二事件,则 $P(A+B)=P(A)+P(B)-P(AB)$.

(3) 若 $A_1,A_2,\cdots,A_n$ 两两互不相容,则

$$P(\sum_{i=1}^{n} A_i) = P(A_1 + A_2 + \cdots + A_n)$$
$$= P(A_1) + P(A_2) + \cdots + P(A_n) = \sum_{i=1}^{n} P(A_i).$$

4. 随机变量(了解)

若对于随机试验的每一个可能的结果 e 都有唯一的实数 $X(e)$ 与之对应,则称 $X(e)$ 是随机变量. 这个数量具有受到种种偶然因素的影响而随机地取值的特征.

5. 二项分布与泊松分布关系(知道)

泊松定理,保证了 n 充分大,p 很小,使 $np=\lambda$,有二项分布近似等于泊松分布:

$$P_n(k) = C_n^k p^k (1-p)^{n-k} \approx \frac{\lambda^k}{k!} e^{-\lambda} = P\{X=k\}.$$

很明显,$n(>50)$很大,$p(<0.05)$较小,计算二项分布很麻烦,但是有了上式近似式,用泊松分布很容易计算二项分布.

6. 指数分布(知道)

如果随机变量 X 的概率密度函数为

$$f(x) = \begin{cases} \lambda e^{-\lambda x}, & x \geqslant 0, \\ 0, & x < 0 \end{cases} \quad (\lambda > 0),$$

则称 X 服从参数为 λ 的指数分布(exponent distribution).

又根据概率分布函数定义:

$$F(x) = \int_{-\infty}^{x} 0 \, dx = 0, \quad x < 0,$$
$$F(x) = \int_{-\infty}^{0} 0 \, dx + \int_{0}^{x} \lambda e^{-\lambda x} \, dx = 1 - e^{-\lambda x}, \quad x \geqslant 0$$

故指数分布的概率分布函数为

$$F(x) = \begin{cases} 1 - e^{-\lambda x}, & x \geqslant 0, \\ 0, & x < 0 \end{cases} \quad (\lambda > 0).$$

7. 变异系数(知道)

随机变量 X,数学期望 $E(X)$,标准差 $\sqrt{D(X)}$ 的量纲或单位是一致的. 变异系数 $CV(X) = \sqrt{D(X)}/E(X)$ 类似百分数无量纲,它既能描述随机变量的分散程度,又能比较不同量纲的随机变量的分散程度大小.

8. 契比雪夫大数定律与伯努利大数定律(知道)

伯努利大数定律指出,n 充分大,通过随机试验确定某事件发生的频率可作为该事件的相应概率的估计.契比雪夫大数定律指出,n 充分大,经过算术平均以后得到随机变量可作为数学期望的估计.

9. 独立同分布的中心极限定理(知道)

这个定理指出,n 充分大,随机变量 $\dfrac{1}{\sigma\sqrt{n}}\sum\limits_{k=1}^{n}(x_k-\mu)$,即 $\left(\sum\limits_{k=1}^{n}x_k-\mu n\right)\Big/\sqrt{nD(X_k)}$ 就近似服从标准正态分布 $N(0,1^2)$,从而 $\sum\limits_{k=1}^{n}(X_k)$ 近似服从正态分布.也可解释为:若被研究的随机变量可以表示为大量独立随机变量的和,其中每一个随机变量对于总和只起微小的作用,则可以认为这个随机变量实际上是近似服从正态分布的.生物医学中很多随机变量均服从正态分布就是这个原因.

10. 古典概型的计算(掌握)

如果事件 A 是其中 M 个基本事件之和,则定义事件 A 的概率为

$$P(A)=\dfrac{A\text{包含的基本事件个数}}{\text{基本事件总数}}=\dfrac{M}{N}.$$

按古典概率的定义,要求得事件 A 的概率,必须正确的计算出样本空间的基本事件总数 N 和事件 A 所含的基本事件个数 M.然而这两个数有时并不好算,尤其是 M,这就要把试验的过程和所求事件 A 分析清楚,计算基本事件个数时,会涉及排列、组合问题,什么情况下使用排列和使用组合,常是困扰读者的难点.首先要确定结果是否与排序有关,当然用排列,在计算 N 和 M 时要用同一思维方式,即分子与分母同用组合的考虑或分子与分母同用排列的考虑,因为事实上解题有时用组合,有时用排列均可,关键在于如何设置相应的随机试验,我们要寻求最为简便的样本空间,以便于问题的解决.

11. 条件概率与概率的乘法公式和全概率公式与贝叶斯(Bayes)公式(熟练掌握)

(1) 对事件 A 和 B,若 $P(A)\neq0$,则称 $P(B|A)=\dfrac{P(AB)}{P(A)}$ 为在事件 A 发生的条件下事件 B 发生的条件概率.条件概率有三个等式成立:1) $P(U|B)=1$,$P(V|B)=0$;2) $P(A|B)=1-P(\bar{A}|B)$;3) $P(A_1+A_2|B)=P(A_1|B)+P(A_2|B)-P(A_1A_2|B)$.

(2) 概率的乘法公式:若 $P(A)\neq 0, P(B)\neq 0$,则 $P(AB)=P(A)P(B|A)=P(B)P(A|B)$.

(3) 设事件 $A_1,A_2,\cdots,A_n$ 两两互不相容,且 $P(A_i)>0(i=1,2,\cdots,n)$,若 $\sum_{i=1}^{n}A_i=U$(也可以 $B\subseteq A_1+A_2+\cdots+A_n$),则一:对任一事件 B,都有

$$P(B)=\sum_{i=1}^{n}P(A_i)P(B/A_i)(全概率公式);$$

则二:在事件 B 已发生的条件下,事件 A_i 的条件概率为

$$P(A_i|B)=\frac{P(A_i)P(B|A_i)}{\sum_{j=1}^{n}P(A_j)P(B|A_j)} \quad (i=1,2,\cdots,n)(称为贝叶斯(Bayes)公式).$$

在用全概率公式和贝叶斯公式求复杂概率时,经常先抓住 $A_1,A_2,\cdots,A_n$ 是 n 个两两互不相容的事件和 $P(A_1+A_2+\cdots+A_n)=P(A_1)+P(A_2)+\cdots+P(A_n)=1$ 的特征,然后写全概率公式或贝叶斯公式,再由题的条件写出其他概率代入公式,最后求复杂概率.

12. **事件的独立性概念(熟练掌握)**

(1) 设 A、B 是随机事件,且 $P(A)\neq 0$,若 $P(B)=P(B|A)$,则称事件 B 独立于事件 A.

(2) 事件 A 与 B 相互独立的充分必要条件是 $P(AB)=P(A)P(B)$. 若 n 个事件 $A_1,A_2,\cdots,A_n$ 是相互独立的,则有 $P(A_1A_2\cdots A_n)=P(A_1)P(A_2)\cdots P(A_n)$.

(3) 若事件 A、B 相互独立,则 $\overline{A}$ 与 $\overline{B}$,$\overline{A}$ 与 B,A 与 $\overline{B}$ 也相互独立.

(4) n 次重复伯努利试验事件 A 出现 k 次为随机变量 X,X 的概率分布

$$P_n(k)=C_n^k p^k q^{n-k} \quad (k=0,1,\cdots,n),$$

则称 X 服从参数为 $n,p(0<p<1,q=1-p)$ 的二项分布,记作 $X\sim B(n,p)$.

13. **概率分布(分布列)、概率密度和分布函数的概念及它们的性质**

(1) 离散型随机变量的概率分布(分布列)和性质:设 X 为一个离散随机变量,它可能取的值为 $x_1,x_2,\cdots$,这些值相应的概率为

$$P(X=x_k)=p_k \quad k=(1,2,\cdots),$$

其中 $P_k\geqslant 0, \sum_{k}P_k=1$. 上式称为离散随机变量 X 的概率分布. 概率分布表示:

$X=x_k$	x_1	x_2	x_3	$\cdots$	x_k	$\cdots$
$P(X=x_k)=p_k$	p_1	p_2	p_3	$\cdots$	p_k	$\cdots$

称为 X 的分布列.

对于离散型随机变量,分布函数为

$$F(x) = P(\xi \leqslant x) = \sum_{x_k \leqslant x} P(\xi \leqslant x_k) = \sum_{x_k \leqslant x} p_k,$$

其中求和是对所有满足不等式 $x_k \leqslant x$ 的指标 k 进行的. 这时 $F(x)$ 是一个阶梯函数.

(2) 连续型随机变量的概率密度概念和性质:设随机变量 ξ 的分布函数为 $F(x)$,如果存在非负函数 $f(x)$,使对任意实数 x,都有

$$F(x) = P(\xi \leqslant x) = \int_{-\infty}^{x} f(t) dt \quad (-\infty < x < +\infty),$$

则称 ξ 为连续型随机变量,$f(x)$ 为 ξ 的概率密度函数,简称概率密度或密度函数. 概率密度函数性质:

1) $f(x) \geqslant 0$;   2) $\int_{-\infty}^{+\infty} f(x) dx = F(+\infty) = 1$;

3) $\int_{a}^{b} f(x) dx = P(a < \xi \leqslant b) = F(b) - F(a)$.

从这些性质可知,概率密度曲线下包围的全部面积为 1,即 $P(\xi < +\infty) = 1$. 由于对任何实数 c,有 $P(\xi = c) = 0$,这表明连续型随机变量取单个值的概率为 0. 所以,概率为 0 的事件不一定是不可能事件. 若连续型随机变量的密度函数 $f(x)$ 连续,则分布函数 $F(x)$ 的导数就是密度函数 $f(x)$.

(3) 分布函数和性质:设 ξ 为一随机变量,对任意的 $x \in (-\infty, +\infty)$, $F(x) = P(\xi \leqslant x)$ 称 $F(x)$ 为随机变量 ξ 的分布函数. 分布函数 $F(x)$ 性质:

1) $F(x)$ 是单调不降的非负函数,即若 $x_1 < x_2$,则 $F(x_1) \leqslant F(x_2)$;

2) $0 \leqslant F(x) \leqslant 1$,且 $F(-\infty) = \lim_{x \to -\infty} F(x) = 0, F(+\infty) = \lim_{x \to +\infty} F(x) = 1$;

3) 对于离散随机变量,$F(x)$ 是右连续,即 $\lim_{x \to x_0^+} F(x) = F(x_0)$. 对于连续随机变量,$F(x)$ 是连续的,即 $\lim_{x \to x_0} F(x) = F(x_0)$.

依据分布函数,就能方便地求解随机变量 ξ 取不同值或不同范围值的概率. 例如

$$P(a < \xi \leqslant b) = P(\xi \leqslant b) - P(\xi \leqslant a) = F(b) - F(a),$$
$$P(\xi > b) = 1 - P(\xi \leqslant b) = 1 - F(b).$$

(4) 六种常用分布及它们的数学期望和方差见表 7-1.

表 7-1 随机变量的分布、期望和方差

分布名称	概率分布或密度函数	数学期望	方差
二点分布	$P\{X=1\}=p, P\{X=0\}=1-p$ $0 < p < 1$	p	$p(1-p)$
二项分布 $B(n,p)$	$P\{X=K\}=C_n^k p^K (1-p)^{n-K}$ $0 < p < 1, K = 0,1,2,\cdots,n$	np	$np(1-p)$

续表

分布名称	概率分布或密度函数	数学期望	方差
泊松分布 $P(\lambda)$	$P\{X=K\}=\dfrac{\lambda^K}{K!}e^{-\lambda}$ $\lambda>0, K=0,1,2,\cdots$	λ	λ
均匀分布	$f(x)=\begin{cases}\dfrac{1}{b-a}, & a\leqslant x\leqslant b, \\ 0, & 其他.\end{cases}$	$\dfrac{a+b}{2}$	$\dfrac{(b-a)^2}{12}$
指数分布	$f(x)=\begin{cases}\lambda e^{-\lambda x}, & x\geqslant 0, \\ 0, & x<0\end{cases}\;(\lambda>0).$	$\dfrac{1}{\lambda}$	$1/\lambda^2$
正态分布 $N(\mu,\sigma^2)$	$f(x)=\dfrac{1}{\sigma\sqrt{2\pi}}e^{-\frac{(X-\mu)^2}{2\sigma^2}}$ $-\infty<x<+\infty, \sigma>0$	μ	σ^2

14. 数学期望和方差的定义、性质和计算(熟练掌握)

(1) 数学期望的定义、性质和计算：

设离散型随机变量 ξ 的分布列为

ξ	x_1	x_2	$\cdots$	x_k	$\cdots$
P	p_1	p_2	$\cdots$	p_k	$\cdots$

如果和 $\sum\limits_{k=1}^{\infty}|x_k|p_k$ 存在，则称 $E\xi=\sum\limits_{k=1}^{\infty}x_k p_k$ 为随机变量 ξ 的数学期望. 设 X 为连续型随机变量，概率密度函数为 $f(x)$，如果积分 $\int_{-\infty}^{+\infty}xf(x)\mathrm{d}x$ 存在，则 $E(X)=\int_{-\infty}^{+\infty}xf(x)\mathrm{d}x$ 称为 X 的数学期望. 设 X、Y 分别是随机变量，a、b、c 均是常数，数学期望性质：1) $E(c)=c$；2) $E(aX)=aE(X)$；3) $E(X+b)=E(X)+b$；4) $E(X\pm Y)=E(X)\pm E(Y)$；5) 若 X 与 Y 相互独立，则 $E(XY)=E(X)\cdot E(Y)$.

(2) 方差的定义、性质和计算：对离散型和连续型随机变量计算方差公式：
$$D(X)=E[X-E(X)]^2=E(X^2)-[E(X)]^2.$$
对离散型随机变量的方差：$D(X)=\sum[x_i-E(X)]^2 P_i$，而对连续型随机变量方差：
$$D(X)=\int_{-\infty}^{+\infty}[x-E(X)]^2 f(x)\mathrm{d}x.$$
方差的性质：1) $D(c)=0$，即常数 c 的方差为 0；2) $D(cX)=c^2 D(X)$；3) $D(X+b)=D(X)$；4) 若 X、Y 相互独立，则 $D(X+Y)=D(X)+D(Y)$.

二、重点内容与侧重例题分析

例 7.1 对事件 A、B,说明下列关系相互等价.
(1) $A \subset B$;(2) $\bar{A} \supset \bar{B}$;(3) $A+B=B$;(4) $AB=A$;(5) $A\bar{B}=\varnothing$.

解 用文氏图表示事件 A、B 关系即可看出(1)、(3)、(4)、(5)是相互等价的,即
$$A \subset B \Leftrightarrow A+B=B \Leftrightarrow AB=A \Leftrightarrow A\bar{B}=\varnothing$$
又有 $AB=A \Leftrightarrow \overline{AB}=\bar{A} \Leftrightarrow \bar{A}+\bar{B}=\bar{A} \Leftrightarrow \bar{A} \supset \bar{B}$

于是可得(2)与(1)、(3)、(4)、(5)也是相互等价.

例 7.2 一个袋中装有外形完全相同的 a 只白球和 b 只黑球,现任意地把这些球从袋中一个一个地全部摸出来,问第二个是黑球的概率是多少?

解 设 $A=$ 第二个球是黑球. 如果把这 $a+b$ 个球摸出来依次摆成一排,不同的摆法(对应于不同的摸球结果)有 $(a+b)!$ 种. 现在先从 b 个黑球中取出一个放在第二个位置,这有 b 种选法,然后把剩下的 $a+b-1$ 个球随意地摸出来依次摆放在剩下的 $a+b-1$ 个位置上,这后一种作法有 $(a+b-1)!$ 种,则共有 $b(a+b-1)!$ 种选取方式使第二个位置上是黑球,这些都是事件 A 所包含的,所以
$$P(A)=\frac{b(a+b-1)!}{(a+b)!}=\frac{b}{a+b}.$$

如果记 $A_k=$ 第 k 个是黑球,$k=1,2,\cdots,a+b$,同理 $P(A_k)=b/(a+b)$ 对所有 k 都成立,由此知抽样结果的概率与抽签顺序无关.

例 7.3 若事件 A、B 相互独立,证明 A 与 $\bar{B}$ 也相互独立.

解 因为 A、B 相互独立,$P(B/A)=P(B)$,$P(\bar{B}/A)=1-P(B/A)$. 所以
$P(A\bar{B})=P(A)P(\bar{B}/A)=P(A)(1-P(B/A))=P(A)(1-P(B))=P(A)P(\bar{B})$,
故 $P(A\bar{B})=P(A)P(\bar{B})$,$A$ 与 $\bar{B}$ 相互独立.

例 7.4 概率为 1 的事件是必然事件吗?概率为 0 的事件是否肯定不会发生?

解 必然事件的概率为 1,不可能事件的概率为 0,但是反之不成立,即,概率为 1 的事件不一定是必然事件,概率为 0 的事件也不能肯定不会发生. 例如 $\xi \sim N(\mu,\sigma^2)$,则 $P\{\xi=2\}=0$,但 $\xi=2$ 有可能发生,只是可能性极其微小;而 $P\{\xi \neq 2\}=1$,同理 $\xi \neq 2$ 也不是必然要发生.

例 7.5 假设每个人血清中含有肝炎病毒的概率为 0.004,现混合 100 个人的血清,假定不同人之间的反应相互独立的,混合血样不影响阴性和阳性的判定. 求此混合血清中含有肝炎病毒的概率.

解 记 $A_i=$ 第 i 个人的血清中含有肝炎病毒 $(i=1,2,\cdots,100)$，可以认为它们是相互独立的. 因此 $\overline{A_i}(i=1,2,\cdots,100)$ 也是相互独立的，且 $P(\overline{A_i})=1-P(A_i)=1-0.004=0.996$，则：

$$P(A_1+A_2+\cdots+A_{100}) = 1-P(\overline{A_1+A_2+\cdots+A_{100}}) = 1-P(\overline{A_1}\ \overline{A_2}\cdots\overline{A_{100}})$$
$$= 1-A(\overline{A_1})P(\overline{A_2})\cdots P(\overline{A_{100}}) = 1-0.996^{100} \approx 0.33.$$

这表明，小概率事件在大量重复试验中至少发生一次的概率，随试验次数的增加而变大，这种放大性效应是很普遍的现象，实际工作中须加重视.

例 7.6 在某季节人群中，疾病 D_1 的发病率 2%，病人中 40% 表现出症状 S；疾病 D_2 的发病率 5%，其中 18% 表现出症状 S；疾病 D_3 的发病率 0.5%，症状 S 在病人中占 60%；问任意一位病人有症状 S 的概率有多大？病人有症状 S 时患疾病 D_1 的概率有多大？

解 互不相容事件组为 D_1,D_2,D_3，由已知条件知

$$P(D_1)=0.02, P(D_2)=0.05, P(D_3)=0.005,$$
$$P(S\mid D_1)=0.4, P(S\mid D_2)=0.18, P(S\mid D_3)=0.6$$

由全概率公式得

$$P(S)=\sum_{i=1}^{3}P(D_i)P(S\mid D_i)=0.02\times 0.4+0.05\times 0.18+0.005\times 0.6=0.02$$

由逆概率公式得

$$P(D_1\mid S)=\frac{P(D_1)P(S\mid D_1)}{P(S)}=\frac{0.02\times 0.4}{0.02}=0.4$$

$$P(D_2\mid S)=\frac{0.05\times 0.18}{0.02}=0.45,\quad P(D_3\mid S)=\frac{0.005\times 0.6}{0.02}=0.15$$

例 7.7 有不严重的腹泻时可服用盐酸黄连素来止泻，首剂有效率为 0.6；若无效就再用一剂，有效率为 0.8；如果还无效，可再用第三剂，有效率为 0.9. 如果还无效，医生会另择他药或采取其他措施. 记 $\xi=$ 服用该药的次数，试写出 ξ 的分布列和分布函数.

解 以 A_i 表示第 i 次给药收效，$i=1,2$. 已知

$$P(A_1)=0.6,\quad P(\overline{A_1})=0.4,\quad P(A_2\mid\overline{A_1})=0.8,\quad P(\overline{A_2}\mid\overline{A_1})=0.2$$

则：

$$P(\xi=1)=P(A_1)=0.6$$
$$P(\xi=2)=P(\overline{A_1}A_2)=P(\overline{A_1})P(A_2\mid\overline{A_1})=0.4\times 0.8=0.32$$
$$P(\xi=3)=P(\overline{A_1}\overline{A_2})=P(\overline{A_1})P(\overline{A_2}\mid\overline{A_1})=0.4\times 0.2=0.08$$

于是 ξ 的分布列为

ξ	1	2	3
P	0.6	0.32	0.08

根据分布列求 ξ 的分布函数：

当 $x<1$ 时, $F(x)=P(\xi\leqslant x)=0$

当 $1\leqslant x<2$ 时, $F(x)=P(\xi\leqslant x)=P(\xi=1)=0.6$

当 $2\leqslant x<3$ 时, $F(x)=P(\xi\leqslant x)=P(\xi=1)+P(\xi=2)=0.6+0.32=0.92$

当 $3\leqslant x$ 时, $F(x)=P(\xi\leqslant x)=P(\xi=1)+P(\xi=2)+P(\xi=3)=0.6+0.32+0.081=1$

于是分布函数如下

$$F(x)=\begin{cases}0, & x<1 \\ 0.6, & 1\leqslant x<2 \\ 0.92, & 2\leqslant x<3 \\ 1, & 3\leqslant x\end{cases}$$

例 7.8 一种生化制品，其中一种杂质成分的含量服从正态分布. 用方法 A 生产，杂质含量 $X \sim N(60,16)$，用方法 B 生产，杂质含量 $Y \sim N(50,100)$. 如果临床上要求该含量不超过 65，应采用哪种方法生产？

解 临床要求 $X\leqslant 65$ 和 $Y\leqslant 65$.

$$P\{Z\leqslant 65\}=\Phi\left(\frac{65-60}{4}\right)=\Phi(1.25)=0.8944$$

$$P\{Y\leqslant 65\}=\Phi\left(\frac{65-50}{10}\right)=\Phi(1.5)=0.9332$$

现在 $P\{Z\leqslant 65\}<P\{Y\leqslant 65\}$，显然采用方法 B 生产.

例 7.9 袋中有 n 张卡片，记号码 $1,2,\cdots,n$，从中有放回地抽出 k 张卡片来，求所得号码之和 μ 的数学期望和方差.

解 记 μ 表示抽出 k 张卡片的号码之和，ξ_i 表示第 i 次抽到卡片的号码，则 $\mu=\xi_1+\xi_2+\xi_3+\cdots+\xi_k$，因为是放回抽取，所以诸 ξ_i 独立，由此得，对 $i=1,2,\cdots,k$，

$$E\xi_i=\sum_{j=1}^{n}j\cdot\frac{1}{n}=\frac{1}{n}\sum_{j=1}^{n}j=\frac{1}{n}\cdot\frac{n(n+1)}{2}=\frac{n+1}{2}$$

$$E\mu=E\xi_1+E\xi_2+\cdots+E\xi_k=\frac{1}{2}k(n+1)$$

$$E\xi_i^2=\sum_{j=1}^{n}j^2\cdot\frac{1}{n}=\frac{1}{n}\cdot\frac{n(n+1)(2n+1)}{6}=\frac{(n+1)(2n+1)}{6}$$

$$D\xi_i=E\xi_i^2-(E\xi_i)^2=\frac{(n+1)(2n+1)}{6}-\frac{(n+1)^2}{4}=\frac{n^2-1}{12}$$

$$D\mu=D\xi_1+D\xi_2+\cdots+D\xi_k=\frac{k}{12}(n^2-1)$$

三、解答题全解

1. 设 A、B、C 表示三个不同的随机事件,将下列事件用 A、B、C 的运算表示出来.(1) A 与 B 均发生而 C 不发生;(2)至少一个事件发生;(3)恰有一个事件发生;(4)不多于一个事件发生。

解 (1) $AB\bar{C}$ 或 $AB-ABC$.

(2) $ABC+\bar{A}BC+A\bar{B}C+AB\bar{C}+A\bar{B}\bar{C}+\bar{A}B\bar{C}+\bar{A}\bar{B}C$ 或 $A+B+C$.

(3) $A\bar{B}\bar{C}+\bar{A}B\bar{C}+\bar{A}\bar{B}C$.

(4) $\bar{A}\bar{B}\bar{C}+A\bar{B}\bar{C}+\bar{A}B\bar{C}+\bar{A}\bar{B}C$.

2. 测量一个收缩压可以分成三个简单事件,$A=\{$收缩压不高于 16kPa(120mm Hg)$\}$,$B=\{$收缩压介于 16kPa(120mm Hg)到 20kPa(150mm Hg)之间$\}$,$C=\{$收缩压不低于 20kPa(150mm Hg)$\}$,试问:

(1)这些事件是否互不相容?(2) $\bar{A}$ 是什么事件?(3) AC 是什么事件?

解 设收缩压用变量 X 表示,显然,$A=\{X\leqslant16\}$,$B=\{16<X<20\}$,$C=\{x\geqslant20\}$,

(1) A、B、C 三事件互不相容.

(2) $\bar{A}=\{X>16\}=B+C$.

(3) $AC=$ 空集 $=$ 不可能事件.

3. 设 A、B、C 是三个不同的事件,试指出下列等式的含义.

(1) $ABC=A$;(2) $A+B+C=A$;(3) $A-B=A$;(4) $\bar{A}+B=B$.

解 (1) $\because ABC=A$,$\therefore B\supset A$ 且 $A\subset C$,还有 $AB=A$ 且 $AC=A$.

(2) $\because A+B+C=A$,$\therefore A\supset B$,$A\supset C$ 且 $A\supset B+C$.

(3) $\because A-B=A$,$\therefore A$ 与 B 为互不相容事件.

(4) $\because \bar{A}+B=B$,$\therefore A+B=\bigcup$(样本空间).

4. 若事件 A 与 B 互不相容,试问事件 A 与 B 是否对立?反之如何?

解 A 与 B 互不相容事件,二事件 A 与 B 不一定是对立事件;反之,A 与 B 为互不相容事件.

5. 细菌在培养基里繁殖起来后,形成一些菌丛.把培养基分布 20 格,每格中出现的菌丛个数如下: 格子中菌丛数:0　1　2　3　4　5　6　7
这样的格子数:3　6　5　4　1　0　1　0
以此为依据,格中菌丛数分别为 0,1,2,3,4,5,6,7 的概率是多少?

解 每个格出现一个菌丛是相等的,格子中菌落数 0,1,2,3,4,5,6,7. 相应的概率 $\dfrac{3}{20}$,$\dfrac{6}{20}$,$\dfrac{5}{20}$,$\dfrac{4}{20}$,$\dfrac{1}{20}$,0,$\dfrac{1}{20}$,0.

6. 在 10 个病理切片中,有 3 个确诊为肝癌,现在随机抽取 4 个,试问:
(1) 恰有 2 个是确诊患肝癌的概率?(2) 4 个全是正常的概率.

解 (1) 设 A 是恰有 2 个确诊患肝癌事件,则 $P(A)=\dfrac{C_7^2 C_3^2}{C_{10}^4}=\dfrac{3}{10}$.

(2) 设 B 为 4 个全是正常事件,则 $P(B)=\dfrac{C_7^4 C_3^0}{C_{10}^4}=\dfrac{1}{6}$.

7. 一批零件共 100 个,次品率为 10%,每次从中任取一个零件.(1) 取出后不放回;(2) 取出后又放回;分别求第 2 次才取得正品的概率.

解 设 $A=\{正品\}$,$P(A)=90/100$,$P(\bar{A})=10/100$.
(1) $P(\bar{A}A)=P(\bar{A})P(A|\bar{A})=(10/100)\times(90/99)=1/11$.
(2) $P(\bar{A}A)=P(\bar{A})P(A|\bar{A})=(10/100)\times(90/100)=9/100$.

8. 考试时,有 10 份编号为 $1,2,\cdots,10$ 的试卷供 20 名学生依次抽签选答. 因为学生人数多于试卷份数,抽到的考签都立刻放回,然后下位同学接着抽签. 试求下列事件的概率:(1) A 是 1 号签被抽到过 3 次;(2) 事件 B 是 1 号签第 3 次被抽到发生在第 15 次抽签时.

解 (1) 在 20 名学生中任意指定 3 名抽 1 号签,其余 17 名在剩下的 9 张考签中随意抽取. $P(A)=\dfrac{C_{20}^3 9^{17}}{10^{20}}=0.19$.

(2) 在前 14 位学生中任意指定 2 人抽到 1 号,余下 12 位在剩下的 9 张中随意选取,第 15 位抽到 1 号,最后 5 名在 10 张签任意抽取. $P(B)=\dfrac{C_{14}^2 \cdot 9^{12} \cdot 10^5}{10^{20}}=0.19$.

9. 若某个人群中患结核病的概率为 0.003,患沙眼的概率为 0.004,现从该人群中任意抽查一人,(1) 此人既患结核病又患沙眼的概率为多少?(2) 此人既不患结核病又不患沙眼的概率是多少?

解 设 A 为结核事件,B 为沙眼事件,A 与 B 相互独立,所以(1)$P(AB)=P(A)\cdot P(B)=0.000012$,(2) $P(\bar{A}\bar{B})=P(\bar{A})P(\bar{B})=[1-P(A)][1-P(B)]=0.993012$ 或 $P(\bar{A}\bar{B})=P(\overline{A+B})=1-P(A+B)=1-(P(A)+P(B)-P(AB))=0.993012$.

10. 排列这些概率:$P(A),P(AB),P(A+B),P(A)+P(B)$ 的大小次序.

解 因 $AB\subset A\subset A+B$,又因 $P(A+B)=P(A)+P(B)-P(AB)\leqslant P(A)+P(B)$
故 $P(AB)\leqslant P(A)\leqslant P(A+B)\leqslant P(A)+P(B)$.

11. 假设有甲、乙两批种子,发芽率分别为 0.8 和 0.7,在两批种子中各随机抽取一粒,试求:
(1) 两粒种子都能发芽的概率;(2) 至少有一粒能发芽的概率;(3) 恰好有一粒种子发芽的概率.

解 设 A、B 分别从甲、乙批种子中随机抽取一粒发芽事件.
(1) $P(AB)=P(A)P(B)=0.8\times 0.7=0.56$.

(2) $P(A+B) = P(A) + P(B) - P(AB) = 0.94$.
(3) $P(\overline{A}B + A\overline{B}) = P(\overline{A})P(B) + P(A)P(\overline{B}) = 0.2 \times 0.7 + 0.8 \times 0.3$
   $= 0.38$.

12. 某种疾病导致心肌受损害,若第一次患该病,则心肌受损害的概率为 0.3, 第一次患病心肌未受损害而第二次再患该病时,心肌受损害的概率为 0.6, 试求某人患病两次心肌未受损害的概率.

解 设 A_1=第一次患该病心肌受损害,A_2=第二次患该病心肌受损害,由题设可知:
$$P(A_1) = 0.3, \quad P(\overline{A_1}) = 1 - P(A_1) = 0.7,$$
$$P(A_2/\overline{A_1}) = 0.6, \quad P(\overline{A_2}/\overline{A_1}) = 1 - P(A_2/\overline{A_1}) = 0.4.$$
两次患该病心肌未受损害的概率为
$$P(\overline{A_1}\,\overline{A_2}) = P(\overline{A_1})P(\overline{A_2}/\overline{A_1}) = 0.7 \times 0.4 = 0.28.$$

13. 假设患沙眼病第一次致盲的概率为 0.4, 如果初患未致盲, 第二次重患致盲的概率是 0.8, 某人患两次该眼病, 问致盲的概率是多少?

解 设 A=第一次致盲,B=第二次致盲,由题意 $P(A)=0.4$, $P(B/\overline{A})=0.8$, 且在第一次致盲的条件下第二次重患沙眼病一定致盲,即 $P(B/A)=1$.
$$P(B) = P(AB + \overline{A}B) = P(AB) + P(\overline{A}B)$$
$$= P(A)P(B/A) + P(\overline{A})P(B/\overline{A})$$
$$= 0.4 \times 1 + (1 - 0.4) \times 0.8 = 0.88.$$

14. 盒中放有 12 个乒乓球,其中 9 个是新的,第一次比赛时,从中任取 3 个来用,用后仍放回盒中;第二次比赛时,再从盒中任取 3 个,求第二次取出的乒乓球都是新乒乓球的概率.

解 设 B_i 是第一次取 3 个有 i 个新的事件 $i=0,1,2,3$;A 是第二次取 3 个都是新的事件,故 $P(B_0) = C_9^0 C_3^3 / C_{12}^3 = 0.004\,545$, $P(B_1) = C_9^1 C_3^2 / C_{12}^3 = 0.1227$, $P(B_2) = C_9^2 C_3^1 / C_{12}^3 = 0.490\,91$, $P(B_3) = C_9^3 C_3^0 / C_{12}^3 = 0.3812$, $P(A) = P(B_0)P(A/B_0) + P(B_1)P(A/B_1) + P(B_2)P(A/B_2) + P(B_3)P(A/B_3) = 0.004\,545 \times C_9^3/C_{12}^3 + 0.1227 \times C_8^3/C_{12}^3 + 0.490\,91 \times C_7^3/C_{12}^3 + 0.3812 \times C_6^3/C_{12}^3 = 0.146$.

15. 证明,若 $P(A/B) = P(A/\overline{B})$,则事件 A 与事件 B 是独立的.

解 由全概率公式
$$P(A) = P(B)P(A/B) + P(\overline{B})P(A/\overline{B})$$
$$= P(B)P(A/B) + (1 - P(B))P(A/B) = P(A/B).$$

16. $A、B$ 是任意二事件,证明 $P(A\overline{B}) = P(A) - P(AB)$.

解 因为 $(A\overline{B})(AB) = \emptyset$,所以,$P(A) = P(AB + A\overline{B}) = P(AB) + P(A\overline{B})$,故 $P(A\overline{B}) = P(A) - P(AB)$.

17. 设 A、B 二射手，A 命中目标率 0.8，B 命中目标率为 0.9，求两射手同时向同一目标射击，此目标被击中的概率是多少？

解 因为 $P(A)=0.8, P(B)=0.9, A+B=\{$目标被击中$\}$，所以 $P(A+B)=P(A)+P(B)-P(AB)=P(A)+P(B)-P(A)P(B)=0.98$.

18. 设某地区有甲、乙、丙三种慢性病，该地区老年人中有 20% 患甲病，16% 患乙病，14% 患丙病，其中有 8% 兼患甲和乙病，5% 兼患甲和丙病，4% 兼患乙和丙病，又有 2% 兼患甲、乙、丙三种病，问老年人中有百分之几至少患一种疾病.

解 设 A 为甲病事件，B 为乙病事件，C 为丙病事件，
$$P(AB)=0.08, P(AC)=0.05, P(BC)=0.04, P(ABC)=0.02,$$
$$P(A+B+C) = P(A)+P(B)+P(C)-P(AB)-P(AC)-P(BC)+P(ABC)=0.35.$$

19. 某地区居民的血型分布为：$P\{A 型\}=14.5\%, P\{O 型\}=50\%, P\{B 型\}=31.2\%, P\{AB 型\}=4.3\%$，今有一 A 型血型病人需要输血，试问当地居民可给他输血的概率.

解 只有 A 和 O 型血能为 A 型病人输血，A 与 O 型互不相容. 所以
$$P(A+O) = P(A)+P(O) = 14.5\% + 50\% = 64.5\%.$$

20. 某医院采用 Ⅰ、Ⅱ、Ⅲ、Ⅳ 四种方法医治某种癌症，在该癌症患者中采用 4 种方案的百分比分别为 0.1、0.2、0.25、0.45，其有效率分别为 0.97、0.95、0.94、0.9. 试求：

(1) 到该院接受治疗的患者，治疗有效的概率为多少？(2) 如果一患者经治疗而收效，最有可能接受了哪种方案的治疗？

解 (1) 用 A_i 表示第 i 种方法治疗，B 表示治疗有效，由全概率公式
$$P(B) = P(A_1)P(B/A_1) + P(A_2)P(B/A_2) + P(A_3)P(B/A_3) + P(A_4)P(B/A_4)$$
$$= 0.97 \times 0.1 + 0.95 \times 0.2 + 0.94 \times 0.25 + 0.9 \times 0.45 = 0.927.$$

(2) 根据贝叶斯公式，$P(A_1/B) = \dfrac{P(A_1 B)}{P(B)} = \dfrac{P(A_1)P(B/A_1)}{P(B)} = 0.105$. 同理，$P(A_2/B)=0.205, P(A_3/B)=0.254, P(A_4/B)=0.437$. 因此，最有可能接受第 Ⅳ 种治疗方案.

21. 假定用血清甲胎蛋白法诊断肝癌，用 C 表示被检验者患有肝癌这一事件，A 表示被检验者诊断为患有肝癌这一事件，又设在人群中 $P(C)=0.0004$，$P(A/C)=0.95, P(A/\bar{C})=0.10$，现在若有一人被此检验法诊断为患有肝癌，求此人真正患有肝癌的概率 $P(C/A)$.

解
$$P(C/A) = \frac{P(C)P(A/C)}{P(C)P(A/C)+P(\bar{C})P(A/\bar{C})}$$
$$= \frac{0.0004 \times 0.95}{0.0004 \times 0.95 + 0.9996 \times 0.1} = 0.0038.$$

22. 把一个面积为 100cm^2 的培养皿置于面积为 10m^2 某病室中,1 小时后取出,培养 24 小时,查得 5 个菌落.假若这 10m^2 上共有细菌 1000 个均匀地分布在地面上,那么在这个培养皿里发现 5 个细菌的概率有多大?发现不小于 5 个的概率有多大?

解 设 $Z=\{$发现的细菌个数$\}$

设 $P=P\{$在 100cm^2 上有细菌数$\}=\dfrac{100}{100\times100\times10}=0.001$. Z 服从 $B(1000, 0.001)$,即 $P\{Z=k\}=C_{1000}^k(0.001)^k(1-0.001)^{1000-k}, k=0,1,2,\cdots,1000$;$\lambda=n\times P=1, P\{Z=5\}=\dfrac{\text{e}^{-1}}{5!}=0.0031, P\{Z\geqslant5\}=0.0037$.

23. 若通过钡餐透视诊断消化性溃疡,对真正有溃疡而又能作出正确诊断的占 82%,实际上没有溃疡而诊断有溃疡的占 2%.设某地区溃疡发病率是 0.03,某人经钡餐透视后认为有溃疡,求他真正有溃疡的概率是多少.

解 设 $A=\{$诊断有溃疡$\}, B=\{$真正有溃疡$\}$,由题意可知:$P(A/B)=0.82, P(A/\bar{B})=0.02, P(B)=0.03$,某人经钡餐透视诊断溃疡而实际上真有溃疡的概率为

$$P(B/A)=\dfrac{P(A/B)P(B)}{P(B)P(A/B)+P(\bar{B})P(A/\bar{B})}$$
$$=\dfrac{0.82\times0.03}{0.82\times0.03+0.97\times0.02}=0.559.$$

24. 假设给蛙每单位体重注射一定计量的洋地黄,致死的概率为 0.4,现有人给 10 只蛙注射该剂量的洋地黄,求死亡数不多于 3 只的概率.

解 设 $A=\{$家禽注射后感染某病$\}, P(A)=0.3, \xi$ 为感染只数,$P\{\xi\leqslant3\}=C_{10}^0(0.4)^0(0.6)^{10}+C_{10}^1(0.4)^1(0.9)^9+C_{10}^2(0.4)^2(0.6)^8+C_{10}^3(0.4)^3(0.6)^7=0.38228$

25. 一批零件的次品率为 10%,从中任取 4 个零件,出现次品数为离散型随机变量 X,它服从二项分布,试求概率分布,分布函数,并画出分布函数图形.

解 设随机变量 ξ 是出现次品数,故
$$\xi=0,1,2,3,4, P\{\xi=0\}=C_4^0(0.1)^0(0.9)^4=0.6561,$$
$$P\{\xi=1\}=C_4^1(0.1)^1(0.9)^3=0.2916,$$

同理
$$P\{\xi=2\}=0.0486, P\{\xi=3\}=0.0036,$$
$$P\{\xi=4\}=0.0001.$$

概率分布

ξ	0	1	2	3	4
P	0.6561	0.2916	0.0486	0.0036	0.0001

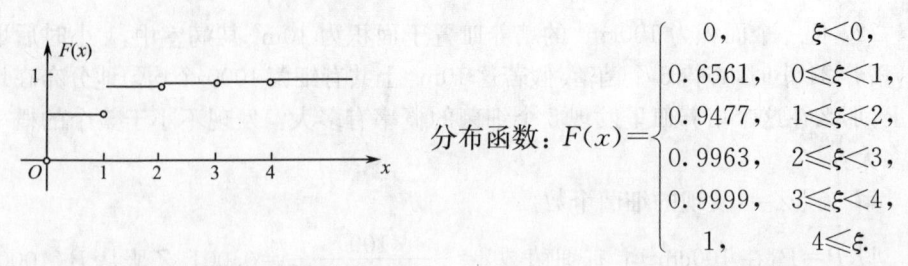

分布函数：$F(x)=\begin{cases} 0, & \xi<0, \\ 0.6561, & 0\leqslant\xi<1, \\ 0.9477, & 1\leqslant\xi<2, \\ 0.9963, & 2\leqslant\xi<3, \\ 0.9999, & 3\leqslant\xi<4, \\ 1, & 4\leqslant\xi. \end{cases}$

26. 已知某种疾病的发病率为 0.001，某单位共 5000 工人，问该单位有这种疾病的人数超过 5 人的概率为多大？

解 设 ξ 为患病人数，故 $\xi \sim B(5000, 0.001)$，又因 n 大，P 小，所以用 Poisson 公式近似代替，$\lambda = n \times P = 5$，

所求概率

$$P\{\xi>5\} = 1 - P\{\xi\leqslant 5\} = 1 - P\{\xi=0\} - P\{\xi=1\} - P\{\xi=2\}$$
$$\quad - P\{\xi=3\} - P\{\xi=4\}$$
$$= 1 - \left(\frac{5^0}{0!} + \frac{5^1}{1!} + \frac{5^2}{2!} + \frac{5^3}{3!} + \frac{5^4}{4!} + \frac{5^5}{5!}\right)e^{-5} = 1 - 0.616 = 0.384.$$

27. 某一路公共汽车，严格按时间表运行，其中某一站汽车每隔 5 分钟来一趟．试求乘客在车站等候时间小于 3 分钟的概率.

解 设乘客在车站等候时间为 ξ，ξ 在 $(0,5)$ 上取值是等可能的，可知密度函数 $f(x) = 1/(5-0) = 1/5$，乘客在车站等候时间 ξ 若落在 $(0,3)$ 内，就相当于等候时间小于 3 分钟，所以 $P\{0<\xi\leqslant 3\} = \int_0^3 \frac{1}{5} dx = 0.6.$

28. 设连续随机变量 X 的密度函数为

$$f(x) = \begin{cases} \dfrac{A}{\sqrt{1-x^2}}, & \text{当 } |x|<1, \\ 0, & \text{当 } |x|\geqslant 1. \end{cases}$$

试求：(1) 系数 A；(2) $P\left\{-\dfrac{1}{2} < X < \dfrac{1}{2}\right\} = ?$ (3) 随机变量 X 的分布函数.

解 (1) 因 $\int_{-\infty}^{+\infty} f(x) dx = 1$，故 $\int_{-1}^{1} \dfrac{A}{\sqrt{1-x^2}} dx = 1$，即 $A\arcsin X\big|_{-1}^{1} = 1$，亦即 $A\pi = 1, A = \dfrac{1}{\pi}.$

(2) $\int_{-1/2}^{1/2} \dfrac{1}{\pi} \cdot \dfrac{1}{\sqrt{1-x^2}} dx = \dfrac{1}{3}.$

(3) 因 $F(x) = \int_{-\infty}^{x} f(x) dx$，当 $x<-1$ 时，$F(x) = \int_{-\infty}^{x} f(x) dx = 0$；

当 $-1 \leqslant x < 1$ 时，$F(x) = \int_{-1}^{x} \dfrac{1}{\pi} \cdot \dfrac{1}{\sqrt{1-x^2}} dx = \dfrac{1}{2} + \dfrac{1}{\pi} \arcsin x$；当 $1 \leqslant x$ 时，

$$F(x) = \int_{-1}^{1} \frac{1}{\pi} \cdot \frac{1}{\sqrt{1-x^2}} \mathrm{d}x = 1.$$

29. 设连续型随机变量 X 的分布函数为
$$F(x) = \begin{cases} 0, & \text{当 } x < 0, \\ Cx^2, & \text{当 } 0 \leqslant x < 1, \\ 1, & \text{当 } x \geqslant 1. \end{cases}$$
试求:(1) 系数 C;(2) X 落在区间 $(0.3, 0.7)$ 内的概率;(3) X 的密度函数.

解 (1) 因为 $F(x)$ 是连续的,所以
$$\lim_{x \to 1^+} F(x) = \lim_{x \to 1^-} F(x), \text{即} \lim_{x \to 1^+} 1 = \lim_{x \to 1^-} Cx^2 = 1, \text{故 } C = 1.$$
(2) $P\{0.3 < \xi < 0.7\} = F(0.7) - F(0.3) = (0.7)^2 - (0.3)^2 = 0.4.$

(3) $f(x) = F'(x) = \begin{cases} 2x, & 0 \leqslant x < 1, \\ 0, & \text{其他.} \end{cases}$

30. 测量一个目标的距离,测量误差服从 $N(0, 2^2)$,现测量三次,其中至少一次误差没有超过 2 的概率是多少?

解 设 $Z \sim N(0, 2^2)$,则:误差没超过 2 的概率 $P = \{|z| \leqslant 2\} = \Phi\left(\frac{2-0}{2}\right) - \Phi\left(\frac{-2-0}{2}\right) = 2\Phi(1) - 1$,设 Y 测量三次出现的次数,$P\{Y=k\} = C_3^k P^k (1-P)^{3-k}$,$k = 0, 1, 2, 3$;$P\{Y \geqslant 1\} = 1 - P\{Y < 1\} = 1 - C_3^0 P^0 (1-P)^3 = 0.968.$

31. 正常人每毫升血液中白细胞数 X 服从正态分布 $N(7300, 700^2)$,现抽检 5 名正常人,求:(1) 5 人白细胞数都在 $(5000, 9000)$ 之间的概率?(2) 有 1 人白细胞数在 4000 以下的概率.

解 由于 $X \sim N(7300, 700^2)$,

(1) $P\{5000 < X < 9000\} = \Phi\left(\frac{9000-7300}{700}\right) - \Phi\left(\frac{5000-7300}{700}\right) = \Phi(2.43) - \Phi(-3.28) = 0.9925 - 0.00052 = 0.9919$,由于抽检 5 名相当 5 次伯努利实验 5 名都发生,$C_5^5 (0.9919)^5 (0.0081)^0 = (0.9919)^5 = 0.96.$

(2) $P\{X < 4000\} = \Phi\left(\frac{4000-7300}{700}\right) = \Phi(-4.714) = 0.000\,001\,23$
$C_5^1 (0.000\,001\,23)^1 (0.999\,998\,77)^4 = 6.15 \times 10^{-6}.$

32. 调查资料表明,某市 12 岁男孩身高 X 服从正态分布 $N(143.1, 5.97^2)$,单位厘米,求该市 12 岁男孩身高的 95% 正常值范围.

解 由于落在 $[\mu - 1.96\sigma, \mu + 1.96\sigma]$ 的概率为 95%,正常值范围为: $[143.10 - 1.96 \times 5.9, 143.10 + 196 \times 5.9]$,即 $[131.40, 154.80]$.

33. 美国的智商测试(Wecheler 成人智力标准)分年龄组设计进行的. 在 20~34 岁组,得分设计为服从 $N(110, 5^2)$. 在 60~64 岁组,得分设计服从 $N(90, 5^2)$.

试说明：

(1) 30 岁的某女性参加测试得分 135 分，她的得分是否比平均值高出一个标准差.

(2) 该女性的母亲 60 岁，也参加测试得分 120 分，她们母女俩谁的成绩更好？

解 (1) 因为 $135-110=25>\sigma=5$，所以比平均值高出一个标准差.

(2) 设 $Z \sim N(110, 5^2), Y \sim N(90, 5^2)$

$$P\{Z \geqslant 135\} = 1 - P\{Z < 135\} = 1 - \Phi\left(\frac{135-110}{5}\right) = 1 - \Phi(5),$$

$$P\{Y \geqslant 120\} = 1 - P\{Y < 120\} = 1 - \Phi\left(\frac{120-90}{5}\right) = 1 - \Phi(6).$$

母亲考的名次略高于女儿考的名次，母亲成绩更好一些.

34. 设离散随机变量 X 的分布列

X_k	-1	0	$1/2$	1	2
P_k	1/3	1/6	1/6	1/12	1/14

试求：(1) $E(X)$；(2) $E(-X+1)$；(3) $E(X^2)$.

解 (1) $E(X) = (-1)\frac{1}{3} + 0 \times \frac{1}{6} + \frac{1}{2} \times \frac{1}{6} + 1 \times \frac{1}{12} + 2 \times \frac{1}{4} = \frac{1}{3}$.

(2) 令 $Y=-X+1$ 则 Y 的分布律

Y	2	1	$1/2$	0	-1
P	1/3	1/6	1/6	1/12	1/4

故 $E(Y) = (-X+1) = 2 \times \frac{1}{3} + 1 \times \frac{1}{6} + \frac{1}{2} \times \frac{1}{6} + 0 \times \frac{1}{12} + (-1) \times \frac{1}{4} = \frac{2}{3}$.

(3) 与(2)同理，$E(X^2) = 1 \times \frac{1}{3} + 0 \times \frac{1}{6} + \frac{1}{4} \times \frac{1}{6} + 1 \times \frac{1}{12} + 4 \times \frac{1}{4} = \frac{35}{24}$.

35. 设随机变量 X 的概率密度为

$$f(x) = \begin{cases} 2(1-x), & \text{当 } 0 < x < 1, \\ 0, & \text{其他.} \end{cases}$$

试求 $E(X)$ 和 $D(X)$.

解 $E(X) = \int_{-\infty}^{+\infty} x f(x) \mathrm{d}x = \int_0^1 x \cdot 2(1-x) \mathrm{d}x = \frac{1}{3}$.

$D(X) = \int_{-\infty}^{+\infty} (x - E(X))^2 f(x) \mathrm{d}x = \int_0^1 \left(x - \frac{1}{3}\right)^2 2(1-x) \mathrm{d}x$

$= 2\int_0^1 \left(-x^3 + \frac{5}{3}x^2 - \frac{7}{9}x + \frac{1}{9}\right) \mathrm{d}x = \frac{1}{18}.$

三、解答题全解

36. 设连续随机变量 X 的分布函数为
$$F(x) = \begin{cases} 0, & \text{当 } x < -2, \\ \dfrac{x}{4} + \dfrac{1}{2}, & \text{当 } -2 \leqslant x \leqslant 2, \\ 1, & \text{当 } x > 2. \end{cases}$$
试求 X 的密度函数,数学期望及方差.

解 概率密度 $f(x) = \begin{cases} \dfrac{1}{4}, & -2 < x \leqslant 2, \\ 0, & \text{其他}. \end{cases}$ $E(x) = \int_{-2}^{2} \dfrac{1}{4} x \, dx = 0$,

$D(x) = \int_{-2}^{2} (x-0)^2 \dfrac{1}{4} dx = \dfrac{4}{3}$.

37. 某医院总结随访的 374 例患某种恶性肿瘤病人手术后生存情况. 据分析, 病人 5 年生存率 P 近似服从 $N(0.3, 0.024^2)$,试求:

(1) 5 年生存率 $P > 0.34$ 的概率有多大? (2) 若 $P < 0.35$, 374 例病人中, 预期 (最多) 有多少人术后活到 5 年以上.

解 (1) $P\{P > 0.34\} = 1 - P\{P \leqslant 0.34\} = 1 - \Phi(1.6666) = 0.048\,46$.

(2) $0.35 \times 374 \doteq 131$(人),预期有 131 人术后活到 5 年以上.

38. 某厂生产的大输液有 20% 是澄透明不良品,今从其中随机抽取 5 瓶,设所得澄透明不良品的瓶数是随机变量 X,求 X 的概率分布、方差、标准差以及变异系数.

解 (1) $\xi \sim B(5, 0.2)$,即 $P\{\xi = i\} = C_5^i 0.2^i (1-0.2)^{5-i}, i = 0, 1, 2, 3, 4, 5$.

(2) $E(\xi) = n \cdot p = 5 \cdot 0.2 = 1, D(\xi) = n \cdot p \cdot q = 5 \cdot 0.2 \cdot 0.8 = 0.8$.

(3) $\sigma = \sqrt{npq} = \sqrt{0.8} = 0.894$.

(4) $CV(\xi) = \dfrac{\sqrt{D(\xi)}}{E(\xi)} = 0.894$.

39. 在自动控制系统等实际问题中,常用数学期望都是 0,方差都是 σ^2 的相互独立随机变量 $X_1, X_2, \cdots, X_n$ 来代表随机干扰或噪声,设 $X = \dfrac{1}{n}(X_1 + X_2 + \cdots + X_n)$,试计算 $E(X)$ 和 $D(X)$.

解 $E(X) = \dfrac{1}{n} \sum_{i=1}^{n} E(X_i) = \dfrac{1}{n} \cdot n \cdot 0 = 0$,

$D(X) = \dfrac{1}{n^2} \sum_{i=1}^{n} D(X_i) = \dfrac{1}{n^2} \cdot n \cdot \sigma^2 = \dfrac{\sigma^2}{n}$.

40. 设随机变量 X 的密度函数是
$$f(x) = A e^{-|x|}, (-\infty < x < +\infty)$$
试求:(1) 常数 A;(2) $P\{0 < X < 1\}$;(3) $E(X)$ 和 $D(X)$;

(4) $E\left(\dfrac{X+1}{2}\right), D\left(\dfrac{X+3}{2}\right)$.

解 (1) 因 $\int_{-\infty}^{+\infty} f(x)\,dx = 1$,

故 $\int_{-\infty}^{+\infty} Ae^{-|x|}\,dx = \left[\int_{-\infty}^{0} Ae^{x}\,dx + \int_{0}^{+\infty} Ae^{-x}\,dx\right] = 1$, 即 $2A = 1, A = 1/2$.

(2) $P\{0 < X < 1\} = \int_{0}^{1} \dfrac{1}{2} e^{-|x|}\,dx = \dfrac{1}{2}\left(1 - \dfrac{1}{e}\right)$.

(3) $E(X) = \int_{-\infty}^{+\infty} x \dfrac{1}{2} e^{-|x|}\,dx = \dfrac{1}{2}\left[\int_{-\infty}^{0} xe^{x}\,dx + \int_{0}^{+\infty} xe^{-x}\,dx\right] = 0$,

$D(X) = E(X^2) - [E(X)]^2 = \dfrac{1}{2}\left[\int_{-\infty}^{0} x^2 e^{x}\,dx + \int_{0}^{+\infty} x^2 e^{-x}\,dx\right] = 2$.

(4) $E\left(\dfrac{X+1}{2}\right) = \dfrac{1}{2}E(x) + E\left(\dfrac{1}{2}\right) = \dfrac{1}{2}$,

$D\left(\dfrac{X+3}{2}\right) = \dfrac{1}{4}[D(X) + D(3)] = \dfrac{1}{2}$.

41. 调查某地健康妇女,获得红细胞的数学期望为 $4.17(\times 10^{12}/L)$,标准差为 $0.291(\times 10^{12}/L)$;血红蛋白的数学期望为 $117.5 g/L$,标准差为 $10.2 g/L$.试求该地健康妇女的红细胞数 Z 和血红蛋白 Y 的变异系数中,哪个较大?

解 设 $Z=\{$红细胞$\}, Y=\{$血红蛋白$\}$,

$$CV(Z) = \dfrac{\sqrt{D(Z)}}{E(Z)} = \dfrac{0.291}{4.17} = 0.069\,78,$$

$$CV(Y) = \dfrac{\sqrt{D(Y)}}{E(Y)} = \dfrac{10.2}{117.5} = 0.086\,73,$$

所以血红蛋白 Y 的变异系数较大.

四、客观模拟试题与答案或提示

(一) 判断题

1. 若二事件 A 与 B 互不相容,则 A 与 B 为互逆事件(　　).
2. 由概率的统计定义知,实验次数 n 无限增大,事件 A 的频率 $W(A)$ 描述了频率 $P(A)$,所以 $\lim\limits_{n \to \infty} W(A) = P(A)$ (　　).
3. 设 A、B 是任意二事件,则 $P(A\bar{B}) = P(A) - P(AB)$ (　　).
4. 若事件 A,B 相互独立,则 $\bar{A}$ 与 $\bar{B}$ 也相互独立(　　).
5. X 为离散型随机变量,并取无限个整数值,则 X 服从泊松分布(　　).
6. 若 $P(A) = 0$,则 A 不一定是不可能事件(　　).

7. 离散型随机变量的分布函数是连续单调增加函数(　　).

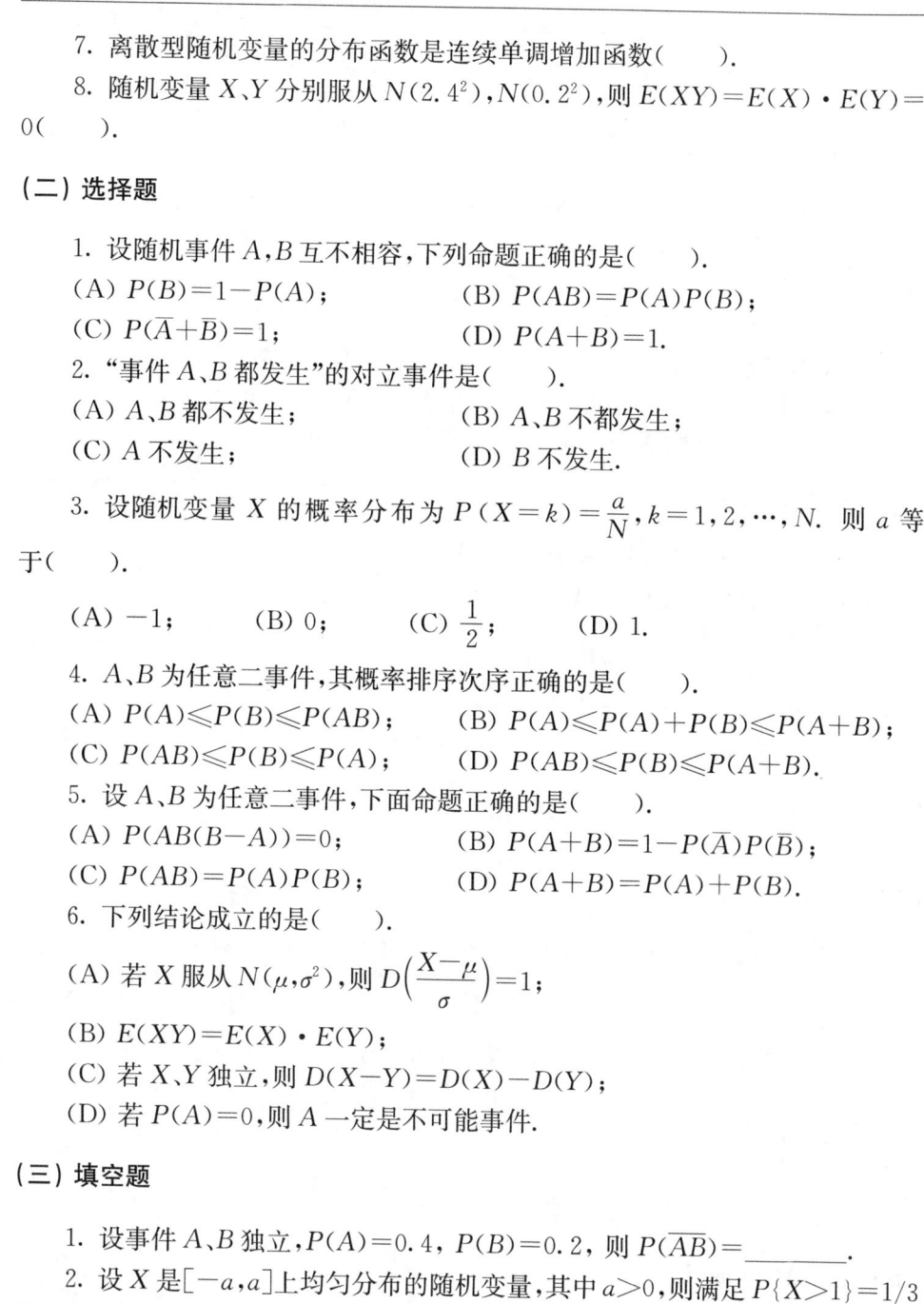

8. 随机变量 X、Y 分别服从 $N(2, 4^2)$, $N(0, 0.2^2)$, 则 $E(XY)=E(X) \cdot E(Y)=0$(　　).

(二) 选择题

1. 设随机事件 A,B 互不相容,下列命题正确的是(　　).
(A) $P(B)=1-P(A)$;　　　　(B) $P(AB)=P(A)P(B)$;
(C) $P(\overline{A}+\overline{B})=1$;　　　　(D) $P(A+B)=1$.

2. "事件 A、B 都发生"的对立事件是(　　).
(A) A、B 都不发生;　　　　(B) A、B 不都发生;
(C) A 不发生;　　　　(D) B 不发生.

3. 设随机变量 X 的概率分布为 $P(X=k)=\dfrac{a}{N}, k=1,2,\cdots,N$. 则 a 等于(　　).
(A) -1;　　(B) 0;　　(C) $\dfrac{1}{2}$;　　(D) 1.

4. A、B 为任意二事件,其概率排序次序正确的是(　　).
(A) $P(A)\leqslant P(B)\leqslant P(AB)$;　　(B) $P(A)\leqslant P(A)+P(B)\leqslant P(A+B)$;
(C) $P(AB)\leqslant P(B)\leqslant P(A)$;　　(D) $P(AB)\leqslant P(B)\leqslant P(A+B)$.

5. 设 A、B 为任意二事件,下面命题正确的是(　　).
(A) $P(AB(B-A))=0$;　　(B) $P(A+B)=1-P(\overline{A})P(\overline{B})$;
(C) $P(AB)=P(A)P(B)$;　　(D) $P(A+B)=P(A)+P(B)$.

6. 下列结论成立的是(　　).
(A) 若 X 服从 $N(\mu, \sigma^2)$, 则 $D\left(\dfrac{X-\mu}{\sigma}\right)=1$;
(B) $E(XY)=E(X) \cdot E(Y)$;
(C) 若 X,Y 独立, 则 $D(X-Y)=D(X)-D(Y)$;
(D) 若 $P(A)=0$, 则 A 一定是不可能事件.

(三) 填空题

1. 设事件 A、B 独立, $P(A)=0.4$, $P(B)=0.2$, 则 $P(\overline{AB})=$ ＿＿＿＿.

2. 设 X 是 $[-a,a]$ 上均匀分布的随机变量,其中 $a>0$, 则满足 $P\{X>1\}=1/3$ 的正数 a 等于＿＿＿＿.

3. 已知随机变量 X 与 Y 相互独立,且 X 服从参数 $\lambda=4$ 的泊松分布, Y 服从标准正态分布, $E(YE(3X-E(X)))$ 和 $D(Y-X)$ 分别等于＿＿＿＿.

4. $\dfrac{1}{\sqrt{2\pi}}\displaystyle\int_{-\infty}^{+\infty} t^2 e^{-\frac{t^2}{2}} dt$ 等于_____.

(四) 判断题提示

1. 二事件是互逆事件,必定是互不相容事件. 反之不一定.

2. 当 n 无限增大时,$W(A) \approx P(A)$ 在 $P(A)$ 值上下摆动,不是无限地接近 $P(A)$.

3. 由 $A = A(B+\overline{B}), (AB) \cap (A\overline{B}) = \varnothing$.

4. A、B 相互独立,可以推出 A 与 $\overline{B}$,B 与 $\overline{A}$,$\overline{B}$ 与 $\overline{A}$ 相互独立.

7. 连续性随机变量一点概率为 0,随机变量一点不是不可能事件.

8. X、Y 二随机变量不相互独立.

(五) 选择题的提示

1. A 与 B 互不相容,$\overline{A}+\overline{B}$ 为样本空间,必有 $P(\overline{A}+\overline{B})=1$.

2. A、B 不能同时发生,即 $\overline{AB} = \overline{A}+\overline{B}$.

3. $\displaystyle\sum_{k=1}^{N} P\{X=k\} = N \cdot \dfrac{a}{N} = 1$.

4. 因 $P(A) \geqslant P(AB)$,所以 $P(A+B) \geqslant P(B)$.

5. 因为 $(AB)(B-A) = \varnothing$.

6. 因为 $\dfrac{X-\mu}{\sigma}$ 服从 $N(0,1^2)$,所以 $D\left(\dfrac{X-\mu}{\sigma}\right) = 1$.

(六) 填空题的提示

1. $P(\overline{AB}) = P(\overline{A}+\overline{B}) = P(\overline{A}) + P(\overline{B}) - P(\overline{A}\,\overline{B}) = P(\overline{A}) + P(\overline{B}) - P(\overline{A})P(\overline{B})$.

2. $\displaystyle\int_1^a \dfrac{1}{2a} dx = \dfrac{1}{3}$.

3. 按方差和数学期望性质直接计算,且知 $D(Y)=1, E(Y)=0$.

4. $\dfrac{1}{\sqrt{2\pi}}\displaystyle\int_{-\infty}^{+\infty} t^2 e^{-\frac{t^2}{2}} dt = \dfrac{1}{\sqrt{2\pi}}\displaystyle\int_{-\infty}^{+\infty} -t e^{-\frac{t^2}{2}} d\left(-\dfrac{t^2}{2}\right) = \dfrac{1}{\sqrt{2\pi}}\displaystyle\int_{-\infty}^{+\infty} -t\, d\left(-e^{-\frac{t^2}{2}}\right)$

$= \dfrac{1}{\sqrt{2\pi}}\left[(-t)e^{-\frac{t^2}{2}}\right]_{-\infty}^{+\infty} + \dfrac{1}{\sqrt{2\pi}}\displaystyle\int_{-\infty}^{+\infty} e^{-\frac{t^2}{2}} dt = 0+1 = 1$.

(七) 客观模拟试题答案

(一) 判断题

1. ×; 2. ×; 3. √; 4. √; 5. ×;
6. √; 7. ×; 8. ×.

(二) 选择题
1. (C);　　2. (B);　　3. (D);　　4. (D);　　5. (A);
6. (A).

(三) 填空题
1. 0.92;　　2. 3;　　3. 0 和 5;　　4. 1.

五、第七章模拟试题及试题答案或提示

(一) 第七章模拟试题(A)

1. 设随机事件 A、B 及其和事件 $A \cup B$ 的概率分别为 0.4、0.3 和 0.6，求积事件 $A\bar{B}$ 的概率 $P(A\bar{B})$.

2. 电话号码由 7 个数字组成，每个数字可以是 $0,1,\cdots,9$ 中任一个. 求下列事件的概率：(1) 首位不为 0 的号码；(2) 没有重复数字的号码；(3) 全是奇数组成的号码；(4) 号码数字严格增加的号码.

3. 设有四张卡片，分别写有数字 1,2,3,4，今任取一张，设事件 A "取到 1 或 2"，事件 B 为 "取到 1 或 3"，事件 C 为 "取到 1 或 4"，试分析 A、B、C 3 个事件间的独立情况.

4. 设母鼠一胎生 4、5、6、7 只小鼠的概率分别为 1/4,1/3,1/4,1/16，每只小鼠能安然活过哺乳期的概率为 3/4，求有 5 只小鼠渡过哺乳期的概率.

5. 已知 X 的分布律为 $\begin{array}{c|cc} X & -1 & 1 \\ \hline P & 1/3 & 2/3 \end{array}$，求 $P\{-1 \leqslant X < 1\}$.

6. 某种溶液中含微生物的浓度为 0.3 只/毫升，现从 500 毫升溶液中随机地抽出 1 毫升，问其中含有 2 只微生物的概率是多少？

7. 根据经验总结出新生儿染色体异常率一般为 1‰. 某医院观察了当地 400 名新生儿，只有一例染色体异常，这样的概率有多大？

8. 某厂产品有 0.04 的废品，而在 100 件正品中有 75 件一等品，求任取一件产品是一等品的概率.

9. 一射手对同一目标独立地进行四次射击，若至少命中一次的概率为 80/81，则该射手的命中率为多少？

10. 设有 10 件产品，其中有 7 件正品和 3 件次品. 从中任取产品，每次取一件，直到取得正品为止. 求抽取次数的概率分布，(1) 有放回地抽取；(2) 无放回地抽取.

11. 已知 $X \sim N(2,\sigma^2)$，且 $P\{1<X<3\}=0.6826$，求 $P\{|X-1|\leqslant 2\}$.

12. 设某种元件的寿命(以小时计)的概率密度：

$$f(x) = \begin{cases} \dfrac{1000}{x^2}, & x \geqslant 1000, \\ 0, & x < 1000. \end{cases}$$

一台设备中装有 3 个这样的元件,求:(1) 最初 1500h 内没有一个损坏的概率？(2) 最初 1500h 内只有一个损坏的概率？

13. 设两个随机变量 X 和 Y 相互独立,其分布律为：

X	9	10	11
P	0.3	0.5	0.2

Y	-2	0	1	2
P	0.3	0.1	0.4	0.2

求 $D(Y-2X)$.

14. 一工厂生产的某种设备的寿命 X(以年计)服从指数分布,概率密度为：

$$f(x) = \begin{cases} \dfrac{1}{4} e^{-\frac{x}{4}}, & x > 0, \\ 0, & x \leqslant 0, \end{cases}$$

工厂规定,出售的设备若在售出一年内损坏可以调换,若工厂售出一台设备利润 100 元,调换一台设备厂方需花费 200 元,试求厂方出售一台设备净利润的数学期望.

15. 设备零件的重量是随机变量,它们相互独立,且服从相同分布,其数学期望为 0.5kg,均方差为 0.1kg,问 5000 只零件的总重量超过 2510kg 的概率是多少？

(二) 第七章模拟试题答案或提示(A)

1. 因 $P(A \cup B) = P(B) + P(A\bar{B})$, $P(A\bar{B}) = 0.3$.

2. (1) $\dfrac{9 \times 10^6}{10^7}$；(2) $P_{10}^7/10^7$；(3) $5^7/10^7$；(4) $C_{10}^7/10^7$.

3. $P(ABC) = \dfrac{1}{4} \neq \dfrac{1}{8} = P(A)P(B)P(C)$, A、B、C 两两相互独立,但是 A、B、C 不独立.

4. 0.18.

5. $P\{Z=-1\} + P\{-1<X\leqslant 1\} - P\{X=1\} = \dfrac{1}{3}$.

6. 0.0333.

7. 0.073.

8. $\dfrac{75}{100}(1-0.04) = 0.72$.

9. 2/3.

10. (1) $\left(\dfrac{3}{10}\right)^{k-1}\left(\dfrac{7}{10}\right)$, $k=1,2,\cdots$；(2)

X	1	2	3	4
P	7/10	7/30	7/120	1/120

11. $\Phi(1)=\Phi\left(\dfrac{1}{\sigma}\right)=0.8413$, 0.83995.

12. (1) $[P\{Z\geqslant 1500\}]^3=8/27$；(2) 损坏的个数 $Y\sim B\left(3,\dfrac{1}{3}\right)$, $P\{Y=1\}=4/9$.

13. $E(X)=9.9$, $D(X)=0.49$, $E(Y)=0.04$, $D(Y)=2.4$, $D(Y-2X)=4.32$.

14. 利润函数 $L(X)=\begin{cases}100, & X\geqslant 1,\\ -200, & X<1.\end{cases}$

$$E(L)=100\cdot\int_1^{+\infty}\dfrac{1}{4}\mathrm{e}^{-\frac{x}{4}}\mathrm{d}x-200\cdot\int_0^1\dfrac{1}{4}\mathrm{e}^{-\frac{x}{4}}\mathrm{d}x$$
$$=33.64(元).$$

15. 各零件重量 x_i, 总重量 $Z=\sum\limits_{i=1}^{5000}X_i$. 所求概率 $P\{Z>2510\}=P\left\{\dfrac{Z-5000\times 0.5}{0.1\sqrt{5000}}>\dfrac{2510-5000\times 0.5}{0.1\sqrt{5000}}\right\}=0.0787$.

(三) 第七章模拟试题(B)

1. 设 A、B、C 是 3 个事件，且 $P(A)=P(B)=P(C)=\dfrac{1}{4}$, $P(AB)=P(BC)=0$, $P(AC)=\dfrac{1}{8}$, 求 A、B、C 至少有一个发生的概率.

2. 袋中有 6 个黄色、4 个白色的乒乓球，作不放回抽样，每次任取一球，取 2 次，求：(1) 第二次才取到黄色球的概率？(2) 发现其中之一是黄色的，另一个也是黄色的概率？

3. 某地区的人口中 O、A、B、AB 血型者各占 46%, 31%, 15% 和 8%, 现任选出 5 人，求下列事件的概率：(1) 两人为 O 型. (2) 两人为 A 型，其他 3 人各为其余 3 种血型. (3) 没有一人为 AB 型. (4) 至少一人是 AB 型.

4. 设某种药物对痔疮的治愈率为 80%, 现独立地对 4 名痔疮病人用药，求治愈病人数 X 的分布列，并指出治愈几个人的概率最大？

5. 已知随机变量 X 的分布函数 $F(x)$ 为：

$$F(x)=\begin{cases}0, & x<-1,\\ 0.3, & -1\leqslant x<0,\\ 0.6, & 0\leqslant x<1,\\ 0.8, & 1\leqslant x<3,\\ 1, & x\geqslant 3.\end{cases}$$

求:(1) X 的分布律;(2) $P\left\{\frac{1}{2}<x\leqslant\frac{5}{2}\right\}$.

6. 设袋中有标号为 $-1,1,1,2,2,2$ 的 6 个球,从中任取一球,试求:(1) 所取得的球的标号数 X 的分布律;(2) $P\left\{1\leqslant X\leqslant\frac{3}{2}\right\}$.

7. 某医院每周一次从血液中心补充其血液储备.假若每周消耗 X 单位,X 的密度函数是 $f(x)=5(1-x)^4$,$0<x<1$.为了保证出现血液被用完的可能性小于 0.01,医院的储备规模应该有多大?

8. 设某种动物活到 20 岁的概率为 0.8,活到 25 岁的概率为 0.4,求现龄为 20 岁的该种动物活到 25 岁的概率.

9. 已知 $P(A)=\frac{1}{4}$,$P(B/A)=\frac{1}{3}$,$P(A/B)=\frac{1}{2}$,求 $P(A\cup B)$.

10. 设有同类机器 300 台,各机器的工作相互独立,且发生故障的概率为 0.01,通常一台机器的故障可由一名工人排除,问至少要配备多少名维修工人才能保证当机器发生故障而不能及时排除的概率小于 0.01?

11. 一个靶子是一个半径为 2 米的圆盘,设击中靶上任一同心圆盘的概率与该圆盘的面积成正比,并设射击都能中靶.若以 X 表示弹着点与圆心的距离,试求随机变量 X 的分布函数?

12. 使 $P\{|X-\mu|<C\}=1/2$ 的 C 被称为 X 的可能偏差.若 $X\sim N(\mu,\sigma^2)$,求 C/σ.

13. 设随机变量 X 满足分布律:

X	0	$\pi/2$	π
P	1/4	1/2	1/4

,求 $Y=\frac{2}{3}X+1$ 的 $E(Y)$ 和 $D(Y)$.

14. 设在 1 小时内 1 名男子分泌的胆固醇量 T 在 $[0,M]$ 之间,其密度函数是:
$$f(t)=\frac{t}{1+t^2}\qquad(0\leqslant t\leqslant M),$$
求:(1) M 等于多少?(2) 1 小时内分泌的胆固醇量 T 少于 $M/2$ 的概率有多大?(3) 试求 $E(T)$ 为多少?

15. 某种电子器件的寿命(小时)具有数学期望 μ(未知),方差 $\sigma^2=400$,为了估计 μ,随机地取 n 只这种器件,在时刻 $t=0$ 投入测试(设测试是相互独立的)直到失效,测得 $X_1,X_2,\cdots,X_n$,以 $\overline{X}=\frac{1}{n}\sum_{k=1}^{n}X_k$ 作为 μ 的估计,为了使 $P\{|\overline{X}-\mu|<1\}\geqslant 0.95$,问 n 至少为多少?

(四) 第七章模拟试题答案或提示(B)

1. $0\leqslant P(ABC)\leqslant P(AB)$,$P(A+B+C)=\frac{5}{8}$.

五、第七章模拟试题及试题答案或提示

2. (1) $\frac{4}{10} \times \frac{6}{9}$; (2) $\frac{6}{10} \times \frac{5}{9} \div \left(\frac{6}{10} \times \frac{4}{9} + \frac{4}{10} \times \frac{6}{9} + \frac{6}{10} \times \frac{5}{9} \right) = \frac{5}{13}$.

3. (1) $C_5^2 0.46^2 0.54^3$; (2) $C_5^2 0.31^2 \times 0.46 \times 0.15 \times 0.08 \times 3!$; (3) $(1-0.08)^5$; (4) $1-(1-0.08)^5$.

4.

X	1	2	3	4
P	0.4	0.36	0.192	0.048

.

5.

X	-1	0	1	3
P	0.3	0.3	0.2	0.2

, $F\left(\frac{5}{2}\right) - F\left(\frac{1}{2}\right) = 0.2$.

6.

X	-1	1	2
P	1/6	1/3	1/2

, 1/3.

7. 储备规模大于 0.602.

8. $\frac{0.4}{0.8} = 0.5$.

9. $1/3$.

10. 台数 $X \sim B(300, 0.01)$, $P\{X > n\} < 0.01$, $n = 8$.

11. $P\{0 \leqslant X \leqslant x\} = kx^2$, $k = \frac{1}{4}$, 当 $x < 0$, $F(x) = 0$; 当 $0 \leqslant x < 2$, $F(x) = x^2/4$; 当 $x \geqslant 2$, $F(x) = 1$.

12. $C/\sigma = 0.67$.

13. $E(X) = \frac{\pi}{2}$, $E(Y) = \frac{\pi}{3} + 1$, $D(Y) = \frac{\pi^2}{18}$.

14. (1) 2.5277; (2) 0.4772; (3) 0.4160.

15. $P\{|\overline{X} - \mu| < 1\} = P\left\{\sqrt{n} \left|\frac{\overline{X} - \mu}{20}\right| \leqslant \frac{\sqrt{n}}{20}\right\} \geqslant 0.95$, $n \geqslant 1537$(只).

第八章 线性代数初步

一、教学基本要求和知识要点

(一) 基本要求

1. 知道行列式的定义和性质；
2. 熟练掌握二、三阶行列式的计算，掌握计算简单的 n 阶行列式；
3. 理解矩阵概念，了解单位矩阵，对角矩阵，上、下三角矩阵和对称矩阵；知道正交矩阵；
4. 掌握矩阵的线性运算、乘法、转置及其运算规律；
5. 了解逆矩阵的概念，掌握逆矩阵存在的条件，熟练掌握矩阵求逆的方法；
6. 掌握矩阵的初等变换；
7. 理解矩阵的秩的概念，掌握求矩阵的秩；
8. 了解 n 维向量的概念，了解向量组线性相关与线性无关的概念；
9. 掌握克兰姆(Cramer)法则；会用克兰姆法则判别线性方程组的解的情况和求线性方程组的解；
10. 理解齐次线性方程组有非零解的充要条件及非齐次线性方程组有解的充要条件；
11. 熟练掌握用行初等变换求线性方程组通解的方法；
12. 了解矩阵的特征值与特征向量的概念，会求矩阵的特征值与特征向量.

基本要求层次程度术语顺序：①理解，熟练掌握；②了解，掌握；③知道，会.

(二) 知识要点

1. 行列式的定义(知道)

(1) 逆序数：在一个不同的自然数排列中，对于一个数(元素)，前边比这个数大的数有几个就是这个数(元素)的逆序. 一个排列的逆序数是排列中所有数(元素)的逆序的总和. 如 32514 的逆序数 $=0+1+0+3+1=5$. 记 $k(32514)=5$.

(2) n 阶行列式(n-order determinant)

$$\begin{vmatrix} a_{11} & a_{12} & \cdots & a_{1n} \\ a_{21} & a_{22} & \cdots & a_{2n} \\ \vdots & \vdots & & \vdots \\ a_{n1} & a_{n2} & \cdots & a_{nn} \end{vmatrix} = \sum_{(j_1 j_2 \cdots j_n)} (-1)^{k(j_1 j_2 \cdots j_n)} a_{1j_1} a_{2j_2} \cdots a_{nj_n}$$

是由 n^2 个数 $a_{ij}(i=1,2,3,\cdots,n,j=1,2,3,\cdots,n)$ 通过上式所确定的一个数,其中, "$\sum_{(j_1 j_2 \cdots j_n)}$" 表示对所有 n 元排列求和,共有 $n!$ 个项求和,和式中每一项都是由取自行列式中所有既不同行又不同列的 n 个元素的乘积再乘以 $(-1)^{k(j_1 j_2 \cdots j_n)}$,其中 $k(j_1 j_2 \cdots j_n)$ 为 n 个元素的第一个下标按序数的自然顺序排列后,其第二个下标排列的逆序数. a_{ij} 称为行列式的元素,n 为行列式的阶. 注意:一阶行列式 $|a_{11}|$ 是一个数 a_{11},不是 a_{11} 的绝对值;二、三阶行列式可按十字交叉法计算结果。

2. 行列式的性质和计算(了解)

(1) 行列式的性质 n 阶行列式的值等于它的转置行列式的值;互换行列式的两行(列),则行列式变号;若行列式中有两行(列)元素对应相同,则行列式的值为0;若行列式中有两行(列)元素对应成比例,则行列式等于0;若行列式中有一行(列)元素全是0,则行列式等于0;行列式某行(列)的所有元素乘上某数 $k(\neq 0)$,等于 k 乘行列式;若行列式的某行(列)的各元素是两项之和,则此行列式等于两个行列式之和;将行列式的某一行(列)乘上一个常数 k 后加到另一行(列)上去,行列式的值不变.

(2) 行列式按行(列)展开定理:n 阶行列式等于它的任一行(列)的各元素与其相对应的代数余子式乘积之和,即 $D=a_{i1}A_{i1}+a_{i2}A_{i2}+\cdots+a_{in}A_{in}$(按第 i 行展开)($D=a_{1j}A_{1j}+a_{2j}A_{2j}+\cdots+a_{nj}A_{nj}$,这是按第 j 列展开的).

(3) 利用行列式的性质和行列式展开定理以及下三角形行列式或上三角形行列式等于它主对角线上元素的乘积 $a_{11}a_{22}a_{33}\cdots a_{nn}$ 可简化行列式的计算.

3. 矩阵的概念和某些特殊矩阵(了解)

(1) 由 $m\times n$ 个数排列成 m 行 n 列的数表

$$A = \begin{bmatrix} a_{11} & a_{12} & \cdots & a_{1n} \\ a_{21} & a_{22} & \cdots & a_{2n} \\ \vdots & \vdots & & \vdots \\ a_{m1} & a_{m2} & \cdots & a_{mn} \end{bmatrix}$$

叫做 $m\times n$ 矩阵,这 $m\times n$ 个数叫做矩阵 A 的元素,a_{ij} 叫做矩阵 A 的第 i 行第 j 列元素. 矩阵简记为 $A=(a_{ij})_{m\times n}$ 或 $A=(a_{ij})$. 注意:$m\times n$ 矩阵可以看成是由 m 个行向量组成,也可看作是由 n 个列向量组成.

(2) 除对角线元素外,其余元素均为 0 的方阵称为对角矩阵(diagonal matrix). 把对角线元素都是 1,其余元素都是 0 的 n 阶方阵称为 n 阶单位阵(unitary matrix),记为 I_n. 形如 $\begin{bmatrix} a_{11} & a_{12} & \cdots & a_{1n} \\ 0 & a_{22} & \cdots & a_{2n} \\ \vdots & \vdots & & \vdots \\ 0 & 0 & \cdots & a_{nn} \end{bmatrix}$ $\begin{bmatrix} a_{11} & 0 & \cdots & 0 \\ a_{21} & a_{22} & \cdots & 0 \\ \vdots & \vdots & & \vdots \\ a_{n1} & a_{n2} & \cdots & a_{nn} \end{bmatrix}$ 的方阵分别称为上三角形矩阵和下三角形矩阵.

4. **矩阵的运算**(线性运算,乘法,转置)(了解)

(1) 矩阵的加法与数乘满足以下八条性质:
1) $A+B=B+A$;   2) $(A+B)+C=A+(B+C)$;
3) $k(\lambda A)=k\lambda A$;   4) $k(A+B)=kA+kB$;
5) $(k+\lambda)A=kA+\lambda A$;   6) $0+A=A$;
7) $A+(-A)=0$;   8) $1 \cdot A=A$.

注意矩阵的数乘与行列式的数乘规定是不同的,矩阵的数乘是矩阵的所有对应元素均乘数;行列式的数乘是一行(或一列)元素乘数,另外,两个矩阵相加与两个行列式相加有不同的规定,矩阵相加是两个矩阵的所有对应元素都得相加,而两个行列式的相加只是一行(或一列)对应元素相加。

(2) 矩阵的乘法:设 $A=(a_{ij})$ 是一个 $m \times k$ 矩阵,$B=(b_{ij})$ 是一个 $k \times n$ 矩阵,则规定矩阵 A 与矩阵 B 的乘积是一个 $m \times n$ 矩阵 $C=(c_{ij})$,其中
$$c_{ij} = a_{i1} \cdot b_{1j} + a_{i2} \cdot b_{2j} + \cdots + a_{ik} \cdot b_{kj} (i=1,2,\cdots,m; j=1,2,\cdots,n),$$
并把此乘积记为 $C_{mn}=A_{mk}B_{kn}$ 或 $C=AB$. 必须注意,只有当第一矩阵(左边矩阵)的列数等于第二矩阵(右边矩阵)的行数时,两个矩阵才能相乘. 矩阵乘法不适合消去律;矩阵乘法不适合交换律;矩阵的乘法满足结合律和分配律:
1) $(A_{mn}B_{ns})C_{st}=A_{mn}(B_{ns}C_{st})$;   2) $(kA)B=A(kB)=k(AB)$(k 为实数);
3) $A(B+C)=AB+AC$;   4) $(A+B)C=AC+BC$.

(3) 把矩阵 A 的行依次换成列而得到的矩阵,叫做 A 的转置矩阵,记作 A^T,转置矩阵满足如下的规律:
1) $(A^T)^T=A$;   2) $(A+B)^T=A^T+B^T$;
3) $(kA)^T=kA^T$;   4) $(AB)^T=B^T A^T$.

5. **矩阵的初等变换**(了解)

(1) ①对调两行(对调 i,j 两行,记作 $r_i \leftrightarrow r_j$);②以数 $k \neq 0$ 乘某一行中的所有元素(第 i 行乘 k,记作 kr_i);③把某一行所有元素的 k 倍加到另一行对应元素上去(第 j 行的 k 倍加到第 i 行上,记作 r_i+kr_j),这三种变换称为矩阵的初等行变

换.把三种变换"行"换成"列"即"r"换成"c",可得矩阵的初等列变换.矩阵的初等行变换和初等列变换,统称初等变换(elementary transformation).

(2) 如果矩阵 A 经过有限次初等变换变成矩阵 B,称矩阵 A 与 B 等价,记作 $A \sim B$. 对任何矩阵经过初等变换后,矩阵的秩不变,因此,利用初等变换可求矩阵的秩、逆矩阵和解线性方程组.

利用初等变换求逆矩阵方法是:$[A \mid I]_{n \times 2n} \xrightarrow{\text{经初等行变换}} [I \mid A^{-1}]_{n \times 2n}$

6. 逆矩阵(掌握)

(1) 设 A 是 n 阶方阵,I 是 n 阶单位方阵,如果有一个 n 阶方阵 B,使 $AB = BA = I$,则说方阵 A 是可逆的,把方阵 B 称为方阵 A 的逆矩阵(inverse matrix),记 $B = A^{-1}$. 1)若 $AB = I$(或 $BA = I$),则 $B = A^{-1}$; 2)若 A 可逆,则 A^{-1} 亦可逆,且 $(A^{-1})^{-1} = A$; 3)若 A 可逆,数 $\lambda \neq 0$,则 λA 可逆,且 $(\lambda A)^{-1} = \dfrac{1}{\lambda} A^{-1}$; 4)若 A、B 为同阶方阵且均可逆,则 AB 亦可逆,且 $(AB)^{-1} = B^{-1} A^{-1}$.

(2) 设 A 是 n 阶方阵,若 $|A| \neq 0$,则把方阵 A 称为非奇异矩阵;若 $|A| = 0$,则把方阵 A 称为奇异矩阵. 方阵 A 有逆矩阵存在的充分必要条件是 A 为非奇异矩阵,且

$$A^{-1} = \frac{1}{|A|} A^*$$,其中 A^* 称为方阵 A 的伴随方阵,它是 $|A|$ 的各元素的代数余子式所构成的方阵

$$A^* = \begin{bmatrix} A_{11} & A_{21} & \cdots & A_{n1} \\ A_{12} & A_{22} & \cdots & A_{n2} \\ \vdots & \vdots & & \vdots \\ A_{1n} & A_{2n} & \cdots & A_{nn} \end{bmatrix}.$$

注意:利用初等变换和伴随方阵可分别求逆矩阵;利用逆矩阵可求特殊的矩阵线性方程组的解.

7. 矩阵的秩(熟练掌握)

在 $m \times n$ 矩阵 A 中,任取 k 行 k 列,则位于这些行列的交点处的元素构成的 k 阶行列式 $\{k \leqslant \min(m, n)\}$,称为矩阵 A 的 k 阶子式.

若在矩阵 A 中有一个 r 阶子式 $D \neq 0$,且所有大于 r 阶的子式都等于 0,则称矩阵 A 的秩(rank)为 r,记为 $R(A) = r$. 一个矩阵 $A_{m \times n}$ 经初等行变换变成矩阵 $B_{m \times n}$ 形式为

$$B = \begin{pmatrix} b_{11} & b_{12} & \cdots & b_{1r} & \cdots & b_{1n} \\ 0 & b_{21} & \cdots & b_{2r} & \cdots & b_{2n} \\ \vdots & \vdots & & \vdots & & \vdots \\ 0 & 0 & \cdots & b_{rr} & \cdots & b_{rn} \\ 0 & 0 & \cdots & 0 & \cdots & 0 \\ \vdots & \vdots & & \vdots & & \vdots \\ 0 & 0 & \cdots & 0 & \cdots & 0 \end{pmatrix}.$$

这时很容易看出所有大于 r 阶的子式都等于 0,所以 A 的秩数为 r. 这也是求矩阵秩数常用的方法.

8. n 维向量的概念,向量组线性相关与线性无关*(知道)

(1) n 维向量:n 个实数组成的有序数组称为 n 维向量. 平面和空间坐标系的点坐标均是二维或三维向量. 矩阵某一行或一列称为行或列向量. 对于给定向量 $\boldsymbol{\beta}, \boldsymbol{\alpha}_1, \boldsymbol{\alpha}_2, \cdots, \boldsymbol{\alpha}_s$,如果存在一组数 $k_1, k_2, \cdots, k_s$,使关系式 $\boldsymbol{\beta} = k_1\boldsymbol{\alpha}_1 + k_2\boldsymbol{\alpha}_2 + \cdots + \boldsymbol{\alpha}_s k_s$ 成立,则称 $\boldsymbol{\beta}$ 为 $\boldsymbol{\alpha}_1, \boldsymbol{\alpha}_2, \cdots, \boldsymbol{\alpha}_s$ 的线性组合或线性表示. 例如 $\boldsymbol{\beta} = (2, -1, 1), \boldsymbol{\alpha}_1 = (1,0,0), \boldsymbol{\alpha}_2(0,1,0), \boldsymbol{\alpha}_3 = (0,0,1)$,那么有 $\boldsymbol{\beta} = 2\boldsymbol{\alpha}_1 - \boldsymbol{\alpha}_2 + \boldsymbol{\alpha}_3$ 成立,$\boldsymbol{\beta}$ 是 $\boldsymbol{\alpha}_1, \boldsymbol{\alpha}_2, \boldsymbol{\alpha}_3$ 的线性组合.

(2) 向量组线性相关和线性无关:对于向量组 $\boldsymbol{\alpha}_1, \boldsymbol{\alpha}_2, \cdots, \boldsymbol{\alpha}_s$,如果存在一组不全为 0 的数 $k_1, k_2, \cdots, k_s$ 使关系式 $k_1\boldsymbol{\alpha}_1 + k_2\boldsymbol{\alpha}_2 + \cdots + k_s\boldsymbol{\alpha}_s = 0$ 成立,则称向量组 $\boldsymbol{\alpha}_1, \boldsymbol{\alpha}_2, \cdots, \boldsymbol{\alpha}_s$ 线性相关;如果 $k_1\boldsymbol{\alpha}_1 + k_2\boldsymbol{\alpha}_2 + \cdots + k_s\boldsymbol{\alpha}_s = 0$ 成立当且仅当 $k_1 = k_2 = \cdots = k_s = 0$ 成立,则称向量组 $\boldsymbol{\alpha}_1, \boldsymbol{\alpha}_2, \cdots, \boldsymbol{\alpha}_n$ 线性无关. $\boldsymbol{\alpha}_1 = \begin{pmatrix} 3 \\ -6 \end{pmatrix}, \boldsymbol{\alpha}_2 = \begin{pmatrix} -2 \\ 4 \end{pmatrix}, \boldsymbol{\beta}_1 = \begin{pmatrix} 1 \\ 2 \end{pmatrix}, \boldsymbol{\beta}_2 = \begin{pmatrix} -1 \\ 1 \end{pmatrix}$,有 $2\boldsymbol{\alpha}_1 + 3\boldsymbol{\alpha}_2 = 0, 0\boldsymbol{\beta}_1 + 0\boldsymbol{\beta}_2 = 0$ 成立,$\boldsymbol{\alpha}_1, \boldsymbol{\alpha}_2$ 线性相关,$\boldsymbol{\beta}_1 \boldsymbol{\beta}_2$ 线性无关.

9. 线性方程组(熟练掌握)

(1) 齐次线性方程组:

设线性方程组

$$\begin{cases} a_{11}x_1 + a_{12}x_2 + \cdots + a_{1n}x_n = b_1, \\ a_{21}x_1 + a_{22}x_2 + \cdots + a_{2n}x_n = b_2, \\ \cdots \\ a_{m1}x_1 + a_{m2}x_2 + \cdots + a_{mn}x_n = b_m. \end{cases} \tag{8-1}$$

当右端常数项 $b_1、b_2、\cdots、b_m$ 全为 0 时,方程组(8-1)式称为齐次线性方程组(system of linear homogeneous equation),矩阵表示为:$A_{m \times n} X_{n \times 1} = O_{m \times 1}$.

方程组(8-1)的系数矩阵为

$$A = \begin{bmatrix} a_{11} & a_{12} & \cdots & a_{1n} \\ a_{21} & a_{22} & \cdots & a_{2n} \\ \vdots & \vdots & & \vdots \\ a_{m1} & a_{m2} & \cdots & a_{mn} \end{bmatrix}$$

将方程组的常数项添加在矩阵 A 的最右边构成一个 $m\times(n+1)$ 矩阵

$$B = \begin{bmatrix} a_{11} & a_{12} & \cdots & a_{1n} & b_1 \\ a_{21} & a_{22} & \cdots & a_{2n} & b_2 \\ \vdots & \vdots & & \vdots & \vdots \\ a_{m1} & a_{m2} & \cdots & a_{mn} & b_m \end{bmatrix}$$

把矩阵 B 称作方程组(8-1)的增广矩阵.

对于(8-1)式的线性方程组,若右端常数项全为 0 的齐次线性方程组,它的系数矩阵 A 与增广矩阵 B 的秩总是相等的,即 R(A)=R(B),所以齐次线性方程组总是有解的,1)当 R(A)=n 时,齐次方程组有唯一一组零解($x_1=0,x_2=0,\cdots,x_n=0$);2)当 R(A)<n 时,齐次线性方程组有无穷多组解,并容易知道齐次线性方程组有非零解的充要条件是 R(A)<n.

设 $\boldsymbol{\alpha}_1,\boldsymbol{\alpha}_2,\cdots,\boldsymbol{\alpha}_k$ 是齐次线性方程组 k 个线性无关的解向量,并且方程组的任一解向量都可表示成 $\boldsymbol{\alpha}_1,\boldsymbol{\alpha}_2,\cdots,\boldsymbol{\alpha}_k$ 的线性组合,则称 $\boldsymbol{\alpha}_1,\boldsymbol{\alpha}_2,\cdots,\boldsymbol{\alpha}_k$ 为齐次线性方程组的基础解系. $c_1\boldsymbol{\alpha}_1+c_2\boldsymbol{\alpha}_2+\cdots+c_k\boldsymbol{\alpha}_k$ 为齐次线性方程组的通解,其中 $c_1,c_2,\cdots,c_n$ 为任意常数. 用初等行变换求齐次方程组,最终结果用向量的线性组合表示,就得到通解. 用初等行变换解齐次方程组就是这个意思.

(2) 非齐次线性方程组:在当方程组(8-1)中的常数项 b_1、b_2、$\cdots$、b_m 不全为 0 时,方程组(8-1)为非齐次线性方程组(system of linear nonhomogeneous equation). 矩阵表示为:

$$A_{m\times n}X_{n\times 1} = b_{m\times 1}, B = [A\ b]_{m\times(n+1)}$$

如何判定它是否有解? 如果有解,解的情况如何? 有下述定理:线性方程组(8-1)有解的充分必要条件是它的系数矩阵 A 与增广矩阵 B 有相同的秩,即 R(B)=R(A);并且 R(A)=n 时方程组(8-1)有唯一解; R(A)<n 时方程组(8-1)有无穷多解.

若非齐次线性方程组有解,则可求非齐次方程组特解向量 $\boldsymbol{X}_0$,也可求非齐次线性方程组对应的齐次方程组的通解 $C_1\boldsymbol{\alpha}_1+C_2\boldsymbol{\alpha}_2+\cdots+C_k\boldsymbol{\alpha}_k$;则非齐次线性方程组通解等于非齐次的一个解加上对应齐次线性方程的通解. 用初等行变换求非齐次方程组,最终结果用向量表示,通解就是这个.

(3) 克兰姆法则求解线性方程组的方法:对于含有 n 个未知数 $x_1,x_2,\cdots,x_n$ 的 n 个线性方程组,即 $AX=b$ 的矩阵形式,定义 n 阶行列式 $D,D_1,D_2,\cdots,D_n$ [见(8-2)式],若 D 值不为 0 时,其解为:

$$x_1 = \frac{D_1}{D}, x_2 = \frac{D_2}{D}, \cdots, x_n = \frac{D_n}{D},$$

$$D = \begin{bmatrix} a_{11} & a_{12} & \cdots & a_{1n} \\ a_{21} & a_{22} & \cdots & a_{2n} \\ \vdots & \vdots & & \vdots \\ a_{n1} & a_{n2} & \cdots & a_{nn} \end{bmatrix}, D_j = \begin{bmatrix} a_{11} & a_{12} & \cdots & a_{1j} & \cdots & a_{1n} \\ a_{21} & a_{22} & \cdots & a_{2j} & \cdots & a_{2n} \\ \vdots & \vdots & & \vdots & & \vdots \\ a_{n1} & a_{n2} & \cdots & a_{nj} & \cdots & a_{nn} \end{bmatrix}, \quad (8\text{-}2)$$

$j=1,2,\cdots,n.$

10. 矩阵的特征值与特征向量*（知道）

设 A 是 n 阶方阵，如果数 λ 和具有 n 行的列矩阵 X（n 维列向量）使下式成立
$$AX = \lambda X,$$
则称数 λ 为方阵 A 的特征值，非零列向量 X（n 维列向量）称为矩阵 A 的特征值 λ 对应的特征向量．

将上式 $(\lambda I - A)X = 0$ 的

$$\lambda I - A = \begin{bmatrix} \lambda - a_{11} & -a_{12} & \cdots & -a_{1n} \\ -a_{21} & \lambda - a_{22} & \cdots & -a_{2n} \\ \vdots & \vdots & & \vdots \\ -a_{n1} & -a_{n2} & \cdots & \lambda - a_{nn} \end{bmatrix}$$

叫做 A 的特征矩阵．n 元齐次线性方程组：$(\lambda I - A)X = 0$ 有非零解的充分必要条件是矩阵 A 的特征多项式

$$|\lambda I - A| = \begin{vmatrix} \lambda - a_{11} & -a_{12} & \cdots & -a_{1n} \\ -a_{21} & \lambda - a_{22} & \cdots & -a_{2n} \\ \vdots & \vdots & & \vdots \\ -a_{n1} & -a_{n2} & \cdots & \lambda - a_{nn} \end{vmatrix} = 0.$$

A 的特征值正是它的特征多项式方程的解，而特征向量即是齐次线性方程组 $(\lambda I - A)X = 0$ 的非零解向量．这里顺便指出，可给出求矩阵 A 的特征值和特征向量的具体方法：(1)用求行列式的方法计算特征多项式 $|\lambda I - A|$；(2)解特征方程 $|\lambda I - A| = 0$，求出特征值 λ；(3)把每一个特征值代入齐次线性方程组 $(\lambda I - A)X = 0$，求出方程组的无穷多个非零解 X，即是属于 λ 的特征向量．

二、重点内容与侧重例题分析

例 8.1 计算行列式

$$D = \begin{vmatrix} x & a & \cdots & a \\ a & x & \cdots & a \\ \vdots & \vdots & \ddots & \vdots \\ a & a & \cdots & x \end{vmatrix}.$$

解 这个行列式把后 $n-1$ 行同时加到第 1 行,其和 $x+(n-1)a$,提出公因式 $x+(n-1)a$,然后各行减去第一行的 a 倍.

$$D = \begin{vmatrix} x+(n-1)a & x+(n-1)a & \cdots & x+(n-1)a \\ a & x & \cdots & a \\ \vdots & \vdots & \ddots & \vdots \\ a & a & \cdots & x \end{vmatrix}$$

$$= [x+(n-1)] \begin{vmatrix} 1 & 1 & \cdots & 1 \\ a & x & \cdots & a \\ \vdots & \vdots & \ddots & \vdots \\ a & a & \cdots & x \end{vmatrix} = [x+(n-10a)] \begin{vmatrix} 1 & 1 & \cdots & 1 \\ 0 & x-a & \cdots & a \\ \vdots & \vdots & \ddots & \vdots \\ 0 & 0 & \cdots & x-a \end{vmatrix}$$

$$= [x+(n-10a)](x-a)^{n-1}.$$

例 8.2 举例说明下列命题是错误的.

(1) 若 $A^2 = 0$,则 $A = 0$;

(2) 若 $A \neq 0$,则 $|A| = 0$;

(3) 若 $AX = AY$ 且 $A \neq 0$,则 $X = Y$.

解 (1) 若 $A = \begin{pmatrix} 1 & 1 \\ -1 & -1 \end{pmatrix}$,则 $A^2 = \begin{pmatrix} 1 & 1 \\ -1 & -1 \end{pmatrix} \begin{pmatrix} 1 & 1 \\ -1 & -1 \end{pmatrix} = \begin{pmatrix} 0 & 0 \\ 0 & 0 \end{pmatrix} = 0$,

但 $A = \begin{pmatrix} 1 & 1 \\ -1 & -1 \end{pmatrix} \neq 0$.

(2) $A = \begin{pmatrix} 1 & 2 \\ 2 & 4 \end{pmatrix} \neq 0$,但 $|A| = 0$.

(3) 若 $A = \begin{pmatrix} 1 & -2 \\ -1 & 2 \end{pmatrix}, X = \begin{pmatrix} 4 \\ 3 \end{pmatrix}, Y = \begin{pmatrix} 2 \\ 2 \end{pmatrix}$,

$AX = \begin{pmatrix} 1 & -2 \\ -1 & 2 \end{pmatrix} \begin{pmatrix} 4 \\ 3 \end{pmatrix} = \begin{pmatrix} -2 \\ 2 \end{pmatrix}, AY = \begin{pmatrix} 1 & -2 \\ -1 & 2 \end{pmatrix} \begin{pmatrix} 2 \\ 2 \end{pmatrix} = \begin{pmatrix} -2 \\ 2 \end{pmatrix}$,

故 $AX = AY$ 且 $A \neq 0$,但 $X \neq Y$.

例 8.3 求证
$$\begin{pmatrix} 1 & 0 \\ \lambda & 1 \end{pmatrix}^n = \begin{pmatrix} 1 & 0 \\ n\lambda & 1 \end{pmatrix} (n \text{ 为正整数}).$$

证明 用数学归纳法,当 $n=1$ 时
$$\begin{pmatrix} 1 & 0 \\ \lambda & 1 \end{pmatrix}^1 = \begin{pmatrix} 1 & 0 \\ 1\lambda & 1 \end{pmatrix},$$

结论成立. 假设 $n=k$ 时等式成立,即
$$\begin{pmatrix} 1 & 0 \\ \lambda & 1 \end{pmatrix}^k = \begin{pmatrix} 1 & 0 \\ k\lambda & 1 \end{pmatrix}.$$

下面证明 $n=k+1$ 时结论也成立:
$$\begin{pmatrix} 1 & 0 \\ \lambda & 1 \end{pmatrix}^{k+1} = \begin{pmatrix} 1 & 0 \\ \lambda & 1 \end{pmatrix}^k \begin{pmatrix} 1 & 0 \\ \lambda & 1 \end{pmatrix} \xrightarrow{\text{由归纳假设}} \begin{pmatrix} 1 & 0 \\ k\lambda & 1 \end{pmatrix} \begin{pmatrix} 1 & 0 \\ \lambda & 1 \end{pmatrix} = \begin{pmatrix} 1 & 0 \\ (k+1)\lambda & 1 \end{pmatrix},$$

故 $\begin{pmatrix} 1 & 0 \\ \lambda & 1 \end{pmatrix}^n = \begin{pmatrix} 1 & 0 \\ n\lambda & 1 \end{pmatrix}.$

例 8.4 设 $P^{-1}AP=B$,其中
$$P = \begin{bmatrix} -1 & -4 \\ 1 & 1 \end{bmatrix}, \quad B = \begin{bmatrix} -1 & 0 \\ 0 & 2 \end{bmatrix},$$

求 A^{11}.

解 直接演算可解得
$$B^k = \begin{bmatrix} (-1)^k & 0 \\ 0 & 2^k \end{bmatrix},$$

故 $B^{11} = \begin{bmatrix} (-1)^{11} & 0 \\ 0 & 2^{11} \end{bmatrix}$. 且 $A^k = PBP^{-1}PBP^{-1}\cdots PBP^{-1} = PB^kP^{-1}$,即有

$$A^{11} = PB^{11}P^{-1} = \begin{bmatrix} -1 & -4 \\ 1 & 1 \end{bmatrix} \begin{bmatrix} (-1)^{11} & 0 \\ 0 & 2^{11} \end{bmatrix} \begin{bmatrix} -1 & -4 \\ 1 & 1 \end{bmatrix}^{-1}$$
$$= \frac{1}{3} \begin{bmatrix} 1+2^{13} & 4+2^{13} \\ -1-2^{11} & -4-2^{11} \end{bmatrix}.$$

例 8.5 设 A 为 n 阶方阵满足 $A^2-A-2I=0$,证明 A 和 $A+2I$ 均可逆,求它们的逆矩阵.

解 由 $A^2-A-2I=0$ 易得
$$(A-I)A=2I \text{ 即 } \frac{1}{2}(A-I)A=I.$$

所以 A 有逆 $A^{-1} = \frac{1}{2}(A-I)$.

类似可求得 $(A+2I)(A-3I)=-4I$,即 $(A+2I)^{-1} = -\frac{1}{4}(A-3I)$.

例8.6 已知 $A = \begin{bmatrix} 1 & 0 & 0 & 0 \\ 6 & 3 & 0 & 0 \\ 6 & 0 & 2 & 0 \\ 6 & 6 & 6 & 1 \end{bmatrix}$,求 $(A^*)^{-1}$.

解 因为 $A^{-1} = \frac{1}{|A|}A^*$,$I = AA^{-1} = \frac{A}{|A|}A^*$,所以

$$(A^*)^{-1} = \frac{A}{|A|} = \frac{1}{6}\begin{bmatrix} 1 & 0 & 0 & 0 \\ 6 & 3 & 0 & 0 \\ 6 & 0 & 2 & 0 \\ 6 & 6 & 6 & 1 \end{bmatrix} = \begin{bmatrix} 1/6 & 0 & 0 & 0 \\ 1 & 1/2 & 0 & 0 \\ 1 & 0 & 1/3 & 0 \\ 1 & 1 & 1 & 1/6 \end{bmatrix}.$$

例8.7 问 a,b 为何值时,以下线性方程组有唯一解、无解、有无穷多个解?

$$\begin{cases} X_1 + X_2 + X_3 + X_4 = 0 \\ X_2 + 2X_3 + 2X_4 = 1 \\ -X_2 + (a-3)X_3 - 2X_4 = b \\ 3X_1 + 2X_2 + X_3 - aX_4 = 1 \end{cases}$$

解 对增广矩阵进行初等行变换

$$B = \begin{bmatrix} 1 & 1 & 1 & 1 & 0 \\ 0 & 1 & 2 & 2 & 1 \\ 0 & -1 & a-3 & -2 & b \\ 3 & 2 & 1 & a & -1 \end{bmatrix} \xrightarrow{r_4 - 3r_3} \begin{bmatrix} 1 & 1 & 1 & 1 & 0 \\ 0 & 2 & 2 & 2 & 1 \\ 0 & -1 & a-3 & -2 & b \\ 0 & -1 & -2 & a-3 & -1 \end{bmatrix} \xrightarrow[r_4 + r_2]{r_3 + r_2}$$

$$\begin{bmatrix} 1 & 1 & 1 & 1 & 0 \\ 0 & 1 & 2 & 0 & 1 \\ 0 & 0 & a-1 & 0 & b+1 \\ 0 & 0 & 0 & a-1 & 0 \end{bmatrix} \xrightarrow{r_1 - r_2} \begin{bmatrix} 1 & 0 & -1 & -1 & -1 \\ 0 & 1 & 2 & 2 & 1 \\ 0 & 0 & a-1 & 0 & b+1 \\ 0 & 0 & 0 & a-1 & 0 \end{bmatrix}.$$

1) 当 $a \neq 1$ 时,$R(A) = R(B) = 4$,这时原方程组有唯一解为

$$\begin{cases} x_1 = (a+b-2)/(a-1), \\ x_2 = (a-2b-3)/(a-1), \\ x_3 = (b+1)/(a-1), \\ x_4 = 0. \end{cases}$$

2) 当 $a = 1$,$R(A) = 2$,若 $b \neq -1$,$R(B) = 3 R(A) = 2$,此时方程组无解.

3) $a = 1, b = -1$,$R(A) = R(B) = 2$,此时方程组有无穷多解. 这时与原方程组的同解方程组为 $\begin{cases} x_1 - x_3 - x_4 = 1, \\ x_2 + 2x_3 + 2x_4 = 1. \end{cases}$

其通解为 $\begin{bmatrix} x_1 \\ x_2 \\ x_3 \\ x_4 \end{bmatrix} = \begin{bmatrix} -1 \\ 1 \\ 0 \\ 0 \end{bmatrix} + C_1 \begin{bmatrix} 1 \\ -2 \\ 1 \\ 0 \end{bmatrix} + C_2 \begin{bmatrix} 1 \\ -2 \\ 0 \\ 1 \end{bmatrix}$,其中为任意实常数.

例 8.8 设 $A = \begin{bmatrix} 2 & 1 & -3 \\ 1 & 2 & -2 \\ -1 & 3 & 2 \end{bmatrix}, b_1 = \begin{bmatrix} 1 \\ 2 \\ -2 \end{bmatrix}, b_2 = \begin{bmatrix} -1 \\ 0 \\ 5 \end{bmatrix}$,求线性方程组 $Ax = b_1$ 和 $Ax = b_2$ 的解.

解 本例的目的是搞清若干个相同系数矩阵的向量方程与矩阵方程的联系. x_i 是向量方程 $Ax = b_i$ 的解,$i = 1, 2 \Leftrightarrow$ 矩阵 $X = (x_1, x_2)$ 是矩阵方程 $AX = B$ 的解,这里 $B = (b_1, b_2)$. 特别当 $|A| \neq 0$ 时,$X = A^{-1}B$.

例 8.9 假 n 阶方阵 A 满足 $A^2 - 3A + 2E = 0$,证明其特征值只能取 1 或 2.

证明 设 λ 是 A 的特征值,对应特征向量设为 $x \neq 0$,则
$$AX = \lambda X,$$
由已知 $A^2 - 3A + 2E = 0$ 得
$$0 = (A^2 - 3A + 2E)X = A^2X - 3AX + 2EX = (\lambda^2 - 3\lambda + 2)X,$$
因为 $X \neq 0$,故 $\lambda^2 - 3\lambda + 2 = 0$,解得 $\lambda = 1$ 或 $\lambda = 2$.

三、解答题全解

1. 计算下列各行列式的值.

(1) $\begin{vmatrix} 3 & 1 & -1 & 2 \\ -5 & 1 & 3 & -4 \\ 2 & 0 & 1 & -1 \\ 1 & -5 & 3 & -3 \end{vmatrix}$;(2) $\begin{vmatrix} 1 & 0 & 1 & 3 \\ 1 & -1 & 4 & 3 \\ -1 & -1 & 2 & 3 \\ 0 & 0 & 1 & 3 \end{vmatrix}$;(3) $\begin{vmatrix} 1 & 1 & 1 & 1 \\ 1 & 2 & 3 & 4 \\ 1 & 3 & 6 & 10 \\ 1 & 4 & 10 & 20 \end{vmatrix}$.

解 (1) 原式一行分别乘以 $-1, 5$ 后分别加到第二行和第四行,得:

$$原式 = \begin{vmatrix} 3 & 1 & -1 & 2 \\ -8 & 0 & 4 & -6 \\ 2 & 0 & 1 & -1 \\ 16 & 0 & -2 & 7 \end{vmatrix}$$

$$= (-1)^{1+2} \begin{vmatrix} -8 & 4 & -6 \\ 2 & 1 & -1 \\ 16 & -2 & 7 \end{vmatrix} \xrightarrow{\frac{2 列 + 3 列}{2 列 \times 2 + 1 列}} - \begin{vmatrix} 0 & 4 & -2 \\ 4 & 1 & 0 \\ 12 & -2 & 5 \end{vmatrix}$$

$$= -(16 + 24 - 80) = 40.$$

（2）原式第一行分别乘（-1）和1后，分别加到第二和第三行，得：

$$\text{原式} = \begin{vmatrix} 1 & 0 & 1 & 3 \\ 0 & -1 & 3 & 0 \\ 0 & -1 & 3 & 6 \\ 0 & 0 & 1 & 3 \end{vmatrix} \xrightarrow[\text{后,互换第三行到第四行}]{\text{第二行} \times (-1) + \text{三行}} \begin{vmatrix} 1 & 0 & 1 & 3 \\ 0 & -1 & 3 & 0 \\ 0 & 0 & 1 & 3 \\ 0 & 0 & 0 & 6 \end{vmatrix} = 6.$$

$$(3)\ D = \begin{vmatrix} 1 & 1 & 1 & 1 \\ 1 & 2 & 3 & 4 \\ 1 & 3 & 6 & 10 \\ 1 & 4 & 10 & 20 \end{vmatrix} \xrightarrow[\substack{(1)\text{行} \times (-1) + (3)\text{行} \\ (1)\text{行} \times (-1) + (4)\text{行}}]{(1)\text{行} \times (-1) + (2)\text{行}} \begin{vmatrix} 1 & 1 & 1 & 1 \\ 0 & 1 & 2 & 3 \\ 0 & 2 & 5 & 9 \\ 0 & 3 & 9 & 19 \end{vmatrix}$$

$$= \begin{vmatrix} 1 & 2 & 3 \\ 2 & 5 & 9 \\ 3 & 9 & 19 \end{vmatrix} \xrightarrow[(1)\text{行} \times (-3) + (3)\text{行}]{(1)\text{行} \times (-2) + (2)\text{行}} \begin{vmatrix} 1 & 2 & 3 \\ 0 & 1 & 3 \\ 0 & 3 & 10 \end{vmatrix} = \begin{vmatrix} 1 & 3 \\ 3 & 10 \end{vmatrix} = 1.$$

2. 计算行列式.

$$(1) \begin{vmatrix} -ab & ac & ae \\ bd & -cd & de \\ bf & cf & -ef \end{vmatrix} ;\ (2) \begin{vmatrix} a+b & c & c \\ a & b+c & a \\ b & b & c+a \end{vmatrix}.$$

解 （1）

$$\begin{vmatrix} -ab & ac & ae \\ bd & -cd & de \\ bf & cf & -ef \end{vmatrix} = bce \begin{vmatrix} -a & a & a \\ d & -d & d \\ f & f & -f \end{vmatrix}$$

$$= abcdef \begin{vmatrix} -1 & 1 & 1 \\ 1 & -1 & 1 \\ 1 & 1 & -1 \end{vmatrix} \xrightarrow[(1)\text{列} + (3)\text{列}]{(1)\text{列} + (2)\text{列}} abcdef \begin{vmatrix} -1 & 0 & 0 \\ 1 & 0 & 2 \\ 1 & 2 & 0 \end{vmatrix} = 4abcdef.$$

$$(2)\ D = \begin{vmatrix} a+b & c & c \\ a & b+c & a \\ b & b & c+a \end{vmatrix} \xrightarrow[r_1 + (-1)r_3]{r_1 + (-1)r_2} \begin{vmatrix} 0 & -2b & -2a \\ a & b+c & a \\ b & b & c+a \end{vmatrix}$$

$$= (-2) \begin{vmatrix} 0 & b & a \\ a & b+c & a \\ b & b & c+a \end{vmatrix} \xrightarrow[r_3 + (-1)r_1]{r_2 + (-1)r_1} -2 \begin{vmatrix} 0 & b & a \\ a & c & 0 \\ b & 0 & c \end{vmatrix} = 4abc.$$

3. 计算 n 阶行列式.

$$(1)\begin{vmatrix} a & b & 0 & \cdots & 0 & 0 \\ 0 & a & b & \cdots & 0 & 0 \\ \vdots & \vdots & \vdots & & \vdots & \vdots \\ 0 & 0 & 0 & \cdots & a & b \\ b & 0 & 0 & \cdots & 0 & a \end{vmatrix}; \quad (2)\begin{vmatrix} 1 & 2 & 3 & n-1 & n \\ 1 & -1 & 0 & 0 & 0 \\ 0 & 2 & -2 & 0 & 0 \\ \vdots & \vdots & \vdots & & \vdots & \vdots \\ 0 & 0 & 0 & n-1 & 1-n \end{vmatrix}.$$

解 (1)

$$D = \begin{vmatrix} a & b & 0 & \cdots & 0 & 0 \\ 0 & a & b & \cdots & 0 & 0 \\ \vdots & \vdots & \vdots & & \vdots & \vdots \\ 0 & 0 & 0 & \cdots & a & b \\ b & 0 & 0 & \cdots & 0 & a \end{vmatrix} \xlongequal{\text{按第一列展开}} a \begin{vmatrix} a & b & 0 & \cdots & 0 & 0 \\ 0 & a & b & \cdots & 0 & 0 \\ \vdots & \vdots & \vdots & & \vdots & \vdots \\ 0 & 0 & 0 & \cdots & 0 & a \end{vmatrix}$$

$$+ b \cdot (-1)^{n+1} \begin{vmatrix} b & 0 & 0 & \cdots & 0 & 0 \\ a & b & 0 & \cdots & 0 & 0 \\ \vdots & \vdots & \vdots & & \vdots & \vdots \\ 0 & 0 & 0 & \cdots & a & b \end{vmatrix} = a \cdot a^{n-1} + (-1)^{n+1} b \cdot b^{n-1}$$

$$= a^n + (-1)^{n+1} b^n.$$

(2)

$$\begin{vmatrix} 1 & 2 & 3 & \cdots & n-2 & n-1 & n \\ 1 & -1 & 0 & \cdots & 0 & 0 & 0 \\ 0 & 2 & -2 & \cdots & 0 & 0 & 0 \\ \vdots & \vdots & \vdots & & \vdots & \vdots & \vdots \\ 0 & 0 & 0 & \cdots & n-2 & 2-n & 0 \\ 0 & 0 & 0 & \cdots & 0 & n-1 & 1-n \end{vmatrix} \xlongequal[\text{再将 } n-1 \text{ 列加到 } n-2 \text{ 列上}]{\text{先将 } n \text{ 列加到 } n-1 \text{ 列上,}}$$
依次加下去,最后得

$$\begin{vmatrix} \frac{n(n+1)}{2} & \frac{n(n+1)}{2}-1 & \frac{n(n+1)}{2}-3 & \cdots & 3n-3 & 2n-1 & n \\ 0 & -1 & 0 & \cdots & 0 & 0 & 0 \\ 0 & 0 & -2 & \cdots & 0 & 0 & 0 \\ \vdots & \vdots & \vdots & & \vdots & \vdots & \vdots \\ 0 & 0 & 0 & \cdots & 0 & 2-n & 0 \\ 0 & 0 & 0 & \cdots & 0 & 0 & 1-n \end{vmatrix}$$

$$= (-1)(-2)(-3)\cdots(2-n)(1-n)\frac{n(n+1)}{2} = (-1)^{n-1}\frac{(n+1)!}{2}.$$

三、解答题全解

4. 试确定矩阵中的未知数 a,b,c.

(1) $\begin{pmatrix} 2 & 3 \\ 1 & c \end{pmatrix} + \begin{pmatrix} a & -1 \\ 0 & b \end{pmatrix} = \begin{pmatrix} 3 & b \\ 1 & 0 \end{pmatrix}$;

(2) $\begin{pmatrix} a^2 & 1 & b^2 \\ 0 & -2 & 3 \end{pmatrix} - 2\begin{pmatrix} a & 2 & 1 \\ -1 & c & 4 \end{pmatrix} = \begin{pmatrix} 15 & -3 & 7 \\ 2 & -8 & -5 \end{pmatrix}$.

解 (1) 原矩阵方程计算得 $\begin{pmatrix} 2+a & 2 \\ 1 & c+b \end{pmatrix} = \begin{pmatrix} 3 & b \\ 1 & 0 \end{pmatrix}$, 由矩阵相等对应元素相等, 得 $a=-1, b=2, c=-2$.

(2) 原矩阵方程

左边 $= \begin{pmatrix} a^2 & 1 & b^2 \\ 0 & -2 & 3 \end{pmatrix} - \begin{pmatrix} 2a & 4 & 2 \\ -2 & 2c & 8 \end{pmatrix} = \begin{pmatrix} a^2-2a & -3 & b^2-2 \\ 2 & -2(1+c) & -5 \end{pmatrix}$,

所以 $a^2-a=15, b^2-2=7, -2(c+1)=-8$, 得 $a=-3$ 或 $5, b=\pm 3, c=3$.

5. 设矩阵

$$A = \begin{bmatrix} 1 & 2 & 1 & 2 \\ 2 & 1 & 2 & 1 \\ 1 & 2 & 3 & 4 \end{bmatrix}, B = \begin{bmatrix} 4 & 3 & 2 & 1 \\ -2 & 1 & -2 & 1 \\ 0 & -1 & 0 & -1 \end{bmatrix},$$

(1) 求 $3A-B$;

(2) 解矩阵方程 $A+X=B$, 求 X;

(3) 解矩阵方程 $(2A+Y)+2(B-Y)=0_{3\times 4}$, 求 Y.

解 (1)

$$3A-B = \begin{bmatrix} 3 & 6 & 3 & 6 \\ 6 & 3 & 6 & 3 \\ 3 & 6 & 9 & 12 \end{bmatrix} - \begin{bmatrix} 4 & 3 & 2 & 1 \\ -2 & 1 & -2 & 1 \\ 0 & -1 & 0 & -1 \end{bmatrix}$$

$$= \begin{bmatrix} -1 & 3 & 1 & 5 \\ 8 & 2 & 8 & 2 \\ 3 & 7 & 9 & 13 \end{bmatrix}.$$

(2) 矩阵方程恒等变形:

$$X = B-A = \begin{bmatrix} 3 & 1 & 1 & -1 \\ -4 & 0 & -4 & 0 \\ -1 & -3 & -3 & -5 \end{bmatrix}.$$

(3) 原矩阵方程得 $2A+2B+Y-2Y=0$, 所以

$$Y = 2(A+B) = 2\left[\begin{bmatrix} 1 & 2 & 1 & 2 \\ 2 & 1 & 2 & 1 \\ 1 & 2 & 3 & 4 \end{bmatrix} + \begin{bmatrix} 4 & 3 & 2 & 1 \\ -2 & 1 & -2 & 1 \\ 0 & -1 & 0 & -1 \end{bmatrix} \right]$$

$$=2\begin{pmatrix} 5 & 5 & 3 & 3 \\ 0 & 2 & 0 & 2 \\ 1 & 1 & 3 & 3 \end{pmatrix}=\begin{pmatrix} 10 & 10 & 6 & 6 \\ 0 & 4 & 0 & 4 \\ 2 & 2 & 6 & 6 \end{pmatrix}.$$

6. 计算下列矩阵的乘积.

(1) $\begin{pmatrix} 1 & 0 & -1 & 2 \\ -1 & 1 & 3 & 0 \\ 0 & 5 & -1 & 4 \end{pmatrix}\begin{pmatrix} 0 & 3 & 4 \\ 1 & 2 & 1 \\ 3 & 1 & -1 \\ -1 & 2 & 1 \end{pmatrix};$

(2) $(2\ \ 3\ \ 4)\begin{pmatrix} 2 \\ 3 \\ 4 \end{pmatrix};$ (3) $\begin{pmatrix} 2 \\ 3 \\ 4 \end{pmatrix}(2\ \ 3\ \ 4).$

解 (1) 按矩阵乘法规则：

$$\begin{pmatrix} 1 & 0 & -1 & 2 \\ -1 & 1 & 3 & 0 \\ 0 & 5 & -1 & 4 \end{pmatrix}\begin{pmatrix} 0 & 3 & 4 \\ 1 & 2 & 1 \\ 3 & 1 & -1 \\ -1 & 2 & 1 \end{pmatrix}=\begin{pmatrix} -5 & 6 & 7 \\ 10 & 2 & -6 \\ -2 & 17 & 10 \end{pmatrix}.$$

(2) 按矩阵乘法规则：

$$(2\ \ 3\ \ 4)\begin{pmatrix} 2 \\ 3 \\ 4 \end{pmatrix}=(29).$$

(3)

$$\begin{pmatrix} 2 \\ 3 \\ 4 \end{pmatrix}(2\ \ 3\ \ 4)=\begin{pmatrix} 2\times 2 & 2\times 3 & 2\times 4 \\ 3\times 2 & 3\times 3 & 3\times 4 \\ 4\times 2 & 4\times 3 & 4\times 4 \end{pmatrix}=\begin{pmatrix} 4 & 6 & 8 \\ 6 & 9 & 12 \\ 8 & 12 & 16 \end{pmatrix}.$$

7. 举例说明两个非零矩阵的乘积是零矩阵?

解 设 $A=\begin{bmatrix} 1 & 0 \\ 0 & 0 \end{bmatrix}, B=\begin{bmatrix} 0 & 0 \\ 0 & 1 \end{bmatrix}$,则 $AB=\begin{bmatrix} 0 & 0 \\ 0 & 0 \end{bmatrix}.$

8. 设矩阵 $A=(1\ \ -1\ \ 2), B=\begin{pmatrix} 2 & -1 & 0 \\ 1 & 1 & 3 \\ 4 & 2 & 1 \end{pmatrix}$,求 $(AB)^{\mathrm{T}}.$

解 $A^{\mathrm{T}}=\begin{pmatrix} 1 \\ -1 \\ 2 \end{pmatrix}, B^{\mathrm{T}}=\begin{pmatrix} 2 & 1 & 4 \\ -1 & 1 & 2 \\ 0 & 3 & 1 \end{pmatrix},$

$$(AB)^\mathrm{T} = B^\mathrm{T}A^\mathrm{T} = \begin{pmatrix} 2 & 1 & 4 \\ -1 & 1 & 2 \\ 0 & 3 & 1 \end{pmatrix} \begin{pmatrix} 1 \\ -1 \\ 2 \end{pmatrix} = \begin{pmatrix} 9 \\ 2 \\ -1 \end{pmatrix}.$$

9. 设矩阵 $A = \begin{pmatrix} 2 & 4 \\ 1 & -1 \\ 3 & 1 \end{pmatrix}$, $B = \begin{pmatrix} 2 & 3 & 1 \\ 2 & 1 & 0 \end{pmatrix}$, 验证 $(AB)^\mathrm{T} = B^\mathrm{T}A^\mathrm{T}$.

证明 $AB = \begin{pmatrix} 12 & 10 & 2 \\ 0 & 2 & 1 \\ 8 & 10 & 3 \end{pmatrix}$, $(AB)^\mathrm{T} = \begin{pmatrix} 12 & 0 & 8 \\ 10 & 2 & 10 \\ 2 & 1 & 3 \end{pmatrix}$, 另一方面, $A^\mathrm{T} = \begin{pmatrix} 2 & 1 & 3 \\ 4 & -1 & 1 \end{pmatrix}$, $B^\mathrm{T} = \begin{pmatrix} 2 & 2 \\ 3 & 1 \\ 1 & 0 \end{pmatrix}$, $B^\mathrm{T}A^\mathrm{T} = \begin{pmatrix} 12 & 0 & 8 \\ 10 & 2 & 10 \\ 2 & 1 & 3 \end{pmatrix}$, 所以 $(AB)^\mathrm{T} = B^\mathrm{T}A^\mathrm{T}$.

10. 用伴随矩阵的方法求矩阵的逆:

(1) $\begin{pmatrix} \cos\alpha & -\sin\alpha \\ \sin\alpha & \cos\alpha \end{pmatrix}$; (2) $\begin{pmatrix} 1 & 1 & 1 \\ 0 & 1 & 1 \\ 0 & 0 & 1 \end{pmatrix}$; (3) $\begin{pmatrix} 1 & 0 & 0 & 0 \\ 0 & 2 & 0 & 0 \\ 0 & 0 & 3 & 0 \\ 0 & 0 & 0 & 4 \end{pmatrix}$;

(4) $\begin{pmatrix} 1 & 2 & 3 \\ 2 & 2 & 1 \\ 3 & 4 & 3 \end{pmatrix}$.

解 (1) 设 $A = \begin{pmatrix} \cos\alpha & -\sin\alpha \\ \sin\alpha & \cos\alpha \end{pmatrix}$, 则 $|A| = 1$, $A^* = \begin{pmatrix} \cos\alpha & \sin\alpha \\ -\sin\alpha & \cos\alpha \end{pmatrix}$, 故

$$A^{-1} = \frac{1}{|A|}A^* = \begin{pmatrix} \cos\alpha & \sin\alpha \\ -\sin\alpha & \cos\alpha \end{pmatrix}.$$

(2) 设 $B = \begin{pmatrix} 1 & 1 & 1 \\ 0 & 1 & 1 \\ 0 & 0 & 1 \end{pmatrix}$, 则 $|B| = 1$, $B^* = \begin{pmatrix} 1 & -1 & 0 \\ 0 & 1 & -1 \\ 0 & 0 & 1 \end{pmatrix}$, 故

$$B^{-1} = \frac{1}{|B|}B^* = B^* = \begin{pmatrix} 1 & -1 & 0 \\ 0 & 1 & -1 \\ 0 & 0 & 1 \end{pmatrix}.$$

(3) $\begin{pmatrix} 1 & 0 & 0 & 0 \\ 0 & 2 & 0 & 0 \\ 0 & 0 & 3 & 0 \\ 0 & 0 & 0 & 4 \end{pmatrix}^{-1} = \begin{pmatrix} 1 & 0 & 0 & 0 \\ 0 & 1/2 & 0 & 0 \\ 0 & 0 & 1/3 & 0 \\ 0 & 0 & 0 & 1/4 \end{pmatrix}.$

(4) A 中元素的代数余子式分别为 $A_{11}=2, A_{12}=-3, A_{13}=2, A_{21}=6, A_{22}=-6, A_{23}=2, A_{31}=-4, A_{32}=5, A_{33}=-2$,

$$|A|=9+6+24-18-12-4=2, \quad A^{-1}=\frac{A^*}{|A|}=\begin{bmatrix} 1 & 3 & -2 \\ -3/2 & -3 & 5/2 \\ 1 & 1 & -1 \end{bmatrix}.$$

11. 解下列矩阵方程.

(1) $\begin{bmatrix} x_{11} & x_{12} \\ x_{21} & x_{22} \end{bmatrix} \begin{pmatrix} 3 & -2 \\ 5 & -4 \end{pmatrix} = \begin{pmatrix} -1 & 2 \\ -5 & 6 \end{pmatrix}$; (2) $\begin{pmatrix} 2 & 5 \\ 1 & 3 \end{pmatrix} \begin{bmatrix} x_{11} & x_{12} \\ x_{21} & x_{22} \end{bmatrix} = \begin{pmatrix} 4 & -6 \\ 2 & 1 \end{pmatrix}$;

(3) $\begin{pmatrix} 1 & 4 \\ -1 & 2 \end{pmatrix} \begin{bmatrix} x_{11} & x_{12} \\ x_{21} & x_{22} \end{bmatrix} \begin{pmatrix} 2 & 0 \\ -1 & 1 \end{pmatrix} = \begin{pmatrix} 3 & 1 \\ 0 & -1 \end{pmatrix}$.

解 (1) 由矩阵乘法,分别得到两个线性方程组:

$$\begin{cases} 3x_{11}+5x_{12}=-1, \\ -2x_{11}-4x_{12}=2, \end{cases} \begin{cases} 3x_{21}+5x_{22}=-5, \\ -2x_{21}-4x_{22}=6, \end{cases} \text{解得} \begin{cases} x_{11}=3, \\ x_{12}=-2, \end{cases} \begin{cases} x_{21}=5, \\ x_{22}=-4. \end{cases}$$

故 $\begin{bmatrix} x_{11} & x_{12} \\ x_{21} & x_{22} \end{bmatrix} = \begin{bmatrix} 3 & -2 \\ 5 & -4 \end{bmatrix}.$

(2) 矩阵 $\begin{pmatrix} 2 & 5 \\ 1 & 3 \end{pmatrix}^{-1} = \begin{pmatrix} 3 & -5 \\ 1 & 2 \end{pmatrix}$, 表示逆矩阵存在, 逆矩阵左乘矩阵的方程, 得

$$\begin{bmatrix} x_{11} & x_{12} \\ x_{21} & x_{22} \end{bmatrix} = \begin{pmatrix} 3 & -5 \\ 1 & 2 \end{pmatrix} \begin{pmatrix} 4 & -6 \\ 2 & 1 \end{pmatrix} = \begin{pmatrix} 2 & -23 \\ 0 & 8 \end{pmatrix}.$$

(3) 矩阵方程左边的矩阵逆矩阵存在,且

$$\begin{pmatrix} 1 & 4 \\ -1 & 2 \end{pmatrix}^{-1} = \begin{pmatrix} 1/3 & -2/3 \\ 1/6 & 1/6 \end{pmatrix}, \begin{pmatrix} 2 & 0 \\ -1 & 1 \end{pmatrix}^{-1} = \begin{pmatrix} 1/2 & 0 \\ 1/2 & 1 \end{pmatrix},$$

将逆矩阵分别左乘和右乘矩阵方程得

$$\begin{bmatrix} x_{11} & x_{12} \\ x_{21} & x_{22} \end{bmatrix} = \begin{pmatrix} 1/3 & -2/3 \\ 1/6 & 1/6 \end{pmatrix} \begin{pmatrix} 3 & 1 \\ 0 & -1 \end{pmatrix} \begin{pmatrix} 1/2 & 0 \\ 1/2 & 1 \end{pmatrix} = \begin{pmatrix} 1 & 1 \\ 1/4 & 0 \end{pmatrix}.$$

12. 用初等行变换求矩阵的逆.

(1) $\begin{bmatrix} 0 & 1 & 3 \\ 2 & 3 & 5 \\ 3 & 5 & 7 \end{bmatrix}$; (2) $\begin{bmatrix} 1 & 2 & 3 \\ 2 & 2 & 1 \\ 3 & 4 & 3 \end{bmatrix}$.

解 (1) 只对行实行初等行变换

$$[I|A] = \begin{bmatrix} 1 & 0 & 0 & | & 0 & 1 & 3 \\ 0 & 1 & 0 & | & 2 & 3 & 5 \\ 0 & 0 & 1 & | & 3 & 5 & 7 \end{bmatrix} \to \begin{bmatrix} 0 & -1 & 1 & | & 1 & 2 & 2 \\ 0 & 1 & 0 & | & 2 & 3 & 5 \\ 1 & 0 & 0 & | & 0 & 1 & 3 \end{bmatrix} \to$$

三、解答题全解

$$\begin{pmatrix} 0 & -1 & 1 & | & 1 & 2 & 2 \\ 0 & 3 & -2 & | & 0 & -1 & 1 \\ 1 & 3 & -2 & | & 0 & 0 & 4 \end{pmatrix} \to \begin{pmatrix} -1 & 2 & -1 & | & 1 & 0 & 0 \\ 0 & 3 & -2 & | & 0 & -1 & 1 \\ 1 & 3 & -2 & | & 0 & 0 & 4 \end{pmatrix} \to$$

$$\begin{pmatrix} -1 & 2 & -1 & | & 1 & 0 & 0 \\ 1/4 & -9/4 & 3/2 & | & 0 & 1 & 0 \\ 1/4 & 3/4 & -1/2 & | & 0 & 0 & 1 \end{pmatrix},$$

故逆矩阵 $= \begin{pmatrix} -1 & 2 & -1 \\ 1/4 & -9/4 & 3/2 \\ 1/4 & 3/4 & -1/2 \end{pmatrix}.$

(2) $[A \mid I] = \begin{pmatrix} 1 & 2 & 3 & | & 1 & 0 & 0 \\ 2 & 2 & 1 & | & 0 & 1 & 0 \\ 3 & 4 & 3 & | & 0 & 0 & 1 \end{pmatrix} \to \begin{pmatrix} 1 & 2 & 3 & | & 1 & 0 & 0 \\ 0 & -2 & -5 & | & -2 & 1 & 0 \\ 0 & -2 & -6 & | & -3 & 0 & 1 \end{pmatrix} \to$

$\begin{pmatrix} 1 & 0 & -2 & | & -1 & 1 & 0 \\ 0 & -2 & -5 & | & -2 & 1 & 0 \\ 0 & 0 & 1 & | & 1 & 1 & -1 \end{pmatrix} \to \begin{pmatrix} 1 & 0 & 0 & | & 1 & 3 & -2 \\ 0 & 1 & 0 & | & -3/2 & -3 & 5/2 \\ 0 & 0 & 1 & | & 1 & 1 & -1 \end{pmatrix},$

因此,逆矩阵

$$A^{-1} = \begin{pmatrix} 1 & 3 & -2 \\ -3/2 & -3 & 5/2 \\ 1 & 1 & -1 \end{pmatrix}.$$

13. 求下列矩阵的秩.

(1) $A = \begin{pmatrix} 1 & 2 & 1 & 5 \\ 2 & -1 & 3 & 7 \\ 3 & 1 & 1 & 6 \end{pmatrix}$; (2) $B = \begin{pmatrix} 1 & 2 & 3 \\ 1 & 1 & 0 \\ 2 & 3 & 3 \\ 3 & 4 & 3 \end{pmatrix}.$

解 (1) $A \to \begin{pmatrix} 1 & 2 & 1 & 5 \\ 0 & -5 & 1 & -3 \\ 0 & -5 & -2 & -9 \end{pmatrix} \to \begin{pmatrix} 1 & 2 & 1 & 5 \\ 0 & -5 & 1 & -3 \\ 0 & 0 & -3 & -6 \end{pmatrix}$ ∵初等变换不改

变矩阵秩,最大阶子式行列式为 $\begin{vmatrix} 1 & 2 & 1 \\ 0 & -5 & 1 \\ 0 & 0 & -3 \end{vmatrix} = 15 \ne 0,$ ∴秩 $A = 3$.

(2) $B \to \begin{pmatrix} 1 & 2 & 3 \\ 0 & -1 & -3 \\ 0 & -1 & -3 \\ 0 & -2 & -6 \end{pmatrix} \to \begin{pmatrix} 1 & 2 & 3 \\ 0 & 1 & 3 \\ 0 & 0 & 0 \\ 0 & 0 & 0 \end{pmatrix}$,因初等变换不改变矩阵的秩,变换后矩

阵最大阶子式 $\begin{vmatrix} 1 & 2 \\ 0 & 1 \end{vmatrix} = -1 \neq 0$，所以秩 $B=2$.

14. 解 设 $x_0 = (6000000, 6500000)$ 为 2010 年人口数。

一年后转移矩阵 $P = \begin{pmatrix} 0.95 & 0.05 \\ 0.15 & 0.85 \end{pmatrix}$

故 2011 年,有

$$x_1 = (6000000; 6500000) \begin{pmatrix} 0.95 & 0.15 \\ 0.15 & 0.85 \end{pmatrix}$$

$$= (6821250, 5825000)$$

因此 2012 年人口数为

$$x_2 = (6821250; 5825000) \begin{pmatrix} 0.95 & 0.15 \\ 0.15 & 0.85 \end{pmatrix}$$

$$= (7353937, 5292312)$$

取整后,2012 年城市人口数为 7353937,农村人口 5292312.

15. 解线性方程组.

(1) $\begin{cases} x_1 + x_2 - 3x_3 - x_4 = 1, \\ 3x_1 - x_2 - 3x_3 + 4x_4 = 4, \\ x_1 + 5x_2 - 9x_3 - 8x_4 = 0; \end{cases}$ (2) $\begin{cases} x_1 - x_2 = 3, \\ 2x_1 - 3x_3 = -8, \\ x_1 + x_2 - 3x_3 = -10; \end{cases}$

(3) $\begin{cases} x_1 + 2x_2 + x_3 = 5, \\ 2x_1 - x_2 + 3x_3 = 7, \\ 3x_1 + x_2 + x_3 = 6; \end{cases}$ (4) $\begin{cases} x_1 - x_2 + 5x_3 - x_4 = 0, \\ x_1 + x_2 - 2x_3 + 3x_4 = 0, \\ 3x_1 - x_2 + 8x_3 + x_4 = 0, \\ x_1 + 3x_2 - 9x_3 + 7x_4 = 0. \end{cases}$

解 (1) 设增广矩阵 B,$R_A = R_B = 2 < 4$,故方程组有解且无穷多解,进一步对 B 做初等行变换,得 $B \to \begin{pmatrix} 1 & 0 & -2/3 & 3/4 & 5/4 \\ 0 & 1 & -3/2 & -7/4 & -1/4 \\ 0 & 0 & 0 & 0 & 0 \end{pmatrix}$,设 x_3, x_4 为自由变量,$\begin{cases} x_1 = \frac{3}{2} x_3 - \frac{3}{4} x_4 + \frac{5}{4}, \\ x_2 = \frac{3}{2} x_3 + \frac{7}{4} x_4 - \frac{1}{4}, \\ x_3 = x_3, \\ x_4 = x_4. \end{cases}$

(2) 设增广矩阵为 B,

$$B = \begin{pmatrix} 1 & -1 & 0 & 3 \\ 2 & 0 & -3 & -8 \\ 1 & 1 & -3 & -10 \end{pmatrix} \to \begin{pmatrix} 1 & -1 & 0 & 3 \\ 0 & 2 & -3 & -14 \\ 0 & 2 & -3 & -13 \end{pmatrix} \to$$

$$\begin{pmatrix} 1 & -1 & 0 & 3 \\ 0 & 2 & -3 & -14 \\ 0 & 0 & 0 & -3 \end{pmatrix}, 所以 2=秩 A \neq 秩 B=3, 因此, 此方程组无解.$$

(3) 设增广矩阵 B,

$$B = \begin{pmatrix} 1 & 2 & 1 & 5 \\ 2 & -1 & 3 & 7 \\ 3 & 1 & 1 & 6 \end{pmatrix} \to \begin{pmatrix} 1 & 2 & 1 & 5 \\ 0 & -5 & 1 & -3 \\ 0 & 0 & 1 & 2 \end{pmatrix} \to \begin{pmatrix} 1 & 2 & 0 & 3 \\ 0 & -5 & 0 & -5 \\ 0 & 0 & 1 & 2 \end{pmatrix},$$

所以秩 A=秩 B=3=变量的个数.

因此有唯一解, 得同解方程组 $\begin{cases} x_1+2x_2=3, \\ 5x_2=5, \\ x_3=2, \end{cases}$ 故 $\begin{cases} x_1=1, \\ x_2=1, \\ x_3=2. \end{cases}$

(4) $B=(A,b) \to \begin{pmatrix} 1 & -1 & 5 & -1 & 0 \\ 0 & 2 & -7 & 4 & 0 \\ 0 & 2 & -7 & 4 & 0 \\ 0 & 4 & -14 & 8 & 0 \end{pmatrix} \to \begin{pmatrix} 1 & 0 & 3/2 & 1 & 0 \\ 0 & 1 & -7/2 & 2 & 0 \\ 0 & 0 & 0 & 0 & 0 \\ 0 & 0 & 0 & 0 & 0 \end{pmatrix},$ 因为

$R(A)=R(B)=2<4$, 所以方程组有非零解. 自由变量的个数 $n-r=2$, 原方程组的同解方程组:

$\begin{cases} x_1+\dfrac{3}{2}x_3+x_4=0, \\ x_2-\dfrac{7}{2}x_3+2x_4=0, \end{cases}$ 设 $x_3=c_1, x_4=c_2,$ 一般解为: $\begin{cases} x_1=-\dfrac{3}{2}c_1-c_2, \\ x_2=\dfrac{7}{2}c_1-2c_2, \\ x_3=c_1, \\ x_4=c_2. \end{cases}$

16. 解线性方程组
$$\begin{cases} (\lambda+3)x_1+x_2+2x_3=\lambda, \\ \lambda x_1+(\lambda-1)x_2+x_3=\lambda, \\ 3(\lambda+1)x_1+\lambda x_2+(\lambda+3)x_3=3, \end{cases}$$

λ 为何值时, (i) 有唯一解; (ii) 有无穷多解; (iii) 无解.

解 $|A| = \begin{vmatrix} \lambda+3 & 1 & 2 \\ \lambda & \lambda-1 & 1 \\ (\lambda+1)3 & \lambda & \lambda+3 \end{vmatrix} = \lambda^2(\lambda-1),$

(i) 当 $\lambda \neq 0, 1$ 时, $|A| \neq 0$, 方程组有唯一解.

(ii) 当 $\lambda=0$ 时,增广矩阵 $=\begin{pmatrix} 3 & 1 & 2 & 0 \\ 0 & -1 & 1 & 0 \\ 3 & 0 & 3 & 3 \end{pmatrix} \to \begin{pmatrix} 3 & 1 & 2 & 0 \\ 0 & -1 & 1 & 0 \\ 0 & 0 & 0 & 3 \end{pmatrix}$, $3=$ 秩 $B\ne$

秩 $A=2$,方程组无解.

(iii) 当 $\lambda=1$ 时,增广矩阵 $=\begin{pmatrix} 4 & 1 & 2 & 1 \\ 1 & 0 & 1 & 1 \\ 6 & 1 & 4 & 3 \end{pmatrix} \to \begin{pmatrix} 1 & 0 & 1 & 1 \\ 0 & 1 & 2 & 3 \\ 0 & 0 & 0 & 0 \end{pmatrix}$, 增广矩阵和系数

矩阵秩均为 2,并且小于系数矩阵的列,方程组有无数解,其同解方程组为

$\begin{cases} x_1=1-x_3 \\ x_2=-3+2x_3 \end{cases}$,令 x_3 为自由变量,设为 $C,x_1=1-C,x_2=-3+2C,x_3=C$.

17. 设蔬菜 $100x_1 g$,鱼 $100x_2 g$,肉松 $100x_3 g$.

由题有 $\begin{cases} 60x_1+300x_2+600x_3=1200 \\ 3x_1+9x_2+6x_3=30 \\ 90x_1+60x_2+30x_3=300 \end{cases}$ 即 $\begin{cases} x_1+5x_2+10x_3=20 \\ x_1+3x_2+2x_3=10 \\ 3x_1+2x_2+x_3=10 \end{cases}$

设增产矩阵为 B,$B=\begin{bmatrix} 1 & 5 & 10 & 20 \\ 1 & 3 & 2 & 10 \\ 3 & 2 & 1 & 10 \end{bmatrix} \to \begin{bmatrix} 1 & 5 & 10 & 20 \\ 0 & -2 & -8 & -10 \\ 0 & -13 & -29 & -50 \end{bmatrix}$

$\to \begin{bmatrix} 1 & 5 & 10 & 20 \\ 0 & -2 & -8 & -10 \\ 0 & 0 & 23 & 15 \end{bmatrix}$ 所以秩 $A=$ 秩 $B=3=$ 变量的

个数.

因此有唯一解,得同解方程组为 $\begin{cases} x_1+5x_2+10x_3=20 \\ 2x_2+8x_3=10 \\ 23x_3=15 \end{cases} \Rightarrow \begin{cases} x_1=1.52 \\ x_2=2.39 \\ x_3=0.65 \end{cases}$

故需要蔬菜 $152g$,鱼 $239g$,肉松 $65g$.

18. 设 A 方案 x_1 个楼层,B 方案 x_2 个楼层,C 方案 x_3 个楼层,由题有

$\begin{cases} 8x_1+8x_2+9x_3=136, \\ 7x_1+4x_2+3x_3=74, \\ 3x_1+4x_2+5x_3=66, \end{cases}$

设增广矩阵

$B=\begin{bmatrix} 8 & 8 & 9 & 136 \\ 7 & 4 & 3 & 74 \\ 3 & 4 & 5 & 66 \end{bmatrix} \to \begin{bmatrix} 2 & 0 & -1 & 4 \\ 0 & 0 & 0 & 0 \\ 0 & 4 & \dfrac{13}{2} & 60 \end{bmatrix}$

系数矩阵秩等于秩 B,有解,且有

$$\begin{cases} 2x_1+x_3=4, \\ 4x_2+\dfrac{13}{2}x_3=60, \end{cases} \text{于是非零解} \begin{cases} x_1=6 \\ x_2=2 \\ x_3=8 \end{cases} \text{(唯一解)}$$

故可行唯一方案:A 方案 6 层,B 方案 2 层,C 方案 8 层.

19. 求下列矩阵的特征值和特征向量.

(1) $\begin{bmatrix} 3 & -1 & 1 \\ 2 & 0 & 1 \\ 1 & -1 & 2 \end{bmatrix}$; (2) $\begin{bmatrix} 4 & 6 & 0 \\ -3 & -5 & 0 \\ -3 & -6 & 1 \end{bmatrix}$.

解 (1) 矩阵的特征方程 $\begin{vmatrix} \lambda-3 & 1 & -1 \\ -2 & \lambda & -1 \\ -1 & 1 & \lambda-2 \end{vmatrix} = \begin{vmatrix} 0 & 1-\lambda & 0 \\ \lambda-2 & \lambda & -1 \\ 0 & 1 & \lambda-2 \end{vmatrix} = (\lambda-2)^2 \cdot$

$(1-\lambda)$,所以特征方程的两个实根 $\lambda_1=1,\lambda_2=2$;

当 $\lambda_1=1$ 时的特征向量是齐次线性方程组

$$\begin{cases} -2x_1+x_2-x_3=0, \\ -2x_1+x_2-x_3=0, \\ -x_1+x_2-x_3=0 \end{cases}$$

的非零解.解方程组得到一个非零解 $x_1=0,x_2=1,x_3=1$,所以 $\lambda_2=1$ 时的特征向量 $[0\ 1\ 1]^T$.

当 $\lambda_2=2$ 时的特征向量是齐次线性方程组

$$\begin{cases} -x_1+x_2-x_3=0, \\ -2x_1+2x_2-x_3=0, \\ -x_1+x_2=0 \end{cases}$$

的非零解.解方程组得到一个非零解 $x_1=1,x_2=1,x_3=0$,所以 $\lambda_2=2$ 时的特征向量 $[1\ 1\ 0]^T$.

(2) 矩阵的特征方程 $\begin{vmatrix} \lambda-4 & -6 & 0 \\ 3 & \lambda+5 & 0 \\ 3 & 6 & \lambda-1 \end{vmatrix} = (\lambda+2)(\lambda-1)^2=0$,所对的特征值 $\lambda_1=-2,\lambda_2=\lambda_3=1$.

当 $\lambda_1=-2$ 时的特征向量是齐次方程组

$$\begin{cases} -6x_1-6x_2=0, \\ 3x_1-3x_2=0, \\ 3x_1+6x_2-3x_3=0 \end{cases} \text{及同解方程组} \begin{bmatrix} x_1 \\ x_2 \\ x_3 \end{bmatrix} = x_1 \begin{bmatrix} 1 \\ -1 \\ -1 \end{bmatrix}$$

的非零解.令 $x_1=c$,所以 $\lambda_1=-2$,矩阵的全部特征向量是 $c\begin{bmatrix} 1 \\ -1 \\ -1 \end{bmatrix}(c \neq 0)$.

当 $\lambda_2=\lambda_3=1$ 时的特征向量是齐次线性方程组

$$\begin{cases} -3x_1 - 6x_2 = 0, \\ 3x_1 + 6x_2 = 0, \\ 3x_1 + 6x_2 = 0. \end{cases}$$

及同解方程组

$$\begin{pmatrix} x_1 \\ x_2 \\ x_3 \end{pmatrix} = x_2 \begin{pmatrix} -2 \\ 1 \\ 0 \end{pmatrix} + x_3 \begin{pmatrix} 0 \\ 0 \\ 1 \end{pmatrix}$$

的非零解. 令 $x_2=c_1, x_3=c_2$, 且 c_1,c_2 不能同时全为零, 所以对于 $\lambda_2=\lambda_3=1$, 矩阵的全部特征向量是

$$c_1 \begin{pmatrix} -2 \\ 1 \\ 0 \end{pmatrix} + c_2 \begin{pmatrix} 0 \\ 0 \\ 1 \end{pmatrix}.$$

20. 用克兰姆法则解线性方程组

$$\begin{cases} 2x_1 + x_2 - 5x_3 + x_4 = 8, \\ x_1 - 3x_2 - 6x_4 = 9, \\ 2x_2 - x_3 + 2x_4 = -5, \\ x_1 + 4x_2 - 7x_3 + 6x_4 = 0. \end{cases}$$

解 $D = \begin{vmatrix} 2 & 1 & -5 & 1 \\ 1 & -3 & 0 & -6 \\ 0 & 2 & -1 & 2 \\ 1 & 4 & -7 & 6 \end{vmatrix} \xrightarrow{\text{2 行乘}(-2)\text{加到 1 行}}_{\text{2 行乘}(-1)\text{加到 4 行}} \begin{vmatrix} 0 & 7 & -5 & 13 \\ 1 & -3 & 0 & -6 \\ 0 & 2 & -1 & 2 \\ 0 & 7 & -7 & 12 \end{vmatrix}$

$= - \begin{vmatrix} 7 & -5 & 13 \\ 2 & -1 & 2 \\ 7 & -7 & 12 \end{vmatrix} \xrightarrow{\text{2 列乘 2 加到 1 列}}_{\text{2 列乘 2 加到 3 列}} \begin{vmatrix} -3 & -5 & 3 \\ 0 & -1 & 0 \\ -7 & -7 & -2 \end{vmatrix} (-1) = 27,$

$D_1 = \begin{vmatrix} 8 & 1 & -5 & 1 \\ 9 & -3 & 0 & -6 \\ -5 & 2 & -1 & 2 \\ 0 & 4 & -7 & 6 \end{vmatrix} = 81, D_2 = -108, D_3 = -27, D_4 = 27,$

从而 $x_1 = \dfrac{D_1}{D} = 3, x_2 = \dfrac{D_2}{D} = -4, x_3 = -1, x_4 = 1.$

21. 设向量组 $\boldsymbol{\alpha}_1, \boldsymbol{\alpha}_2, \boldsymbol{\alpha}_3$ 线性无关, $\boldsymbol{\beta}_1 = \boldsymbol{\alpha}_1 + \boldsymbol{\alpha}_2, \boldsymbol{\beta}_2 = \boldsymbol{\alpha}_2 + \boldsymbol{\alpha}_3, \boldsymbol{\beta}_3 = \boldsymbol{\alpha}_3 + \boldsymbol{\alpha}_1$. 证明向量组 $\boldsymbol{\beta}_1, \boldsymbol{\beta}_2, \boldsymbol{\beta}_3$ 也线性无关.

证明 设有 x_1, x_2, x_3 使

$$x_1\boldsymbol{\beta}_1+x_2\boldsymbol{\beta}_2+x_3\boldsymbol{\beta}_3=0,$$

即 $x_1(\boldsymbol{\alpha}_1+\boldsymbol{\alpha}_2)+x_2(\boldsymbol{\alpha}_2+\boldsymbol{\alpha}_3)+x_3(\boldsymbol{\alpha}_3+\boldsymbol{\alpha}_1)=0$,从而 $(x_1+x_3)\boldsymbol{\alpha}_1+(x_1+x_2)\boldsymbol{\alpha}_2+(x_2+x_3)\boldsymbol{\alpha}_3=0$ 成立,因为 $\boldsymbol{\alpha}_1,\boldsymbol{\alpha}_2,\boldsymbol{\alpha}_3$ 线性无关,所以有

$$\begin{cases} x_1+x_3=0,\\ x_1+x_2=0,\\ x_2+x_3=0, \end{cases}$$

又因此线性方程组的系数行列式

$$\begin{vmatrix} 1 & 0 & 1\\ 1 & 1 & 0\\ 0 & 1 & 1 \end{vmatrix}=2\ne 0.$$

由齐次线性方程组理论知,方程组只有零解 $x_1=x_2=x_3=0$. 故向量组 $\boldsymbol{\beta}_1,\boldsymbol{\beta}_2,\boldsymbol{\beta}_3$ 线性无关.

四、客观模拟试题与答案或提示

(一)判断题

1. 按行列式定义,元素之积 $a_{25}a_{12}a_{33}a_{54}a_{41}$ 的逆序数总和为 5(   ).

2. 行列式的值等于任意一行(列)的所有元素与所对应的余子式乘积之和(   ).

3. n 元线性方程组有 n 个方程,当它所对应系数矩阵的行列式 D 不为零值时,方程组解唯一(   ).

4. 矩阵相乘不满足交换律,也不满足消去律(   ).

5. 若 A、B 为同阶方阵,且均可逆,则 $(B^{-1}A^{-1})^{\mathrm{T}}(B^{\mathrm{T}}A^{\mathrm{T}})=I$(   ).

6. n 阶矩阵 A、B 均可逆,则秩 $A=$ 秩 AB(   ).

7. 等价矩阵的秩数未必相等(   ).

8. 在齐次线性方程组 $AX=0$ 中,有非零解时,自由变量的个数为变量个数与秩 A 之差(   ).

(二) 选择题

1. 设 A、B、C 为 n 阶方阵,则下列命题正确的是(   ).

(A) $|\lambda A|=\lambda|A|$;

(B) 若 $A^2=0$,则 $A=0$;

(C) 若 $AB=AC$,则 $A=0$ 或 $B=C$;

(D) $ABC=A(BC)$.

2. n 阶矩阵 A、B 均可逆,下列命题正确的是( ).

(A) $(AB)(B^{-1}A^{-1})=(AB)^{-1}$;

(B) 秩 $A\neq$ 秩 B;

(C) $AB=BA$;

(D) $[(AA^{-1}B^{T}A)^{T}]^{-1}=B^{-1}(A^{-1})^{T}$.

3. 下列命题正确的是( ).

(A) 若 A、B 均可逆,则 $(A^{-1}B^{-1}A)^{-1}=A^{-1}B^{-1}A$;

(B) 若 n 阶方阵 A、B 有 $AB=I$ 成立,则必有 $B=\dfrac{1}{|A|}A^{*}$;

(C) 对 A、B、C 矩阵,若有 $AB=AC$,则有 $B=C$;

(D) 对任意 A、B 矩阵,则必有 $|AB|=|A||B|$.

4. 对于线性非齐次方程组 $A_{m\times n}X_{n\times 1}=b_{m\times 1}$,以下命题错误的是( ).

(A) 秩 $B=$ 秩 $(Ab)=$ 秩 A,方程组有解;

(B) 秩 $A=n$,则齐次方程组有唯一非零解;

(C) 秩 $(Ab)=$ 秩 $A=n$,则非齐次方程组有唯一解;

(D) 秩 $A<n$,齐次方程组有无穷多解.

(三) 填空题

1. 行列式 $\begin{vmatrix} 0 & 0 & 0 & \lambda_1 \\ 0 & 0 & \lambda_2 & 0 \\ 0 & \lambda_3 & 0 & 0 \\ \lambda_4 & 0 & 0 & 0 \end{vmatrix}=$ _____.

2. 行列式 $\begin{vmatrix} a & 1 & 0 & 0 \\ -1 & b & 1 & 0 \\ 0 & -1 & c & 1 \\ 0 & 0 & -1 & d \end{vmatrix}=$ _____.

3. 设矩阵 $A=\begin{bmatrix} 3 & 0 & 0 \\ 1 & 4 & 0 \\ 0 & 0 & 3 \end{bmatrix}$,$B=\begin{bmatrix} 1 & 0 & 0 \\ 1/2 & 1 & 0 \\ 0 & 0 & 1 \end{bmatrix}$,则 $(A-2B)^{-1}=$ _____.

4. 若用克兰姆法则解线性方程 $A_{n\times n}X_{n\times 1}=b_{n\times 1}$,它要求的前提条件是 _____.

5. 设 $A=\begin{bmatrix} 2 & 0 & 0 \\ 0 & 3 & 0 \\ 0 & 0 & 4 \end{bmatrix}$,则 $A^2=$ _____,$A^n=$ _____.

（四）判断题提示

1. 第 1 个下标重新排序；
2. 代数余子式；
5. $(B^{-1}A^{-1})^T(B^TA^T)=(B^{-1}A^{-1})^T(AB)^T=[(AB)(B^{-1}A^{-1})]^T=I$；
6. $|AB|\neq 0, |A|\neq 0$；
7. 等价矩阵秩相同；
8. 自由变量个数 $=n-$秩 A.

（五）选择题提示

1. 矩阵结合律成立；若 $A=\begin{bmatrix} 1 & 1 \\ -1 & -1 \end{bmatrix}$ 时，$A^2=0$ 所以（B）是错的；
2. $[(AA^{-1}B^TA)^T]^{-1}=[A^TB(A^{-1})^TA^T]^{-1}=[A^TB]^{-1}=B^{-1}(A^T)^{-1}=B^{-1}(A^{-1})^T$；
3. 因 $AB=I$，推出 $A^{-1}=B$，所以 $B=A^{-1}=\dfrac{1}{|A|}A^*$；
4. 秩 $A=n$，齐次方程组有唯一零解.

（六）填空题提示

1. 直接行列式展开定理；
2. 第一列直接按展开式定理，再分别计算两个三阶行列式；
3. 先求 $(A-2B)$，再求 $(A-2B)^{-1}$；
4. $|A|\neq 0$，有唯一解；
5. 由 A^2 的结果用归纳法推证 A^n.

（七）客观模拟试题答案

（一）判断题

1. √； 2. ×； 3. √； 4. √； 5. √；
6. √； 7. ×； 8. √.

（二）选择题

1. (D)； 2. (D)； 3. (B)； 4. (B).

（三）填空题

1. $\lambda_1\lambda_2\lambda_3\lambda_4$；

2. $abcd+ab+cd+ad+1$；

3. $\begin{bmatrix} 1 & 0 & 0 \\ 1 & 1/2 & 0 \\ 0 & 0 & 1 \end{bmatrix}$；

4. $|A|\neq 0$；

5. $A^2 = \begin{pmatrix} 2^2 & 0 & 0 \\ 0 & 3^2 & 0 \\ 0 & 0 & 4^2 \end{pmatrix}$ $A^n = \begin{pmatrix} 2^n & 0 & 0 \\ 0 & 3^n & 0 \\ 0 & 0 & 4^n \end{pmatrix}$.

五、第八章模拟试题及试题答案或提示

(一) 第八章模拟试题(A)

1. 计算 n 阶行列式 D_n 的值.

$$D_n = \begin{vmatrix} x & y & 0 & \cdots & 0 & 0 \\ 0 & x & y & \cdots & 0 & 0 \\ 0 & 0 & x & \cdots & 0 & 0 \\ \vdots & \vdots & \vdots & & \vdots & \vdots \\ 0 & 0 & 0 & \cdots & x & y \\ y & 0 & 0 & \cdots & 0 & x \end{vmatrix}$$

2. λ 取何值时,方程组

$$\begin{cases} \lambda x + y - z = 0, \\ x + \lambda y - z = 0, \\ 2x - y + \lambda z = 0 \end{cases}$$

有非零解?

3. 设 $AX = B$,其中

$$A = \begin{pmatrix} 1 & -1 & -1 \\ -3 & 2 & 1 \\ 2 & 0 & 1 \end{pmatrix}, B = \begin{pmatrix} 1 & 2 \\ 3 & 0 \\ 2 & 5 \end{pmatrix}$$

求 X 矩阵.

4. 求矩阵 $A = \begin{pmatrix} 1 & 3 & -1 & -2 \\ 2 & -1 & 2 & 3 \\ 3 & 2 & 1 & 1 \\ 1 & -4 & 3 & 5 \end{pmatrix}$ 的秩.

5. 讨论向量组 $\boldsymbol{\alpha}_1 = (1,1,1), \boldsymbol{\alpha}_2 = (0,2,5), \boldsymbol{\alpha}_3 = (1,3,6)$ 的线性相关性.

6. 设矩阵 $A = \begin{pmatrix} 1 & 0 & 0 \\ 2 & 3 & 0 \\ 4 & 5 & 6 \end{pmatrix}$,$A^*$ 是 A 的伴随矩阵,求 $(A^*)^{-1}$.

7. a 取何值时,线性方程组

$$\begin{cases} x_1 + x_2 + x_3 = \alpha, \\ \alpha x_1 + x_2 + x_3 = 1, \\ x_1 + x_2 + \alpha x_3 = 1 \end{cases}$$

有解,并求其解.

8. 求解方程组

$$\begin{cases} x_1 - 2x_2 + 3x_3 - x_4 = 1, \\ 3x_1 - x_2 + 5x_3 - 3x_4 = 2, \\ 2x_1 + x_2 + 2x_3 - 2x_4 = 3. \end{cases}$$

(二) 第八章模拟试题答案或提示(A)

1. 按第一列展开,$x^n + (-1)^{n+1} y^n$.
2. 系数行列式 $D = \lambda^3 - 1$,故 $\lambda = 1$ 方程组有非零解.
3. $A^{-1} = \begin{pmatrix} 2 & 1 & 1 \\ 5 & 3 & 2 \\ -4 & -2 & -1 \end{pmatrix}, X = A^{-1}B = \begin{pmatrix} 7 & 9 \\ 18 & 20 \\ -12 & -13 \end{pmatrix}.$
4. 经对 A 初等变换后,得秩 $A = 2$.
5. 设 x_1, x_2, x_3,使 $x_1 \alpha_1 + x_2 \alpha_2 + x_3 \alpha_3 = 0$,解此线性方程的解 $x_3 = -1, x_1 = x_2 = 1$,即 $\alpha_1 + \alpha_2 - \alpha_3 = 0$,所以 $\alpha_1, \alpha_2, \alpha_3$ 线性相关.
6. 先求 A^*,再求 $(A^*)^{-1} = \dfrac{1}{18}\begin{pmatrix} 1 & 0 & 0 \\ 2 & 3 & 0 \\ 4 & 5 & 6 \end{pmatrix}.$
7. 增广矩阵 $B \to \begin{pmatrix} 1 & 1 & 1 & \alpha \\ 0 & 1-\alpha & 1-\alpha & 1-\alpha^2 \\ 0 & 0 & \alpha-1 & 1-\alpha \end{pmatrix}$,$\alpha \neq 1$ 时,方程组唯一解 $x_1 = -1$,$x_2 = \alpha + 2, x_3 = -1$. $\alpha = 1$ 时,方程组有无穷多个解,$x_1 = 1 - c_1 - c_2, x_2 = c_1, x_3 = c_2$ (c_1, c_2 为任意常数).
8. 系数矩阵秩为2,增广矩阵秩为3,方程组无解.

(三) 第八章模拟试题(B)

1. 计算行列式 D 的值,其中

$$D = \begin{vmatrix} a & b & b & b & b \\ b & a & b & b & b \\ b & b & a & b & b \\ b & b & b & a & b \\ b & b & b & b & a \end{vmatrix}.$$

2. 设向量组 $A: a_1, a_2$, 向量组 $B: b_1, b_2$, 其中

$$a_1 = \begin{pmatrix} 1 \\ -1 \\ 2 \\ 4 \end{pmatrix}, a_2 = \begin{pmatrix} 0 \\ 3 \\ 1 \\ 2 \end{pmatrix}; b_1 = \begin{pmatrix} 3 \\ 0 \\ 7 \\ 14 \end{pmatrix}, b_2 = \begin{pmatrix} 2 \\ 1 \\ 5 \\ 10 \end{pmatrix},$$

(1)证明向量组 A 和 B 等价;(2)求向量组 A 与 B 的相互线性表示的表示式.

3. 设 $A = \begin{pmatrix} 4 & 2 & 3 \\ 1 & 1 & 0 \\ -1 & 2 & 3 \end{pmatrix}, AB = A + 2B$, 求 B.

4. 甲、乙工厂生产三种产品 Ⅰ, Ⅱ, Ⅲ, 单位为件, 其矩阵形式 $A = \begin{pmatrix} Ⅰ & Ⅱ & Ⅲ \\ 24 & 25 & 28 \\ 23 & 18 & 26 \end{pmatrix} \begin{matrix} 甲 \\ 乙 \end{matrix}$, 该三种产品每件的利润(万元/件)用矩阵表示为 $B = \begin{pmatrix} 1 \\ 0.5 \\ 0.8 \end{pmatrix} \begin{matrix} Ⅰ \\ Ⅱ \\ Ⅲ \end{matrix}$, 用矩阵运算求甲、乙工厂利润.

5. 设

$$A = \begin{pmatrix} 1 & 2 & 1 \\ 2 & 1 & 2 \\ 1 & 2 & 3 \end{pmatrix}, B = \begin{pmatrix} 4 & 1 & 1 \\ -4 & 2 & 0 \\ 1 & 2 & 1 \end{pmatrix},$$

试计算 $(A+B)^2 - (A^2 + 2AB + B^2)$.

6. 试求 $A = \begin{pmatrix} 1 & 2 & 3 \\ 2 & 2 & 1 \\ 3 & 4 & 3 \end{pmatrix}$ 的逆矩阵.

7. k 为何值线性方程组 $\begin{cases} 3x + ky - z = 0, \\ 4y + z = 0, \\ kx - 5y - z = 0 \end{cases}$ 有非零解.

8. 解齐次线性方程组

$$\begin{cases} x_1 - x_2 + 5x_3 - x_4 = 0, \\ x_1 + x_2 - 2x_3 + x_4 = 0, \\ 3x_1 - x_2 + 8x_3 + x_4 = 0, \\ x_1 + 3x_2 - 9x_3 + 7x_4 = 0. \end{cases}$$

9. 求矩

$$A = \begin{pmatrix} -1 & 1 & 0 \\ -4 & 3 & 0 \\ 1 & 0 & 2 \end{pmatrix}$$

的特征值和特征向量.

(四) 第八章模拟试题答案或提示(B)

1. 提示：

$$原式\ D = a\begin{vmatrix} a & b & b & b \\ b & a & b & b \\ b & b & a & b \\ b & b & b & a \end{vmatrix} - 4b\begin{vmatrix} b & b & b & b \\ b & a & b & b \\ b & b & a & b \\ b & b & b & a \end{vmatrix}$$

$$= a\begin{vmatrix} a & b & b & b \\ b & a & b & b \\ b & b & a & b \\ b & b & b & a \end{vmatrix} - 4b^2(a-b)^3 = (a+4b)(a-b)^4.$$

2. 先解(2),后解(1)马上可得：

$$(a_1,a_2,b_1,b_2) = \begin{pmatrix} 1 & 0 & 3 & 2 \\ -1 & 3 & 0 & 1 \\ 2 & 1 & 7 & 5 \\ 4 & 2 & 14 & 10 \end{pmatrix} \xrightarrow[r_3-2r_1,r_4-4r_1]{r_2+r_1} \begin{pmatrix} 1 & 0 & 3 & 2 \\ 0 & 3 & 3 & 3 \\ 0 & 1 & 1 & 1 \\ 0 & 2 & 2 & 2 \end{pmatrix}$$

$$\xrightarrow[r_3-r_2,r_4-2r_2]{r_2 \div 3} \begin{pmatrix} 1 & 0 & 3 & 2 \\ 0 & 1 & 1 & 1 \\ 0 & 0 & 0 & 0 \\ 0 & 0 & 0 & 0 \end{pmatrix}.$$

于是,向量 b_1 和 b_2 满足 $\begin{cases} b_1 = 3a_1 + a_2, \\ b_2 = 2a_1 + a_2, \end{cases}$ 也即向量组 B 可由向量组 A 线形表示为

$$(b_1, b_2) = (a_1, a_2)\begin{pmatrix} 3 & 2 \\ 1 & 1 \end{pmatrix} = (a_1, a_2)K,$$

其中,矩阵 $K = \begin{pmatrix} 3 & 2 \\ 1 & 1 \end{pmatrix}$ 是上述线形表示的系数矩阵. 显然, K 可逆,且 $K^{-1} = \begin{pmatrix} 1 & -2 \\ -1 & 3 \end{pmatrix}$.

于是

$$(a_1, a_2) = (b_1, b_2)\begin{pmatrix} 1 & -2 \\ -1 & 3 \end{pmatrix}, 具体写出,即 \begin{cases} a_1 = b_1 - b_2, \\ a_2 = -2b_1 + 3b_2. \end{cases}$$

从上述两向量组之间的相互线形表示式即表明他们等价.

3. $|A - 2I| = -1 \neq 0$, $(A-2I)^{-1} = \begin{pmatrix} 1 & -4 & -3 \\ 1 & -5 & -3 \\ -1 & 6 & 4 \end{pmatrix}$, $B = (A-2I)^{-1}A$

$$= \begin{pmatrix} 3 & -8 & -6 \\ 2 & -9 & -6 \\ -2 & 12 & 9 \end{pmatrix}.$$

4. $\begin{pmatrix} 58.9 \\ 52.8 \end{pmatrix}.$

5. $(A+B)^2-(A^2+2AB+B^2)=BA-AB=\begin{pmatrix} 10 & 4 & 7 \\ -6 & -14 & -4 \\ 7 & -5 & 4 \end{pmatrix}.$

6. 可用伴随矩阵和初等变换求得,
$$A^{-1}=\begin{pmatrix} 1 & 3 & -2 \\ -3/2 & -3 & 5/2 \\ 1 & 1 & -1 \end{pmatrix}.$$

7. 用克莱姆法则解系数行列式的值求 $k=-1$ 和 $k=-3$.

8. 增广矩阵和线性方程系数矩阵秩均等于 2,一般解: $x_1=-\dfrac{3}{2}c_1-c_2, x_2=\dfrac{7}{2}c_1-2c_2, x_3=c_1, x_4=c_2(c_1,c_2$ 为任意常数).

9. $|\lambda I-A|=(\lambda-2)(\lambda-1)^2=0, \lambda_1=2, \lambda_2=\lambda_3=1$ 为特征值. $\lambda_1=2$ 时全部特征向量为 $c\begin{pmatrix} 0 \\ 0 \\ 1 \end{pmatrix}, \lambda=1$ 时全部特征向量 $c\begin{pmatrix} 1 \\ 2 \\ -1 \end{pmatrix}$,其中 $c\neq 0$.

医学高等数学模拟试题及答案或提示

(一)判断题(满分4分,每小题1分,对的打√;错的打×)

1. 设 $f(x)$ 为定义 $[-a,a]$ 上的函数,则 $f(x)+f(-x)$ 必为奇函数(   ).
2. 定积分 $\int_a^{+\infty} f(x)\mathrm{d}x$ 数值可能存在(   ).
3. n 阶矩阵 A、B 均可逆,则秩 $A=$ 秩 AB(   ).
4. X 服从正态分布 $N(\mu,\sigma^2)$,X 的分布函数 $F(x)$ 当 $x=\mu$ 时 $F(\mu)=\frac{1}{2}$(   ).

(二)单项选择题(满分10分,每小题2分,供选择的答案仅有一个正确,多选或不选均不给分)

1. 设函数 $f(x)$ 在 $x=x_0$ 处可导,且 $f'(x_0)=-2$,则 $\lim\limits_{h\to 0}\dfrac{f(x_0-h)-f(x_0)}{h}=$(   ).

   (A) 1/2; (B) 2; (C) -1/2; (D) -2.

2. 选择正确答案(   ).

   (A) $(y')^2+y=x$ 是二阶微分方程;

   (B) 设 y_1 和 y_2 是微分方程 $y''+x^2y'+\sin xy=0$ 的解,则 $c_1y_1+c_2y_2$ 一定是方程的通解;

   (C) $y''-2y'+y=0$ 的通解是 $c_1e^x+c_2xe^x$;

   (D) $x(t)=\dfrac{1}{2}gt^2+3t$ 是微分方程 $\dfrac{\mathrm{d}^2x}{\mathrm{d}t}=g$,$x(0)=x'(0)=1$ 的特解.

3. 选择改变积分 $\int_0^{\frac{1}{2}}\mathrm{d}x\int_x^{1-x}f(x,y)\mathrm{d}y$ 的次序正确答案(   ).

   (A) $\int_0^{\frac{1}{2}}\mathrm{d}y\int_0^y f(x,y)\mathrm{d}x+\int_{\frac{1}{2}}^1\mathrm{d}y\int_0^{1-x}f(x,y)\mathrm{d}x$;

   (B) $\int_0^{\frac{1}{2}}\mathrm{d}y\int_0^y f(x,y)\mathrm{d}x$;

(C) $\int_{\frac{1}{2}}^{1} dy \int_{0}^{1-y} f(x,y) dx$;

(D) $\int_{0}^{\frac{1}{2}} dy \int_{0}^{y} f(x,y) dx + \int_{\frac{1}{2}}^{1} dy \int_{0}^{1-y} f(x,y) dx$.

4. 在下列各广义积分中收敛的是( ).

(A) $\int_{1}^{+\infty} x^{-\frac{1}{2}} dx$;

(B) $\int_{1}^{+\infty} x^{-2} dx$;

(C) $\int_{1}^{+\infty} x^{\frac{1}{2}} dx$;

(D) $\int_{1}^{+\infty} x^{-1} dx$.

5. 当 $a<x<b$ 时，$f'(x)<0, f''(x)>0$，则在区间 (a,b) 内曲线段 $f(x)$ 的图形( ).

(A) 沿 x 轴正向下降且向上凹；

(B) 沿 x 轴正向下降且向下凹；

(C) 沿 x 轴正向上升且向上凹；

(D) 沿 x 轴正向上升且向下凹.

(三) 填空题(满分 10 分，每小题 2 分)

1. 设 $z = \arcsin \dfrac{x}{y}$，则 $\dfrac{\partial z}{\partial y} = $ _____.

2. 设 k 为正整数，则 $\int_{-\pi}^{\pi} \sin^2 kx\, dx = $ _____.

3. X 服从二项分布 $B(n,p)$，Y 服从泊松分布 $P(4) = \dfrac{4^k}{k!} e^{-4}, k=0,1,\cdots$；$X$ 与 Y 相互独立，则 $D(X-Y) = $ _____.

4. 设矩阵 $A = \begin{bmatrix} -2 & 1 & 1 \\ 0 & 2 & 0 \\ -4 & 1 & 3 \end{bmatrix}$ 的特征值 $\lambda_1 = -1$，则对应于 $\lambda_1 = -1$ 的全部特向量等于_____.

5. $\lim\limits_{x \to 0} \dfrac{\int_{0}^{x^2} \sin(1+t^2) dt}{x^2} = $ _____.

(四) 证明题(满分 7 分)

设函数 $f(x)$ 在区间 $[a,-b]$ 上连续，证明积分上限函数 $\Phi(x) = \int_{a}^{x} f(t) dt$ 的

导数 $\Phi'(x)=f(x)$.

(五) 计算与应用题(满分 69 分,第 1 小题 6 分,其余各题 7 分)

1. 求不定积 $\int \ln(x+\sqrt{1+x^2})\mathrm{d}x$.

2. 设 $y=x\mathrm{e}^x$,填写下表格.

增区域	减区域	凸区域	凹区域	拐点	极点

3. 设 $Z=f(x^2y,\dfrac{y}{x})$,且 Z 是可微函数,求 $\dfrac{\partial Z}{\partial x},\dfrac{\partial Z}{\partial y}$.

4. 确定常数 k,使曲线 $y=x^2$ 与直线 $x=k,x=k+2,y=0$ 所围图形面积最小.

5. 平面 $x=1,x=-1,y=1$ 和 $y=-1$ 围成的柱体,被坐标面 $y=0$ 和平面 $x+y+z=3$ 所截,求所截下部分立体的体积.

6. 设 $f(x)$ 为一个连续函数,它由方程 $\int_0^x tf(t)\mathrm{d}t = x^2+f(x)$ 所确定,求 $f(x)$.

7. 某人每天从食物中获取 10500J 热量,其中 5040J 用于基础代谢,他每天的活动强度,相当于每千克体重消耗 67.2J,此外,余下的热量均以脂肪的形式储存起来,每 42000J 可转化 1kg 脂肪.问该人体重随时间变化的规律(假定初始体重 75kg).

8. 在 100 升经消毒的自来水中,只能含有 10 个大肠杆菌,今从中取出 1 升水进行检验,问在这一升水中检出 2 个大肠杆菌的概率是多少?一升水中平均有几个大肠杆菌?

9. 设在 1 小时内 1 名男子分泌的胆固醇量 t 在 $[0,M]$ 之间,其密度函数是:
$$f(t)=\frac{t}{1+t^2} \qquad (0\leqslant t\leqslant M),$$
求:(1) M 等于多少?
(2) 1 小时内分泌的胆固醇量 t 少于 $M/2$ 的概率有多大?
(3) 试求 $E(t)$ 为多少?

10. 用初等行变换求下列线性方程组的解.
$$\begin{cases} x_1-x_2+5x_3-x_4=0, \\ x_1+x_2-2x_3+x_4=0, \\ 3x_1-x_2+8x_3+x_4=0, \\ x_1+3x_2-9x_3+7x_4=0. \end{cases}$$

(六) 判断题答案

1. ×；   2. ×；   3. √；   4. √.

(七) 单项选择题答案

1. (B)；   2. (C)；   3. (D)；   4. (B)；   5. (A).

(八) 填空题答案

1. $\dfrac{-x}{|y|\sqrt{y^2-x^2}}$；   2. π；

3. $np(1-p)+4$；   4. $k(1,0,1)^{\mathrm{T}}(k\neq 0)$；

5. $\sin 1$.

(九) 证明题答案

提示：用导数定义，积分中值定理加以证明，也用积分上限函数运算.

(十) 计算与应用题答案

1. $x\ln(1+\sqrt{1+x^2})-\sqrt{1+x^2}+c$，提示，不定积分分部积分公式.

2.

增区域	减区域	凸区域	凹区域	拐点	极点
$(-1,+\infty)$	$(-\infty,-1)$	$(-\infty,-2)$	$(-2,+\infty)$	$\left(-2,-\dfrac{2}{e^2}\right)$	$\left(-1,-\dfrac{1}{e}\right)$

3. 令 $u=x^2y, v=\dfrac{y}{x}, \dfrac{\partial Z}{\partial x}=f'_u 2xy-f'_v \dfrac{y}{x^2}; \dfrac{\partial Z}{\partial y}=x^2 f'_u+\dfrac{1}{x}f'_v$.

4. $k=-1$. 提示：所求面积 $S=\dfrac{(k+1)^3}{3}-\dfrac{k^3}{3}$，求面积最小，$S'(k)=0, k=-1$，$S''(-1)=4>0$.

5. $V=\int_{-1}^{1}\mathrm{d}x\int_{-1}^{1}(3-x-y)\mathrm{d}y=12$.

6. $y=f(x)=2+ce^{\frac{x^2}{2}}$. 提示：对方程两边对 x 求导，得微分方程 $f'(x)-xf(x)=-2x$，解一阶非齐次线性微分方程.

7. $W(t)=81.25+(75-81.25)e^{-0.0016t}$. 提示：建立微分方程 $\dfrac{\mathrm{d}W}{\mathrm{d}t}+0.0016W=0.13, W(0)=75$，解之.

8. 0.0041；0.1 个大肠杆菌. 提示：大肠杆菌个数服从 $B(10,0.01)$.

9. (1) 2.5277；(2) 0.4772；(3) 0.416.

10. 一般解：$x_1 = -\dfrac{3}{2}c_1 - c_2, x_2 = \dfrac{7}{2}c_1 - 2c_2, x_3 = c_1, x_4 = c_2, c_1, c_2$ 为任意常数.